· G. MASSON, ÉDITEUR

BIBLIOTHÈQUE DIAM...
DES SCIENCES MÉDICALES ET BIOLOGIQUES

MANUEL DE PATHOLOGIE INTERNE

Par M. le Dr DIEULAFOY, agrégé de la Faculté de médecine de Paris. 2 volumes. 12 fr.

COMPENDIUM DE PHYSIOLOGIE HUMAINE

Par M. le professeur JULES BUDGE, traduit de l'allemand et annoté par M. le Dr EUGÈNE VINCENT, avec 53 figures dans le texte. 6 fr.

RÉSUMÉ D'ANATOMIE APPLIQUÉE

Par M. le Dr PAULET, professeur à la Faculté de médecine de Paris. 3e édition. avec 63 figures dans le texte. 7 fr.

MANUEL DE DIAGNOSTIC MÉDICAL

Par M. P. SPILLMANN, professeur à la Faculté de médecine de Nancy, 100 figures dans le texte. 7 fr. 50

MANUEL DE THÉRAPEUTIQUE

Par le Dr BERLIOZ, professeur à la Faculté de médecine de Grenoble. avec une préface par M. BOUCHARD, professeur à la Faculté de médecine de Paris. 6 fr.

PRÉCIS D'HYGIÈNE PRIVÉE ET SOCIALE

Par M. le Dr A. LACASSAGNE, agrégé du Val-de-Grâce et professeur à la Faculté de médecine de Lyon. 2e édition. 7 fr.

PRÉCIS DE MÉDECINE JUDICIAIRE

Par M. le Dr LACASSAGNE, professeur à la Faculté de médecine de Lyon, avec figures dans le texte et 4 planches en couleur. 7 fr. 50

PRÉCIS DE ZOOLOGIE MÉDICALE

Par M. G. CARLET, doyen de la Faculté des sciences et professeur à l'École de médecine de Grenoble, avec 207 figures dans le texte. 7 fr.

GUIDE PRATIQUE D'ÉLECTROTHÉRAPIE

Rédigé d'après les travaux et les leçons du Dr ONIMUS, par le Dr BONNEFOY, deuxième édition revue et augmentée par le Dr ONIMUS, avec 90 figures dans le texte. 6 fr

ÉLÉMENTS DE PHYSIQUE

Appliquée à la médecine et à la physiologie, par M. MOITESSIER, doyen de la Faculté de médecine de Montpellier. *Optique*, avec 177 figures dans le texte. 7 fr. 50

G. MASSON, EDITEUR

BIBLIOTHÈQUE DIAMANT
DES SCIENCES MÉDICALES ET BIOLOGIQUES

MANUEL D'OBSTÉTRIQUE

Ou *Aide-Mémoire de l'élève et du praticien*, par M. le Dr NIELLY. 2ᵉ édition, revue et augmentée, avec 43 figures dans le texte.   5 fr.

PRÉCIS DES MALADIES DES FEMMES

Par M. le Dr LUTAUD, avec nombreuses figures dans le texte.   7 fr.

MANUEL MÉDICAL D'HYDROTHÉRAPIE

Par M. le Dr BENI-BARDE, médecin en chef de l'Établissement hydrothérapique médical de Paris et de l'Établissement hydrothérapique d'Auteuil. 2ᵉ édition, avec figures dans le texte.   6 fr.

MANUEL DU MICROSCOPE

Dans ses applications au diagnostic et à la clinique, par MM. les Drs MATHIAS DUVAL et LEREBOULLET. 2ᵉ édition, avec 96 figures dans le texte.   6 fr.

LES BANDAGES & LES APPAREILS A FRACTURES

Par M. le Dr GUILLEMIN, 2ᵉ édition, avec 155 figures dans le texte.   6 fr.

PRÉCIS THÉORIQUE ET PRATIQUE DE L'EXAMEN DE L'ŒIL ET DE LA VISION

Par M. le docteur CHAUVEL, médecin principal de l'armée, professeur à l'Ecole du Val-de-Grâce, avec 149 figures dans le texte.   6 fr.

LE MÉDECIN

Devoirs privés et publics, ses rapports avec la jurisprudence et l'organisation médicales, par A. DECHAMBRE, membre de l'Académie de médecine.   6 fr.

LES EAUX MINÉRALES DANS LES AFFECTIONS CHIRURGICALES

Par M. le docteur Eugène ROCHARD, médecin de 1ʳᵉ classe de la marine, avec une préface de M. Jules ROCHARD, membre de l'Académie de médecine, inspecteur général du service de la marine.   5 fr.

MANUEL D'OPHTALMOLOGIE

Par M. le Dr GEORGES CAMUSET, avec 123 figures dans le texte.   7 fr.

PARIS

SA TOPOGRAPHIE — SON HYGIÈNE — SES MALADIES

3478-85. — CORBEIL. Typ. CRÉTÉ.

PARIS

SA TOPOGRAPHIE — SON HYGIÈNE — SES MALADIES

PAR

Léon COLIN

MÉDECIN INSPECTEUR DE L'ARMÉE, DIRECTEUR DU SERVICE DE SANTÉ
DU GOUVERNEMENT MILITAIRE DE PARIS,
MEMBRE DE L'ACADÉMIE DE MÉDECINE, VICE-PRÉSIDENT DU CONSEIL
D'HYGIÈNE PUBLIQUE
ET DE SALUBRITÉ DU DÉPARTEMENT DE LA SEINE.

PARIS

G. MASSON, ÉDITEUR

LIBRAIRE DE L'ACADÉMIE DE MÉDECINE

120, boulevard Saint-Germain, en face de l'École de Médecine

1885

PRÉFACE

La direction du *Dictionnaire encyclopédique des sciences médicales* a bien voulu me confier la rédaction de l'article Paris, qui figure dans l'un des derniers fascicules publiés de ce Dictionnaire.

Tel a été le point de départ du travail actuel, qui cependant constitue moins une reproduction qu'une transformation de cet article. D'une part, en effet, il est allégé de nombre de tableaux et documents officiels qui ne pouvaient guère trouver place qu'en une encyclopédie. Ces suppressions m'ont permis, d'autre part, d'en agrandir notablement le programme, surtout en ce qui concerne l'hygiène et la médecine, soit en introduisant des chapitres absolument nouveaux, soit en donnant plus large place à la critique et aux appréciations personnelles.

Jamais peut-être l'opinion publique ne s'est plus vivement préoccupée des grandes questions traitées en ce livre : Eaux, Égouts, Établissements industriels, Évacuation des immondices, Hygiène des hôpitaux, etc. ; jamais préoccupation n'a été plus légitime, l'augmentation incessante de la population introduisant en chacune de ces questions une nouvelle et redoutable complexité.

Et ce n'est point là un sujet de simple intérêt local ; non-seulement la France, mais le monde entier, de plus en plus attiré par le nombre croissant et la rapidité des communications, sont intéressés, de plus en plus aussi, à la vie, à la santé, à la salubrité de Paris.

LÉON COLIN.

Paris, 20 juin 1885

PARIS

SA TOPOGRAPHIE — SON HYGIÈNE
SES MALADIES

CHAPITRE PREMIER

TOPOGRAPHIE GÉNÉRALE DE PARIS

ART. Iᵉʳ — GÉOGRAPHIE.

Grâce à sa situation géographique, Paris appartient par excellence à la zone tempérée : sa latitude (48°,50) dépasse à peine de deux degrés vers le nord la latitude moyenne de cette zone; d'autre part, sa proximité de l'Océan et de la Manche (180 kilomètres), dont ne l'isole aucun relief montagneux considérable, atténue, en cette région centrale du climat *séquanien*, les influences excessives, comme oscillations thermiques, que pourrait lui imposer le voisinage des chaînes de montagnes qui limitent ce climat vers l'est et qui donnent à son voisin, le climat *vos-gien*, les attributs de variabilité saisonnière intense des climats continentaux.

On peut, sans excès d'optimisme national, considérer cette situation comme supérieure à celle des autres capitales de l'Europe.

Art. II. — Orographie.

L'emplacement occupé par la ville elle-même et par les communes adjacentes est limité au nord par une chaîne demi-circulaire de petites collines qui s'étendent des hauteurs de Bercy à celles de Chaillot, et se composent des coteaux de Charonne, Ménilmontant, Belleville, la Villette, Montmartre, collines qui s'élèvent de 20 à 80 mètres environ au-dessus du bassin de Paris, et dont les plus élevées sont les buttes de Ménilmontant et de Montmartre.

Au midi, la ville est entourée de reliefs moins élevés, séparés en deux groupes par le cours de la Bièvre, les premiers comprenant les plateaux d'Ivry et de la Butte aux Cailles; le second, le plateau de Montsouris, qui va s'affaissant insensiblement jusqu'à Vaugirard.

Mais cette première enceinte est renforcée au sud par la ligne plus excentrique des collines de Villejuif, Bicêtre, Bagneux, Saint-Cloud, chaîne qui, à l'ouest, s'appuie comme point extrême au Mont-Valérien.

Ces reliefs ont ou ont eu certainement leurs avantages : ils ont fourni durant des siècles à la population des villégiatures nombreuses et d'un accès facile; ils ont protégé et protègent toujours la ville contre l'intensité des courants atmosphériques; mais encore ne faudrait-il pas que cette dernière protection fût de nos jours trop complète ; par le fait de son accroissement et du nombre d'établissements industriels qui l'ont envahie, l'agglomération parisienne réclame des ressources d'aération proportionnées à ses conditions hygiéniques actuelles.

Or, bien que peu élevée et discontinue, cette chaîne de collines périphériques peut y faire obstacle, vu qu'elles circonscrivent non seulement la ville, mais encore les nombreux foyers d'infection dont elle est entourée et dont elles empêchent en partie les émanations de se dissiper au loin.

Art. III. — Géologie générale du bassin de Paris.

Paris occupe le centre d'un bassin de plus de deux cents lieues de circonférence, entouré d'une ceinture jurassique à peu près continue, mais saillante surtout à l'est, et qui, en général, est plus élevée que le remplissage central de ce bassin.

L'intérieur de cette zone est occupé par une succession d'assises à peu près concentriques, comparables à une série de vases semblables entre eux, qu'on fait entrer l'un dans l'autre pour occuper moins de place (Élie de Beaumont et Dufrénoy, *Carte géologique de France*).

La vallée de la Seine, qui traverse ce bassin, ne renferme que des dépôts formés aux dépens des terrains jurassique, crétacé et tertiaire, sauf quelques débris de terrain primitif arrachés au plateau Central et apportés par l'Yonne ; telle est l'origine de quelques blocs de granit et de syénites retrouvés parmi les alluvions de la vallée, à Paris même, et qui offrent jusqu'à 30 et 40 centimètres de côté.

Paris a donné son nom à un vaste groupe de terrains tertiaires superposés à la craie, et formés de diverses matières plutôt accolées qu'étagées entre elles : dépôts de sable, d'argile et de calcaire plus ou moins sableux.

Sous la ville et sa banlieue sont entassés les dépôts géologiques les plus importants et qui en ont fait la fortune. Elle repose sur des couches où elle a pu puiser les éléments nécessaires à son édification. Dans les différentes assises du calcaire grossier : les pierres de Saint-Leu et la meulière du calcaire siliceux. Dans l'étage gypseux : la pierre à plâtre, le calcaire marneux, l'argile verte utilisée pour chaux et ciment, pour briques et tuiles. A la base de la formation tertiaire moyenne : les sables et les grès de Fontainebleau.

C'est autour de Paris et à Paris même que le calcaire a pris le développement le plus considérable, fournissant depuis des siècles des matériaux inépuisables pour l'extension et le renouvellement des constructions.

ART. IV. — SOL DE PARIS.

Les caractères géologiques du sol même de Paris diffèrent notablement suivant les quartiers ; ils ont été déterminés par des influences multiples, les unes antérieures à la création de la ville, *primordiales*, les autres *secondaires*.

1° *Influences primordiales*. — La carte géologique détaillée de la France démontre que tous les quar-

tiers bas, c'est-à-dire à peu près la moitié de la surface de Paris, sont formés d'alluvions, limons, sables
et anciens graviers des vallées.

Ainsi sur la rive droite de la Seine, au niveau de
son entrée à Paris, ces alluvions anciennes s'étendent, des alluvions modernes et tourbes qui bordent
le fleuve, jusqu'au voisinage du cimetière du Père-
Lachaise; c'est leur plus grande largeur sur la rive
droite; à partir de ce point, et toujours sur cette
même rive, ces dépôts sont limités d'un côté par la
Seine, de l'autre par une ligne courbe qui, partant
de ce cimetière et suivant le pied des collines de Belleville, Chaumont, Montmartre, etc., va rejoindre à
angle aigu le bord du fleuve, au pied des hauteurs
de Passy, après avoir englobé successivement, entre
elle et la Seine, les XIIe, XIe, IVe, IIIe, IIe, Ier et, en
partie, le VIIIe arrondissement.

Sur la rive gauche, la couche de sables et graviers
anciens des vallées est moins large à l'entrée du
fleuve à Paris, et ne comprend qu'une partie du
XIIIe arrondissement (Salpêtrière), où elle alterne à
la surface du sol avec les dépôts de calcaire grossier
qui constituent en particulier les bords de la Bièvre;
mais, à mesure qu'on s'avance en descendant la
Seine, le dépôt des anciennes alluvions s'élargit,
alternant encore dans les Ve et XIVe arrondissements
avec les sables et les grès de Beauchamp, puis, une
fois à l'extrémité occidentale de la Cité, au niveau
du pont Neuf, se développant au point d'atteindre
l'enceinte de la ville, et de comprendre la totalité
des VIe, VIIe et XVe arrondissements.

Quant aux arrondissements constituant la zone la
plus excentrique du nord de Paris, le sol en est

constitué par des calcaires grossiers (XVIe arrondissement), par le travertin et la marne de Saint-
Ouen (X^e, XVIIe, XVIIIe et XIXe arrondissements), et
enfin pour une partie du XIXe (Buttes Chaumont,
Carrières d'Amérique) par les marnes vertes et calcaires de la Brie.

En résumé, tous les terrains du centre de Paris présentent à leur surface un sol perméable, tandis que
la ceinture septentrionale, constituée par les XVIIIe
et XIXe arrondissements, ne saurait offrir, comme
réceptacle aux eaux et aux matières organiques dont
elles sont chargées, que les fentes ou les fissures qui
ont pu se produire à la surface de terrains imperméables par leur constitution propre.

2° *Influences secondaires.* — Ces influences sont
encore elles-mêmes, pour une faible part, d'ordre
naturel; elles sont surtout le résultat de l'agglomération urbaine, c'est-à-dire d'ordre factice, artificiel :

Le sol de Paris s'est beaucoup exhaussé depuis sa
fondation, comme d'ailleurs celui des grands centres
de population, surtout quand ils sont riverains d'un
cours d'eau important.

Cet exhaussement résulte : et de l'effet naturel des
alluvions; et des dépôts successifs de la Seine; et de
l'obligation où se sont trouvés les habitants de se
préserver des inondations, en élevant artificiellement
les rives du fleuve; et enfin de la nécessité d'exhaus-
ser les rues aboutissant aux ponts, afin de faciliter
l'accès de ces ponts, en général très élevés au-dessus
des voies de communication.

Le sol a dû être relevé plus tard sur bien des points,
pour favoriser l'écoulement des eaux pluviales et
ménagères, leur procurer une pente suffisante et

faire disparaître les cloaques qui infectaient la ville.

A toutes ces causes, ajoutons la plus banale de toutes : l'entassement des décombres, résidus solides de toutes sortes atteignant leur maximum d'épaisseur dans les quartiers les plus anciennement habités, comme le démontrent les fouilles faites soit dans la Cité, soit au bas de la rue Saint-Jacques, soit aux alentours de l'église Saint-Sulpice, où, dès le siècle dernier, on découvrait l'ancien pavé de la ville, à dix ou quinze pieds de profondeur (Dulaure, *Histoire physique, civile et morale de Paris*).

Les inégalités du sol à l'intérieur de la ville sont aussi le résultat d'autres causes factices : creusement des fossés, terres amoncelées pour former les remparts, autant d'opérations qui, faites en leur temps, hors des murs de la ville, ont laissé leurs traces dans son intérieur lorsqu'on a étendu la circonvallation de ces murs. Telle est l'origine de ces buttes : butte Saint-Roch, récemment disparue, butte Saint-Guillaume, voisine de l'hôpital de la Charité, butte du Terrail, voisine de l'église Notre-Dame, sur lesquelles s'élevaient des moulins à vent, indiqués dans les anciens plans de Paris. De ces buttes en général nivelées aujourd'hui, il en reste une encore à peu près intacte, la butte des Copeaux, devenue l'un des ornements du Jardin des Plantes et sur laquelle a été dessiné le labyrinthe de cet établissement.

Ces buttes s'accroissaient du fait du dépôt quotidien des gravois et immondices, et alors qu'elles se trouvaient à l'extérieur des remparts, cet accroissement devenait, en cas de guerre, un danger qui préoccupa plusieurs fois l'autorité municipale. En 1512, époque à laquelle on craignait de voir Paris assiégé par les Anglais, on résolut, dans une assemblée, d'abattre toutes ces buttes qui dépassaient les murailles de la ville ; c'était autant de forteresses élevées contre la place.

Cet ordre ne fut point exécuté. Les décombres et les immondices continuèrent à s'accumuler en pyramides colossales aux portes de Paris. Quelques années après, dans une assemblée tenue le 29 mai 1525, Jean Briçonnet, président de la Cour des comptes, demanda derechef qu'on abattît les voiries qui environnaient Paris, et dont plusieurs étaient si hautes, qu'elles commandaient cette ville.

CHAPITRE II

HYDROLOGIE.

ART. Ier. — NAPPES SUPERFICIELLES (COURS D'EAU).

1° *Bièvre.* — Parmi les nappes d'eau superficielles, nous aurions à peine le droit de citer la Bièvre qui, en partie, a disparu de la surface de Paris, s'il n'y avait encore beaucoup à faire pour compléter cette disparition et assurer l'assainissement définitif de ce cours d'eau.

A. *Débit.* — Les chroniques nous apprennent qu'aux siècles passés, le débit de la Bièvre était assez impor-

tant pour entraîner parfois des inondations désastreuses : « La nuit du mercredi, 1er avril 1579, la rivière
« de Saint-Marceau, au moyen des pluies des jours
« précédents, crut à la hauteur de quatorze à quinze
« pieds, abattit plusieurs moulins, murailles et
« maisons, noya plusieurs personnes surprises en
« leurs maisons et leurs lits, ravagea grande quan-
« tité de bétail et fit un mal infini. Le peuple de
« Paris, le lendemain et jours suivants, courut voir
« ce désastre avec grande frayeur. L'eau fut si
« haute, qu'elle se répandit dans l'église et jusqu'au
« grand autel des Cordelières de Saint-Marceau, ra-
« geant par forme de torrent en grande furie, laquelle
« néanmoins ne dura que trente-deux heures ou un
« peu plus. » (*Journal de Henri III*, au 1er avril 1579.)

Pareil sinistre est bien moins à craindre aujourd'hui que le débit de cette rivière est appauvri par
les emprunts des industriels et des cultivateurs riverains, au point que la nécessité s'impose de recourir
à des réserves d'eau étrangères à son bassin, pour
en assurer le cours, surtout pendant l'été.

Néanmoins, il y a encore à compter avec les inconvénients des crues de ce cours d'eau. Un des
affluents les plus gênants des égouts en temps de
crue est aujourd'hui encore, d'après les ingénieurs de
la ville, la Bièvre, qui a 18,000 hectares de bassin en
dehors de Paris, et dont le débit peut atteindre jusqu'à 5 mètres cubes par seconde. Si, comme cela est
arrivé l'hiver dernier, la crue de cette rivière
coïncide avec une inondation de la Seine, elle ne
trouve dans le collecteur de la rive gauche aucune
issue par les déversoirs qui y sont ménagés pour
verser son trop-plein dans le fleuve ; elle envahit

alors les égouts de Grenelle par les bouches desquels l'eau s'échappe. « Il serait avantageux, en de pareilles circonstances, de pouvoir rejeter en Seine la Bièvre prise à son entrée dans Paris, ou de la faire passer dans un collecteur plus important, celui d'Asnières. » (Humblot.)

B. *Insalubrité.* — La salubrité des eaux de la Bièvre est attestée encore au dix-septième siècle par les démarches qu'entreprirent les religieux de l'abbaye de Saint-Victor, pour obtenir de pouvoir détourner le cours de la rivière et l'amener à leur couvent, sur l'emplacement du Marché aux Vins. Il fut fait droit à leur requête.

Cette déviation eut, il est vrai, pour conséquence de laisser à nu, sur une partie de son ancien parcours, le lit primitif qui devint le réceptacle de toutes les immondices des quartiers voisins, et se transforma en un cloaque infect, qualifié du nom significatif de *Trou-Punais*, et qu'il fallut supprimer en 1672 par le rétablissement de la Bièvre en son ancien lit. Mais l'eau de cette rivière n'était pour rien, sinon par son absence, dans le développement de ce foyer d'insalubrité. Il en fut bientôt autrement, par suite de l'envahissement industriel des rives de la Bièvre, à Paris, et surtout dans la banlieue.

Depuis près de deux siècles, l'insalubrité de ce cours d'eau et les moyens de l'assainir ont fréquemment excité la sollicitude du gouvernement et de la municipalité. Il suffit, pour le prouver, de rappeler les lois, arrêts, ordonnances et arrêtés suivants :

1° Déclaration du roi, du 20 septembre 1728 ;

2° Arrêt du Conseil d'État du roi, du 26 février 1732 ;

3° Arrêt du Conseil d'État du roi, du 5 décembre 1741 ;

4° Ordonnance du grand maître des eaux et forêts de France, du 1er mars 1754;

5° Arrêt du Conseil d'État du roi, du 17 mai 1756;

6° Arrêté des Consuls, du 17 octobre 1800 (25 vendémiaire an IX);

7° Ordonnance du Préfet de police, du 8 juillet 1801;

8° Ordonnance du Préfet de police, du 15 juillet 1802;

9° Une loi du 4 mai 1803;

10° Une ordonnance royale du 20 juillet 1840;

11° Un arrêté du Préfet de la Seine, du 3 juillet 1852;

Lois, arrêts, ordonnances et arrêtés ayant pour but l'assainissement, le curage, la conservation des eaux, etc., de la Bièvre, et la détermination des charges imposées aux riverains : interdiction de construire sans autorisation préalable; limitation à 10 mètres de la hauteur des bâtiments ayant face sur la Bièvre et affectés à l'industrie des tanneries; défense d'établir des latrines au voisinage de la rivière, et d'y projeter les résidus des teintureries, tanneries, mégisseries, etc.; répartition entre les propriétaires, au prorata de la longueur des rives, des frais de curage exécutés d'*autorité* par l'administration, etc.

A ces documents officiels il convient d'ajouter les travaux de plusieurs hygiénistes : le rapport de Hallé, délégué en 1789 par l'Académie de médecine à la suite de l'explosion de plusieurs maladies offrant des symptômes alarmants, notamment des fièvres intermittentes et des maux de gorge gangréneux; les recherches de Parent-Duchatelet et Pavet de Courtelle qui, en 1822, après avoir exposé l'état de la Bièvre et donné l'énumération des établissements industriels qui existaient alors sur les deux rives, en ont fait connaître les inconvénients au point de vue de la salubrité publique ; la communication faite à l'Académie de médecine en cette même année 1822 par Double, et rapportant pour une large part, à cette insalubrité, plusieurs épidémies graves du faubourg Saint-Marceau.

En 1847, les ingénieurs de la ville signalaient à leur tour les principales causes de l'infection de la Bièvre : le fond et les bords de la rivière sont, disaient-ils, perméables, son cours est lent, le volume d'eau insuffisant, les déjections et les détritus qui y sont amenés ne sont pas entraînés ; le lit et les bords sont chargés de matières putrescibles, etc.

Ces différents mémoires entraînèrent l'exécution de travaux considérables. Une partie de la Bièvre, celle qui traversait l'enceinte de Paris à cette époque (1847), et qui est longue d'environ 4 kilomètres, fut canalisée ; le lit fut dallé et les deux bords revêtus de maçonnerie, ce qui rendit plus faciles l'écoulement des eaux et les curages, et protégea le sous-sol avoisinant contre les infiltrations.

Plus tard, en 1860, la ville de Paris obtint de l'Administration des domaines, moyennant 200,000 francs une fois payés, et 3500 francs de dépense annuelle, le droit de prendre dans les étangs de Trappes et de les déverser dans la Bièvre, 1,500,000 mètres cubes d'eau par an, ou 10,000 mètres cubes par jour durant cinq mois, du 15 mai au 15 octobre.

Malheureusement ce traité ne reçut qu'un commencement d'exécution ; par le fait de l'agrandissement de Paris, un nouveau segment de la rivière circula, à ciel ouvert, dans la nouvelle enceinte de la ville.

Ce qui fut fait de plus important en cette période,

ce fut, en 1868, le déversement des eaux de la Bièvre, au niveau du boulevard de l'Hôpital, dans un égout collecteur de la rive gauche. C'était un grand progrès que cette suppression d'une des causes principales d'infection de la Seine jusqu'alors souillée, en pleine traversée de Paris, par les eaux de cet immonde affluent.

Malgré cette grande amélioration, les plaintes des commissions d'hygiène, des propriétaires riverains, des industriels, continuent à se renouveler périodiquement, invoquant surtout : la diminution du volume de l'eau qui ne suffit plus au service des usines ni du curage de la rivière ; l'ouverture, par les riverains en amont de Paris, de puits absorbants dans les lieux même où différents cours d'eau augmentent le volume de la Bièvre, ce qui enlève le bénéfice de ces affluents ; la pollution croissante de la rivière par les eaux industrielles, non épurées, des établissements élevés sur les bords. En un mot, partout où elle était demeurée à découvert, la rivière n'avait subi aucun amendement : c'était toujours dans une partie de sa traversée de Paris, et immédiatement en amont, le même cloaque infect couvert d'écumes blanchâtres et de crasses noires.

Ces réclamations, bien qu'appuyées par une délibération du Conseil d'hygiène publique et de salubrité de la Seine, et par un vote du Conseil municipal qui, en 1867, avait autorisé le préfet de la Seine à compléter la canalisation de la Bièvre dans l'intérieur de Paris (depuis son entrée dans la ville jusqu'au boulevard de l'Hôpital), ne furent pas soutenues dans la discussion qu'elles soulevèrent en 1870 au Sénat, qui n'a pas sanctionné cette dernière mesure.

Aussi la question revenait-elle avec le même caractère urgent devant le Conseil d'hygiène publique et
de salubrité du département de la Seine, en 1875,
époque où elle donna lieu à un excellent rapport de
Poggiale, qui a établi que les eaux de la Bièvre, généralement claires et inodores depuis sa source jusqu'à Antony, deviennent de plus en plus troubles et
infectes de ce village à Paris ; qu'à partir d'Antony
également on en voit disparaître les poissons et les
herbes vertes, et que le lit de la rivière, généralement
sablonneux dans la partie supérieure de son cours, se
remplit dès lors d'une vase noire et épaisse ; que ces
eaux, chargées de matières organiques en dissolution
et en suspension, dégagent des bulles de gaz fétides
composés d'acide sulfhydrique, d'ammoniaque, d'hydrogène carboné et d'azote, dégagement tellement
abondant sur certains points et pendant les chaleurs
de l'été, que l'eau semble en ébullition ; que, depuis
Cachan surtout, les émanations sont intolérables : le
fer, le plomb, le cuivre, l'argent, ne tardent pas à s'y
couvrir d'une couche de sulfure métallique. En revanche, d'après les recherches de Gérardin, cette eau
est entièrement dépouillée d'oxygène. Son analyse,
à la hauteur de *la Glacière*, donnait pour 1000 grammes : 1^{gr},685 de résidu fixe ; 1^{gr},395 de matières minérales ; 0^{gr},290 de matières organiques et 0^{gr},0167
d'ammoniaque.

De pareils résultats s'expliquent, si l'on songe qu'à
partir d'Antony seulement, c'est-à-dire à 8 kilomètres
en amont de Paris, cette rivière reçoit les égouts et
les eaux ménagères de 12 communes et les eaux industrielles de plusieurs tanneries, mégisseries, celles
d'une grande féculerie, de plusieurs fabriques de gé

latine, d'eau de Javel, etc., auxquelles s'ajoutent, pour
les rendre plus infectes, les eaux savonneuses des innombrables blanchisseries des villages de Gentilly,
Arcueil, Cachan, etc. ; que, de plus, à Paris, dans la
partie de son trajet à ciel ouvert, elle est l'aboutissant
des égouts de quartiers dont la superficie représente
400 hectares, et des eaux industrielles de 50 ou 60 tanneries installées sur ses rives. Sans doute, on remé-
diera, pour une certaine part, à cet état de choses
par la canalisation latérale que l'on exécute en amont
de Paris, mais dans la ville elle-même la Bièvre continuera à s'infecter de plus en plus.

Il y a longtemps, on le comprend devant les faits
cités plus haut, que la pensée a dû s'imposer à tous
hygiénistes et administrateurs de traiter en égout
un semblable cours d'eau, d'en achever la canalisation au moins dans Paris, et de la recouvrir d'une
voûte sur tout son parcours dans la ville ; à cet égard,
la Bièvre doit finir comme a fini le ruisseau de Ménilmontant ; les projets ne manquent pas et la réalisation ne paraît actuellement se heurter qu'à l'opposition
de tous les industriels qui utilisent plus ou moins les
eaux de la Bièvre, dont ils n'accepteront pas, sans les
plus vives oppositions, d'être expropriés. Cette difficulté, elle encore, doit être levée aujourd'hui que la
ville est suffisamment pourvue pour que les riverains
de la Bièvre reçoivent d'ailleurs l'eau qui leur est nécessaire et n'utilisent cette rivière, désormais trans-
formée en égout souterrain, que pour l'écoulement
des eaux ménagères et industrielles.

2° *Seine.* — Tout autre est l'importance du grand
cours d'eau qui traverse Paris, et qui, après avoir
contribué à l'origine et au développement de la capi-

tale, demeure un des principaux organes de sa vie et de sa prospérité.

Nous étudierons plus loin, dans le chapitre spécial consacré à cette question, les eaux de la Seine au point de vue de leur composition, de leur valeur comme boisson, et du concours qu'elles ont à fournir à la consommation de la capitale.

Nous ne nous occuperons ici que du débit du fleuve, de ses variations de niveau, variations auxquelles se rattache étroitement d'ailleurs l'hygiène de la ville, et dont nous allons indiquer les limites et les dangers.

A. *Basses eaux*. — D'après Égault (*Mémoire sur les inondations de Paris*, 1814), le zéro de l'échelle du pont de la Tournelle a été fixé au niveau des basses eaux de 1719 (26^m,25 au-dessus du niveau de la mer), mais le fleuve est bien souvent descendu au-dessous de ce prétendu minimum. Ainsi cet auteur note :

En 1741 un abaissement au-dessous de zéro de........	0.13
1742 — —	0.08
1743 — —	0.14
1753 — —	0.03
1765 — —	0.03
1766 — —	0.05
1767 — —	0.27
1768 — —	0.08

Au dix-neuvième siècle, les basses eaux sont bien plus nombreuses ; de 1800 à 1843, elles tombent 12 fois de 0^m,03 à 0^m,27 au-dessous du zéro du pont de la Tournelle.

Cette fréquence des basses eaux acquiert son maximum de 1857 à 1865, période pendant laquelle tous les ans, sauf en 1860, la Seine est descendue au-dessous de l'étiage de 1719, et beaucoup plus qu'auparavant, le maximum de la différence atteignant 1ᵐ,14 en 1865, et dépassant ainsi de 0ᵐ,87 le maximum, 0ᵐ,27, des périodes antérieures.

Belgrand a établi par des faits que ces périodes de sécheresse ne comprennent pas cependant les années les moins pluvieuses ; il est des pluies abondantes, comme celles d'été, qui, en raison de la rapidité de l'évaporation consécutive, sont absolument sans influence sur le niveau du fleuve.

Le débit de la Seine varie énormément suivant la hauteur de son niveau.

En 1865, Belgrand l'aurait trouvé réduit à 36 mètres cubes par seconde au moment où la cote était descendue à 1ᵐ,14 au-dessous de l'étiage.

Poirée a constaté que de la cote zéro à la cote 7,90 de l'échelle du pont Royal ce débit variait de 30 à 2160 mètres cubes par seconde. On voit, pour le dire en passant, combien, au moment des basses eaux, la Seine deviendrait insuffisante à l'alimentation de la capitale, d'autant que les abaissements extrêmes de niveau ont pour résultat de compromettre les qualités de l'eau, et autrefois déjà pouvaient en rendre dangereux l'usage alimentaire.

Une relation très intéressante a été faite, au siècle dernier, par A. de Jussieu, touchant l'altération subie par les eaux de la Seine, à la suite d'une sécheresse très prolongée, et l'apparition d'une maladie épidémique qui se manifesta parmi ceux qui en firent usage. De Jussieu attribua l'altération de l'eau et la maladie au développement excessif de plantes pernicieuses, et en particulier des *hippuris* et des *conferves*. « C'étaient, dit-il, surtout ces deux espèces de plantes dont ces petites mares d'eau dormante,

répandues le long du lit de la rivière, étaient pleines,
qui, par le défaut d'eau suffisante pour les couvrir
entièrement, se fanaient à l'extrémité de leurs tiges
et se corrompaient ensuite par le pied. La chaleur
du soleil attiédissant encore cette eau dormante,
dans laquelle ces plantes étaient comme en macé-
ration, l'imprégnait tellement de leurs mauvaises
qualités, qu'elles exhalaient jusqu'au delà des bords
de la rivière une odeur marécageuse et désagréable
que l'on s'apercevait n'être point ordinaire. » Par son
mélange avec l'eau de ces mares, l'eau de la Seine
fut elle-même altérée dans son courant : « Les maladies qui régnèrent parmi ceux qui en burent furent
des sécheresses de bouche qui causaient une altération fréquente, des dégoûts et des nausées qu'on ne
savait à quoi attribuer, quantité de maux de gorge,
dont quelques-uns se tournèrent en esquinancie, différentes fluxions à la tête, et plusieurs sortes de fièvres irrégulières et opiniâtres, en sorte que ces incommodités se faisaient remarquer principalement
dans les communautés religieuses, dans les collèges
et les pensions, qui ne guérissaient que par le changement de boisson, ou par des tisanes dont la coc-
tion servait de correctif à la mauvaise qualité de
l'eau ordinaire. » (*Mém. de l'Acad. des sc.*, t. VIII,
p. 98.)

Cette relation d'A. de Jussieu prouve avec une ad-
mirable netteté la relation de cause à effet entre
l'altération de l'eau et la maladie; mais cette dernière ne nous représente pas un type morbide nettement caractérisé; peut-on conclure à son identité
avec les fièvres palustres? Je ne l'oserais pas pour
mon compte; je me suis demandé même si ce terme :

fièvres irrégulières, n'excluait pas la légitimité d'un rapprochement entre ces fièvres et des maladies qui, en général, sont, dans nos climats, caractérisées par une périodicité et un type réguliers; ce qui augmente mes doutes, c'est la préservation des habitants qui ne buvaient pas cette eau altérée, bien que l'odeur marécageuse s'étendît au delà des bords de la rivière; si la cause d'infection eût été comparable réellement à un sol palustre, l'intoxication se fût certainement produite par l'absorption pulmonaire de ces effluves, et le mal n'eût pas été limité aux communautés qui faisaient usage de cette eau.

B. *Inondations*. — Paris a plus à craindre des grandes crues du fleuve que des basses eaux.

Les chroniqueurs d'autrefois ont consigné les désastres causés par les crues et les débordements de la Seine, dont ils n'ont pu d'ailleurs nous indiquer les mesures.

En janvier 1280, un débordement de la Seine enlève tous les ponts de Paris, qui alors étaient en bois; ils sont rétablis en pierre et une crue nouvelle les enlève seize ans plus tard.

En janvier 1408, la débâcle des glaces enlève les deux ponts (pont au Change et Petit-Pont) faisant communiquer la ville à la Cité; ces deux ponts étaient chargés de maisons.

En 1426, les eaux couvrent la place de Grève, et au mois de juin 1427 elles submergent l'île Notre-Dame, l'île Louviers, rue de la Mortellerie.

En 1493, elles envahissent la place de Grève et la place Maubert.

Le travail de Maurice Champion (*Les inondations en France depuis le sixième siècle jusqu'à nos jours*) démontre que jadis les inondations, à Paris, étaient beaucoup plus nombreuses et plus désastreuses qu'aujourd'hui ; c'est qu'alors les crues *ordinaires* de la Seine y suffisaient, car le sol de la ville était bien moins élevé, et les rues d'alors se trouvaient aussi submersibles que le sont aujourd'hui les prairies de Maisons-Alfort.

Jusqu'au seizième siècle, les grandes crues *ordinaires*, ne dépassant pas le niveau de celles que nous avons vues en février 1850, décembre 1854, janvier 1861, septembre 1866, devaient s'élever, dans les quartiers bas, jusqu'aux fenêtres du rez-de-chaussée des maisons (Belgrand, *La Seine, Régimes de la pluie, des sources et des eaux courantes.* Paris, 1873), tandis que les crues modernes dont nous venons de rappeler les dates n'ont inondé que la périphérie de la ville : Maisons-Alfort, Auteuil, Grenelle.

Grégoire de Tours dit que, de son temps, la plaine qui s'étend entre l'église Saint-Laurent et la Cité était fréquemment submergée par la Seine alors sans berge ; c'est ainsi que s'entretenaient les marais qui ont laissé leur nom, mais leur nom seul, à une vaste surface qui occupe aujourd'hui le centre de la ville.

S'il est difficile, dans les récits du moyen âge, de distinguer les crues *extraordinaires* de la Seine des grandes crues *ordinaires*, il n'en est plus de même à partir du règne de Louis XIV, époque où l'on a commencé à observer les diverses hauteurs de la Seine avec des mesures certaines.

Voici, d'après Belgrand, les hauteurs des crues *extraordinaires* de la Seine, à l'échelle du pont de la Tournelle, à partir de 1649, en ne tenant compte que de celles qui ont dépassé la cote de 7 mètres :

	Mètres.			Mètres.
Février 1649	7.66		Mars 1711	7.62
Janvier 1651	7.83		Décembre 1740	7.70
Février 1658	8.81		Février 1764	7.33
? 1690	7.55		Janvier 1802	7.45

Ce tableau établit d'abord que les crues extraordinaires (celles qui dépassent la cote 7 mètres) se sont manifestées constamment pendant l'hiver.

Cette coïncidence est également vraie pour les crues ordinaires.

Dausse, en effet, a démontré qu'à Paris le niveau du fleuve ne s'élevait presque jamais, entre le mois de juin et celui de novembre inclusivement, au-dessus de la cote $3^m,50$ à l'échelle du pont de la Tournelle; il n'a trouvé à cette règle que quatre exceptions seulement depuis 1732, la plus considérable en septembre 1866.

Le tableau précédent démontre en outre que, pendant cette période de 235 ans (1649 à 1884), la Seine a éprouvé neuf crues extraordinaires, soit environ une crue par 28 ans; mais que ces crues étaient notablement plus rapprochées au début de la période d'observation, et que la dernière remonte à 82 ans, puisque depuis le 3 janvier 1802 la Seine ne s'est pas une seule fois élevée, à Paris, à la cote de 7 mètres de l'échelle du pont de la Tournelle.

Faut-il en conclure que de semblables désastres ne doivent pas se renouveler?

Telle n'est pas l'opinion de l'homme à qui revient le mérite d'avoir démontré les causes des variations du régime de la Seine, Belgrand.

Il établit d'abord que ces crues extraordinaires sont principalement dues : soit à des fontes de neige subites sur toute la surface du bassin, comme en 1658, soit, surtout, à plusieurs crues des affluents se succédant à des intervalles rapprochés, chaque crue de la Seine à Paris comprenant d'abord le passage des eaux torrentielles, puis celui des eaux tranquilles qui soutiennent la crue; et il démontre qu'il eût suffi récemment de quelques crues nouvelles des affluents pour entraîner des cataclysmes aussi redoutables que ceux des siècles passés.

Paris paraissait donc à Belgrand être, encore de nos jours, sous la menace incessante d'une inondation pareille à celles des dix-septième et dix-huitième siècles, car le régime du fleuve n'a pas changé, et il suffirait d'un certain arrangement dans les crues de ses affluents pour le faire monter à la cote de 1658, 1740, 1802.

Il y aurait certainement aujourd'hui quelques atténuations des périls courus.

Les arches des anciens ponts de la Seine étant très petites, les glaces aux siècles passés s'accumulaient beaucoup plus facilement en amont, formant de véritables barrages, d'où hauteur plus considérable des montées d'eau dues à chaque débâcle; d'où poussée violente contre ces ponts fréquemment engloutis avec les maisons qui, alors, les garnissaient; comme le fut encore en 1658 le Pont-Marie, dont la chute entraîna la mort de 120 personnes. L'élévation actuelle des ponts, la largeur de leurs arches, ont supprimé leur influence sur le régime du fleuve.

Le relèvement progressif du sol réduirait certainement aussi l'étendue de la surface inondée, mais les parties de la ville submergées seraient encore bien considérables. La crue de 1658, si on la laissait se développer librement, couvrirait encore, suivant Belgrand, 1166 hectares ; celle de 1740, 720 hectares ; celle de 1802, 455 hectares.

Pour se faire une idée de ces désastres, il faut se figurer les quartiers de la rive droite, submergés depuis Bercy jusqu'à la rue du faubourg Saint-Antoine et jusqu'au canal Saint-Martin, et depuis la place de la Concorde jusqu'aux fortifications, avec 2 ou 3 mètres d'eau dans les rues basses d'Auteuil et de Bercy. Qu'on imagine ce lac se développant sur la trace de l'ancien égout de ceinture à travers le faubourg Saint-Honoré et le quartier de la Madeleine, jusqu'au boulevard de Sébastopol. Sur la rive gauche, les quais de la Gare, d'Austerlitz, la vallée de la Bièvre, les rues de Seine, de Lille, de Verneuil, de l'Université, l'esplanade des Invalides, le Gros-Caillou et Grenelle, seraient entièrement noyés, avec 2 ou 3 mètres d'eau aux points bas, notamment à la Chambre des députés, au Ministère des affaires étrangères, à Grenelle ; les caves à deux étages des boulevards de Sébastopol, Malesherbes, et de la rue de Rivoli, seraient remplies d'eau jusqu'au rez-de-chaussée.

Belgrand a démontré aussi la difficulté pratique de l'application du remède héroïque, proposé par les anciens ingénieurs, qui consistait à relever le sol de la ville ; l'Administration municipale sait à quoi s'en tenir sur ce point ; elle n'ignore pas que, pour relever de 2 à 3 mètres sur certains points, et peut-être en moyenne de 1 mètre, le sol de la ville sur une surface de 1000 à 1200 hectares, il faudrait payer aux propriétaires des indemnités qui absorberaient tout le budget municipal pendant plusieurs années.

Quant au moyen proposé au dix-septième siècle,

qui consistait à creuser un grand canal de décharge au nord de Paris, en suivant à peu près le tracé actuel des canaux Saint-Martin et Saint-Denis, sa réalisation exigerait aujourd'hui des dépenses énormes.

L'ingénieur en chef Vaudrey, sur la demande de M. Hausmann, a dressé le projet de ce canal ; le montant du détail estimatif dépassait 50,000,000 de francs.

Nous verrons plus loin (égouts) que l'Administration municipale a fait construire deux égouts collecteurs le long des quais des rives de la Seine ; ces galeries se déchargent dans le fleuve au-dessous des ponts d'Asnières ; des déversoirs sont ménagés dans les murs de quai sur leur tracé, pour jeter en Seine l'eau des grandes averses. C'est un grand progrès, mais, pour que Paris soit préservé des débordements, il faudrait, ajoute Belgrand :

« 1° Que ces égouts soient prolongés tous les deux jusqu'aux fortifications de l'amont à l'aval de Paris ;

« 2° Que la ligne des quais soit rendue insubmersible pour les grandes crues de la Seine, ce qui ne présente pas de difficultés bien sérieuses (chose faite aujourd'hui pour le quai de Bercy) ;

« 3° Que tous les déversoirs des égouts soient fermés par de solides portes de flot. » (Belgrand, *La Seine*, etc. Paris, 1873.)

Quant à la composition chimique des eaux de la Seine et à leurs rapports à cet égard avec l'alimentation publique, cette question sera traitée ci-dessous dans l'examen des eaux consacrés aux usages publics et privés.

3° *Canal Saint-Martin.* — C'est surtout à l'époque de son creusement que ce canal a été l'occasion de modifications dans les conditions sanitaires de la population riveraine; grand nombre d'habitants de la région N.-E. de Paris ont été atteints de fièvres intermittentes dont la disparition a coïncidé avec la mise en eau du canal, qui a supprimé, en les inondant, les foyers fébrigènes engendrés par les remuements de terre.

Il importe de ne pas faire renaître le danger par des curages intempestifs; la commission d'hygiène du Xᵉ arrondissement se plaint avec raison de la mise à sec de ce canal pendant l'été pour les opérations en question; ce ne sont plus seulement alors des fièvres d'accès qui se développent; ce sont des fièvres typhoïdes, et nous ne saurions trop insister sur la nécessité de ne curer le canal que pendant la saison froide; c'est peut-être moins commode, mais c'est de l'hygiène élémentaire.

Art. II. — Nappes d'eau souterraines.

On sait qu'au voisinage des cours d'eau, les nappes souterraines ne sont le plus habituellement que le résultat des infiltrations de ces cours d'eau; et par conséquent, sont en intime communication avec les nappes superficielles.

Il en est ainsi à Paris pour la majeure partie des couches d'eau recouvertes par le sol, bien qu'il existe en plusieurs points des nappes souterraines absolument indépendantes de toute connexion de ce genre.

1° *Nappes d'infiltration.* — La Seine est, à vrai dire, le seul cours d'eau qui joue un rôle important dans l'hydrologie, soit superficielle, soit souterraine, du bassin de Paris.

La Bièvre est en effet recouverte dans presque tout son parcours ; d'autre part, comme elle coule soit dans une cuvette artificielle, soit dans des terrains peu perméables, les infiltrations de cette rivière sont fort limitées et en côtoient à peu près les rives ; aussi ne sont-elles même pas représentées dans la carte de Delesse.

Nous en dirons autant du canal Saint-Martin, auquel la permanence de son niveau et l'imperméabilité, sinon absolue, au moins presque complète, de ses parois, enlèvent les deux conditions principales de l'intérêt qui, en cette question, s'attache à l'étude de la Seine considérée dans ses rapports avec les nappes d'infiltration dont l'altitude, les oscillations peuvent importer à l'état sanitaire de la population parisienne.

Ces eaux d'infiltration constituent une vaste couche dans l'épaisseur des terrains d'alluvion, c'est-à-dire sous presque toute la surface de Paris ; cette couche, en effet, est accessible sur la rive droite du fleuve jusqu'aux pieds de la série de collines du nord-est, Ménilmontant, Belleville, Buttes-Chaumont, Montmartre ; sur la rive gauche, elle s'étend jusques et au delà des fortifications, sauf dans les quartiers périphériques, les XIIIe et XIVe arrondissements (Gobelins et Observatoire), où le jeu d'infiltration est entravé par la présence de couches d'argile plastique.

La profondeur de cette nappe et son niveau, relativement aux nappes superficielles, ont été l'objet des recherches de Delesse qui, du 20 au 30 août 1857, a déterminé : d'une part, les cotes de l'eau sur la Seine, la Marne et leurs affluents, d'autre part, les cotes de l'eau des puits alimentés par les infiltrations.

Il importe, pour apprécier à leur juste valeur les
résultats de cette enquête, de se rappeler qu'elle est
faite en une période de l'année où le niveau de la
Seine s'est maintenu aux cotes 25 et 26, c'est-à-dire
à peu près constamment au zéro de l'étiage.

Les cartes de Delesse établissent qu'en ces circonstances la cote de la nappe d'infiltration, établie par
la hauteur d'eau de plusieurs centaines de puits, dépasse partout celle de la nappe superficielle du fleuve,
sauf à l'extrémité occidentale de la ville, où existe au
contraire une légère différence en sens inverse : ainsi
dans une grande partie du XVe arrondissement (Vaugirard), notamment dans les quartiers de Grenelle et
de Javel, riverains du côté gauche de la Seine, le niveau
de la nappe souterraine est de quelques centimètres
inférieur à celui des nappes superficielles ; il en est de
même, à cette extrémité de Paris, des quartiers voisins de la rive droite de la Seine : ainsi les cotes des
puits d'Auteuil établissent également une infériorité
de niveau variant de 5 à 50 centimètres.

Cette dépression de la nappe souterraine, à l'ouest
de Paris, s'accuse mieux encore, si l'on franchit l'enceinte. La commune d'Issy, une partie de celle des
Moulineaux sur la rive gauche, et, sur la rive droite,
Boulogne, Billancourt, correspondent à des dépressions de niveau de la nappe souterraine qui, en cette
dernière localité, est, de plus de 1 mètre, inférieure
à la superficie de la Seine.

Partout ailleurs, dans Paris, les cotes de la nappe
d'infiltration dépassent celles de la nappe superficielle du fleuve, mais dans des proportions très variables suivant les quartiers :

Ainsi, sur la rive gauche, cette différence n'atteint

nulle part 6 mètres, le maximum existant au niveau
de l'angle du boulevard Saint-Michel et de la rue du
Val-de-Grâce, où la carte indique un puits dont la
cote atteint 31 mètres, celle de la Seine étant le même
jour légèrement supérieure à 25 mètres au niveau du
pont Saint-Michel.

Les courbes de nivellement de la nappe d'infiltration, presque parallèles dans ceux des quartiers de cette
rive gauche où la surface du sol est à peu près plane,
comme dans les arrondissements situés à l'ouest
du boulevard Saint-Michel : VIe, VIIe, XIVe et XVe,
sont brusquement écartées entre elles, à l'est de ce
boulevard, par les reliefs de la montagne Sainte-Ge-
neviève (Panthéon), pour reprendre leur parallélisme
à la hauteur du Jardin des Plantes ; elles indiquent,
en somme, l'abaissement progressif de cette nappe à
mesure qu'on se rapproche du fleuve.

Il n'en est pas de même sur la rive droite ; ici les
cotes de l'eau des puits démontrent, entre la surface
de la Seine et celle de la nappe d'infiltration, des
écarts plus considérables que sur la rive gauche.
Ainsi, au pied des collines de Belleville, de la Butte-
Chaumont, de Montmartre, au niveau de l'hôpital
Saint-Louis, des gares des chemins de fer de l'Est et
du Nord, de la place Pigalle, l'eau des puits atteignait
et dépassait légèrement la hauteur de 33 mètres au
moment où la cote de la Seine était d'environ
26 mètres.

En outre, sur la rive droite, les courbes de nivellement offrent, entre elles et avec le fleuve, des rapports
bien moins uniformes.

Mais, en résumé, à part quelques quartiers situés à
l'ouest de Paris, on peut dire que par son infériorité

de niveau la Seine constituait, pendant cette période d'observation, le point naturel d'affluence de la vaste nappe d'infiltration qui s'étage sur ses deux rives.

On comprend combien eût été importante la répétition méthodique des observations recueillies par Delesse en août 1857 ; il est de tous points regrettable que ces recherches n'aient pas été renouvelées depuis et contrôlées par la constatation des cotes prises non seulement en des années, mais surtout en des saisons différentes, ce qui eût permis l'établissement de certaines lois de concordance entre les oscillations du fleuve et celles de la nappe d'infiltration.

Rien, certes, n'est plus évident que l'influence des crues de la Seine sur les conditions hydrologiques du sous-sol des quartiers riverains, dont les caves inondées, au moment de ces crues, témoignent de la pénétration des eaux du fleuve dans les terrains d'alluvion qu'il parcourt.

Mais cette observation, d'ordre banal, ne nous renseigne que d'une manière bien approximative sur l'amplitude des oscillations de la nappe d'infiltration et sur ses rapports d'une part avec la cote du fleuve, de l'autre avec le régime des pluies.

Il y a là cependant une grosse question d'hygiène.

Dès l'épidémie cholérique de 1832, un de nos compatriotes, N. Boubée, circonscrivant son observation à l'étude de cette épidémie à Paris et à Lyon, avait cru pouvoir établir un rapport entre l'épidémie et les deux conditions suivantes : porosité de la superficie du sol des quartiers frappés ; existence, au-dessous de ce sol, d'une couche imperméable retenant les eaux à une faible profondeur et les livrant à une évaporation

excessive à la moindre élévation de température.
Alors se produisaient des exhalaisons d'autant plus
intenses que les pluies antérieures avaient été plus
abondantes, et que la chaleur était ensuite plus considérable. D'où, suivant N. Boubée, la cause vraisemblable « des recrudescences cholériques venant toujours à la suite des jours humides et pluvieux, pendant
les jours plus secs et plus chauds ».

Nous tenions à rappeler ces conclusions de N. Boubée, parce qu'on y trouve en germe la doctrine de
Pettenkoffer qui d'ailleurs, par la valeur et le retentissement de ses travaux, peut être considéré comme
le véritable vulgarisateur de la genèse tellurique
des épidémies : suivant cette doctrine que nous ne
pouvons résumer ici qu'en deux mots, les conditions
locales les plus favorables au développement des
épidémies (surtout de fièvre typhoïde et de choléra)
sont les suivantes : 1° perméabilité du sol; 2° présence
en ce sol de matières en décomposition; 3° oscillations de niveau d'une nappe d'eau souterraine retenue par une couche imperméable, oscillations dégageant plus ou moins complètement, suivant la
température extérieure, les émanations morbifiques,
par la liberté que leur abaissement rend aux gaz qui
proviennent des matières précédentes.

Or, peut-on révoquer en doute l'existence de ces
conditions sous presque tout Paris? N'avons-nous pas
le sol poreux à la surface? N'avons-nous pas la nappe
d'eau souterraine dont, il est vrai, nous n'avons
encore su apprécier que d'une manière trop grossière
les oscillations; nappe dont les mouvements s'opèrent en somme très près de la superficie du sol,
puisqu'en temps moyen, nombre de puits de Paris,

surtout dans les quartiers centraux, fournissent une cote à peine inférieure de 1 ou 2 mètres au niveau des rues? Quant à la présence, dans les couches souterraines, où s'accomplissent ces oscillations, de matières organiques en décomposition, qui oserait en révoquer en doute non seulement la présence, mais la quantité? Aux sceptiques nous demandons un petit sacrifice, celui de lire ce que nous dirons ci-après de la composition de l'eau des puits parisiens.

Ne serait-il pas dès lors bien opportun de connaître, mieux que nous ne le connaissons, le jeu de la nappe souterraine d'une ville qui, comme Paris, a cruellement prouvé qu'elle n'était point inaccessible au choléra; qui prouve chaque jour qu'elle est une des capitales les plus constamment éprouvées par l'endémie typhoïde, et où, à part les deux maladies précédentes, il en est tant d'autres, diphthérie, variole, scarlatine, etc., dont la cause des exacerbations est tellement obscure que, faute de mieux, nous entendons des confrères accuser les influences telluriques; comme autrefois Laënnec se demandant si la pneumonie ne dépendait pas des exhalaisons du sol; comme avant lui, Sydenham attribuant les épidémies aux vapeurs sorties des entrailles de la terre?

Nous renouvelons donc aujourd'hui l'appel fait, il y a longtemps déjà, par MM. Vallin (1) et Decaisne (2), et nous réclamons une série de recherches méthodiques sur les variations de niveau de l'eau de nos puits; d'autant que c'est là une opération des plus

(1) Vallin, *La fièvre typhoïde et la nappe d'eau souterraine de Paris*, in *Gazette hebdomadaire de médecine*. 14 décembre 1876.
(2) Decaisne, *Etiologie tellurique du choléra*, in *Annales d'hygiène publique*, 1878.

simples, n'exigeant qu'un outillage élémentaire.

Et, ce faisant, nous sommes d'autant plus impartial que, suivant nous, la doctrine de Pettenkoffer est susceptible de bien des objections; nous croyons en avoir démontré les exagérations en divers travaux; nous pensons, en outre, que le revêtement de nos rues constitue un écran suffisamment protecteur contre les émanations du sol; mais cette doctrine renferme un grand fonds de vérité, et au moment du développement de nos institutions sanitaires, nous ne saurions admettre qu'elle ne reçût pas à Paris le contrôle de l'expérience.

2° *Nappes souterraines indépendantes des cours d'eau.* — Sous le sol de Paris, et surtout dans les quartiers périphériques, en dehors de la zone centrale constituée par les sables et alluvions, existent d'autres nappes souterraines, indépendantes des cours d'eau superficiels, et qui prennent naissance sur les couches imperméables dont elles suivent plus ou moins les ondulations (voy. p. 6).

Un grand nombre de ces nappes sont comprises entre les marnes vertes et le calcaire grossier, enclavées dans les marnes gypseuses et le calcaire lacustre; comme les terrains qui les recèlent, on les constate sur cette vaste zone s'étendant au nord-est de Paris, du cimetière Montmartre à la place de la Bastille, et comprise entre le mur d'enceinte et la ligne des boulevards (dits autrefois boulevards extérieurs) de Clichy, de la Chapelle, de la Villette, de Belleville, de Ménilmontant.

Ces amas d'eau, qui atteignent des cotes variant de 30 à 50 mètres, sont très irréguliers et discontinus; ils sont à leur tour surmontés, principalement au sommet de la butte Montmartre, et sur les hauteurs comprises entre la Butte-Chaumont et le cimetière du Père-Lachaise, d'une autre série de nappes souterraines qui en sont séparées par les couches de marne verte et qui, elles, atteignent les cotes les plus élevées des eaux souterraines de Paris, cotes variant entre 90 et 115 mètres.

Comme le démontre cette élévation, ces diverses couches d'eau souterraines se trouvent de beaucoup au-dessus de la nappe d'infiltration et en sont complètement distinctes. Il n'en est pas de même de la nappe de l'argile plastique qui pénètre à l'intérieur de Paris sur la formation correspondante, d'une part au sud-est, s'étendant des fortifications jusqu'au niveau du cimetière Montparnasse, de la place d'Italie et de l'École militaire ; d'autre part, sur la rive opposée de la Seine, sous Auteuil et le bois de Boulogne (région des lacs) ; cette nappe s'incline et se déverse directement et par de larges intersections dans la nappe d'infiltration, dont elle doit modifier ainsi les conditions de niveau en cette région de Paris.

CHAPITRE III

EAUX CONSACRÉES AUX SERVICES PUBLICS ET PRIVÉS.

ART. Ier. — AUTREFOIS.

Malgré les masses d'eau charriées par la Seine, eau vierge alors de toutes les impuretés dont l'industrie moderne devait la souiller, malgré les sources nombreuses d'eaux excellentes, susceptibles de dérivation aux environs de la ville, la population de Paris subit durant des siècles les plus cruelles privations à cet égard. C'était, comme l'a dit M. Maxime Du Camp, *le temps de la soif.*

Cette longue période avait été précédée d'une époque d'abondance relative.

Sous la domination romaine existaient deux aqueducs au moins : l'un amenant l'eau de Chaillot sur l'emplacement où se trouve actuellement le Palais-Royal, l'autre conduisant aux Thermes de Julien une partie de la rivière de Rungis.

A partir de cette époque, les travaux d'adduction des eaux sont entièrement délaissés; des siècles s'écoulent sans autres ressources que celles de puits donnant une eau médiocre ou dangereuse ; il faut enfin revenir à de nouvelles dérivations.

L'aqueduc de Saint-Gervais, réunissant les eaux provenant des hauteurs de Romainville et de Ménilmontant, alimentait, dès le commencement du treizième siècle, la fontaine Saint-Lazare, sise alors en dehors de l'enceinte, dans la léproserie de ce nom, ainsi que le couvent voisin des Filles-Dieu (sur l'emplacement actuel de la rue du Caire); de là cette eau fut amenée, à la fin du même siècle, à la fontaine des Innocents, la plus ancienne des fontaines intérieures de Paris.

C'est également sous Philippe-Auguste que fut construit l'aqueduc destiné à conduire, à l'abbaye de Saint-Martin des Champs, l'eau provenant des hauteurs de Belleville.

Sous Henri IV, un mécanicien flamand, Jean Lintlaer, établit au Pont-Neuf une pompe élévatoire (Samaritaine) des eaux de Seine pour les bâtiments du Louvre et des Tuileries.

En 1605, François Miron fit élever la fontaine de la Cité, qui était encore dépourvue d'eau ; cette fontaine fut alimentée par l'aqueduc du Pré-Saint-Gervais.

Quelques années plus tard, en 1613, Louis XIII pose à Rungis la première pierre du nouvel aqueduc d'Arcueil.

Malheureusement tous ces travaux ne créaient point l'abondance à Paris ; les bienfaits en étaient perdus en partie pour la population par l'abus des prélèvements opérés par le roi, les grands seigneurs de l'époque et les communautés religieuses. On méconnaissait alors le caractère inaliénable et imprescriptible attribué par nos lois aux choses du domaine public, et le pouvoir municipal était impuissant à réprimer ces abus.

Chose étrange, malgré la pénurie d'eau, il n'était pas un souverain qui ne fût jaloux d'affirmer la splendeur de son règne par l'édification de quelque fontaine monumentale, décor muet, où l'eau n'arrivait pas, et qui témoignait encore mieux de la pauvreté et de la dilapidation des ressources.

A mesure cependant que s'accroissait la population, les besoins devenaient plus urgents, et pour y satisfaire rapidement on entreprit enfin d'utiliser plus complètement les ressources fournies par la Seine. Pendant le dix-huitième siècle, Bellidor multiplie et perfectionne les machines hydrauliques du pont Notre-Dame ; quelques années plus tard (1778), on installe les pompes à feu de Chaillot et celle du Gros Caillou, dont l'administration devint bientôt riche et puissante et prétendit exclure tout autre mode d'introduction de l'eau à Paris.

C'est ainsi que Deparcieux propose vainement la dérivation de l'Yvette, petit affluent de l'Orge, projet adopté et rejeté plusieurs fois, malgré un commencement d'exécution en 1788 ; échec dû aux protestations, aux menaces de procès des entrepreneurs de la *Compagnie des pompes à feu,* qui avaient réussi à imposer à la ville un monopole dont les actions avaient cours à la Bourse.

Art. II. — Aujourd'hui.

L'approvisionnement d'eau de Paris a pris une importance considérable d'abord au commencement de ce siècle par la dérivation de l'Ourcq ; puis, à une époque plus rapprochée de nous, par celle de sources importantes.

Il y a trente ans, Paris, dont la population s'élevait à peine à 1,200,000 habitants, n'avait, pour tous les usages indistinctement, que les eaux de l'Ourcq et le produit de trois petites usines puisant en Seine, le tout devant fournir en théorie 140,000 mètres par jour, et n'en donnant en fait que la moitié. C'était une alimentation, de moins de 60 litres par tête, d'eau médiocre, chaude en été, trouble en hiver, et ne pouvant même être équitablement répartie. Quant aux distributions dans les appartements, on n'y songeait pas.

Aujourd'hui, au lieu de 70,000 mètres, on peut en distribuer 500,000, c'est-à-dire que bien que la population ait presque doublé, la quantité d'eau disponible s'est élevée de 60 litres à 220. Même dans les quartiers les plus hauts, sauf exceptions très locales, la distribution peut atteindre les étages supérieurs. Il n'y a pas seulement progrès en quantité et facilité d'accès de l'eau : les usages domestiques sont servis, dans une proportion croissante, en eaux de sources toujours limpides, fraîches en toute saison, et soustraites à toute chance de contamination (1).

Art. III. — Eaux de rivière.

1° *Seine.* — A. *Quantité fournie.* — La quantité d'eau de Seine prélevée par le service des eaux de Paris a subi, il y a quelques mois, un accroissement considérable; elle a été à peu près doublée.

Jusqu'en ces derniers temps cette eau était fournie par dix usines d'inégale importance, échelonnées de Saint-Ouen à Port-à-l'Anglais, et pouvant élever ensemble un volume maximum de 88,000 mètres par 24 heures; il importe de noter que, de ces 88,000 mètres, les deux tiers environ, 53,000 sont pris en aval, pour alimenter le réservoir de Passy; le reste va aux réservoirs de Gentilly et de Charonne.

La faible altitude de ces trois réservoirs ne permettait la distribution d'eau de Seine que dans l'étage moyen de Paris, compris entre les distributions de la Marne et celle de l'Ourcq.

Une nouvelle usine vient d'être terminée, située sur la rive gauche de la Seine, en amont du pont d'Ivry, envoyant chaque jour 86,000 mètres cubes au réser-

---

(1) Voy. Couche, *Les Eaux de Paris* en 1884.

voir de Villejuif, dont le niveau est assez élevé pour que ces eaux aient dans Paris une pression égale à celle de l'eau de Vanne (cote 89).

La mise en fonctions de cette usine a pour résultat non seulement de doubler les ressources en eau de Seine, mais de les emprunter à un point du fleuve infiniment moins suspect : aussi, en raison de cette provenance, constitue-t-elle, aux yeux de l'administration, un élément très acceptable de rechange, en cas de besoin, avec les eaux de Vanne.

B. *Analyse chimique.* — L'analyse de l'eau de Seine par les chimistes les plus experts, et au moyen des méthodes les plus exactes, a donné lieu aux résultats en apparence les plus contradictoires et dont les différences reposent essentiellement : 1° sur la variabilité naturelle de l'eau de ce fleuve; 2° sur la diversité de sa composition suivant le point de son parcours où les échantillons ont été prélevés, et suivant la date des analyses pratiquées. Quoique déjà anciennes, les recherches de Poggiale ont conservé leur intérêt surtout en ce qui concerne l'intervention de la première de ces influences, celle des phénomènes naturels, sur la composition de l'eau de Seine et sa variabilité.

Il n'est d'ailleurs pas de cours d'eau qui, sous l'influence des saisons, des pluies et autres phénomènes météorologiques, ne présentent des variations analogues.

C'est par une série d'analyses multiples poursuivies pendant plus de deux ans (décembre 1852 à février 1855), aux époques les plus diverses de l'année, que Poggiale a étudié la composition de l'eau de Seine *à la hauteur du pont d'Ivry,* et qu'il est arrivé aux conclusions dont voici le résumé :

Matières tenues en suspension. — La proportion *maximum* de ces matières dans 1 litre d'eau de Seine s'est élevée à $0^{gr},118$, et le *minimum* a été de $0^{gr},007$; la quantité de ces matières est *en général* proportionnelle à la hauteur de l'eau ; les chiffres les plus élevés ont été obtenus en hiver à la suite de pluies abondantes. Ce limon est composé en moyenne de matières organiques 3,39 ; carbonate de chaux et de magnésie 60,31 ; acide silicique 35,60. La proportion des matières organiques augmente notablement pendant la saison chaude.

Cette augmentation des matières organiques, coïncidant avec l'élévation de la température atmosphérique, peut entraîner la fermentation putride, surtout si l'eau est renfermée dans un réservoir.

Gaz. — L'eau de la Seine ne renferme que de l'air atmosphérique et de l'acide carbonique, l'un et l'autre en proportion plus considérable en hiver qu'en été, et lorsque le niveau du fleuve est plus élevé ; d'après les expériences de Poggiale, l'eau de Seine contient en moyenne pour 1000 grammes : $0^{lit},0223$ d'acide carbonique, $0^{lit},009$ d'oxygène et $0^{lit},0200$ d'azote.

Comme l'avaient établi Gay-Lussac et de Humboldt, l'analyse de l'eau de la Seine donne un air plus riche en oxygène que l'atmosphère, observation conforme à celles qui ont été faites sur d'autres cours d'eau.

Principes fixes et matières organiques. — La moyenne de 21 analyses (évaporation et dessiccation) donne un résidu, par litre d'eau, de $0^{gr},241$; le maximum a été $0^{gr},277$, le minimum $0^{gr},190$; cette proportion est plus élevée en été qu'en hiver, et atteint généralement son maximum quand la hauteur du fleuve est entre 2 et 3 mètres. Presque tous les principes fixes :

carbonate de chaux (qui, à lui seul, en représente les deux tiers), carbonate de magnésie, sulfate de chaux, chlorures alcalins, sont en proportion inverse de la hauteur de l'eau, et plus abondants en été qu'en hiver. C'est l'inverse pour l'acide silicique plus abondant pendant les crues.

Depuis les recherches de Poggiale, Belgrand a confirmé par l'hydrotimètre la réalité de ces variations de composition de l'eau du fleuve en sens inverse de son altitude; mais, de plus, il en a donné la raison. La Seine est un cours d'eau mixte, constitué par deux groupes d'affluents, les uns torrentiels entraînant les eaux chimiquement pures des terrains primitifs du Morvan (Yonne), les autres charriant plus lentement les eaux des calcaires des terrains oolithiques (Marne); la composition du fleuve variera donc suivant la prédominance de l'apport d'un de ces groupes dans la constitution des cours d'eau du bassin. Si le minimum des matières dissoutes dans l'eau de Seine correspond à l'hiver, c'est qu'en cette saison la proportion des eaux des terrains granitiques, fournies par l'Yonne, augmente en raison de la quantité relativement plus considérable des pluies qui tombent dans le Morvan.

Les crues rapides de la Seine étant dues surtout à l'arrivée des eaux torrentielles du Morvan par l'Yonne, il en résulte que la courbe hydrotimétrique est inverse de celle des crues.

Enfin, dans les crues de la Seine dues à l'influence des pluies générales sur tout le bassin du fleuve, il se manifestera un abaissement du titre hydrotimétrique dans les premiers jours de la crue, les eaux du Morvan arrivant les premières à Paris.

La proportion de matières organiques dissoutes augmente en été, absolument comme celle des matières organiques en suspension; le résidu de l'évaporation noircit alors et prend une odeur infecte par la calcination. La proportion d'ammoniaque qui varie de 0gr,00009 à 0gr,00037 paraît en rapport avec ces matières organiques.

La moyenne de toutes ces analyses de Poggiale donne le tableau suivant qui exprimait la composition de la Seine au pont d'Ivry en 1855 :

	Volume par litre.
Acide carbonique libre ou provenant des bicarbonates.................................	0.0233
Azote..	0.0200
Oxygène.....................................	0.0090
	0.0523 milligr.

	Quantité par litre.
Carbonate de chaux.........................	0.177
Carbonate de magnésie.....................	0.019
Carbonate de fer, de manganèse, alumine....	0.004
Sulfate de chaux, de magnésie et de soude...	0.018
Chlorure de calcium, de magnésium et de sodium......................................	0.011
Acide silicique.............................	0.004
Ammoniaque................................	0.00017
Iodure alcalin..............................	Traces.
Sels de potasse.............................	Traces tr. sensibles.
Nitrate alcalin.............................	Quantité notable.
Matières organiques........................	—
	0.233 milligr.

Il est bien entendu que ces résultats, satisfaisants d'ailleurs et obtenus par l'analyse de l'eau de Seine en amont de Paris de 1852 à 1855, changeaient singulièrement, dès cette même époque, dans la traversée de la ville, spécialement au niveau de l'embouchure de la Bièvre et de divers égouts se déversant alors directement dans le fleuve. A cet égard, la transition à ce niveau était même plus brusque qu'aujourd'hui.

C. *Pollution croissante*. — Quelques années plus tard, ces dernières causes de pollution du fleuve étaient atténuées à l'intérieur de Paris, mais à mesure que l'agglomération parisienne augmentait il en surgissait d'autres, et bien plus générales :

En 1864, M. Péligot, dans un mémoire à l'Institut, faisait ressortir la détérioration progressive de l'eau de Seine : « Comme toutes les rivières qui traversent les grands centres de population, son eau devient de moins en moins pure, car, sa masse restant la même, les matières qui s'y déversent chaque jour deviennent plus abondantes ; les plus dangereuses de toutes sont celles qui sont fondées sur le traitement des produits dérivés des animaux et qu'on ne peut songer à déplacer, vu qu'elles ne peuvent exister qu'au voisinage des grandes agglomérations d'individus. »

Il y a vingt-cinq ans, au moment où commençait à s'agiter la question de la nécessité d'approvisionner Paris en eaux de sources, la déchéance de l'eau de Seine était ainsi formulée par le savant le plus autorisé du siècle :

« L'eau de Seine, qui a pu inspirer aux anciens habitants de Paris une confiance méritée, devient chaque jour de moins en moins digne de la nôtre.

« Espérons qu'il sera permis de remplacer pour les usages domestiques les eaux de plus en plus souillées de la Seine par une eau naturellement garantie de tout fâcheux contact avec des débris infects de matières organiques en décomposition » (Dumas, *Rapport fait au Conseil municipal au nom de la Compagnie des eaux*, le 18 mars 1859, p. 4). Nous allons voir combien, depuis lors, s'est aggravée cette pollution du fleuve.

La carte du bassin de la Seine établie par Mille, à l'appui de son rapport à la Commission technique de l'assainissement de Paris (9 décembre 1882), démontre que, bien au-dessus de la capitale, la rivière est salie par les égouts d'agglomérations de plus en plus nombreuses et par les écoulements d'usines importantes.

Il y a donc, suivant nous, un optimisme excessif en ces paroles de la Commission ministérielle de 1874 :

« En amont de Paris, dans la traversée de la capitale ainsi qu'entre les fortifications et Asnières, la Seine présente un aspect satisfaisant, au moins à la simple inspection superficielle. Le progrès accompli par la grande œuvre de la canalisation de Paris et des collecteurs se manifeste d'une manière évidente. En un certain nombre de points, répartis sur les deux rives, des filets d'eaux impures sortent de divers établissements industriels ou des égouts de la banlieue et même des égouts de Paris non encore réunis aux collecteurs, mais ces filets sont rapidement noyés dans la masse du fleuve. Les poissons vivent dans toute la largeur de la rivière ; des végétaux d'ordre élevé poussent sur les berges ; le fond de la Seine est formé de sables blancs. Pendant les chaleurs et les sécheresses de la saison dernière, tout le monde a pu constater l'état relativement satisfaisant de la Seine dans tout ce parcours. »

Ce tableau, en tous cas, a bien changé en peu d'années. Ce qui est vrai, au moins actuellement, c'est que l'infection commence à partir de Choisy, surtout à cause de l'usine à engrais de Maisons-Alfort. Plusieurs communes, Choisy, Port-à-l'Anglais, Alfortville, se peuplent et se remplissent de plus en plus de maisons et d'ateliers qui inondent la Seine de leurs déjections par plus de 50 égouts ; et cependant il y a là deux prises d'eaux de première importance : Choisy pour la distribution dans la banlieue, Ivry pour la nouvelle distribution dans Paris.

Dans la traversée même de Paris, d'admirables travaux ont été entrepris pour soustraire au fleuve les écoulements des égouts, mais cette soustraction est incomplète ; les îles (Saint-Louis, Cité, etc.) versent en Seine un cube de 16,000 à 20,000 mètres par an de matières excrémentitielles dont on ne pourra détourner le cours que par des travaux fort coûteux : l'administration prévoit une dépense d'environ 500,000 francs pour rattacher ces îles aux collecteurs des rives.

Mais c'est au-dessous de Paris que s'accomplit, à son plus haut degré, la contamination du fleuve, contamination dangereuse non seulement pour les populations qu'il va traverser encore, mais pour une partie de la capitale elle-même et sa banlieue Nord qui lui empruntent ses eaux à ce niveau.

En quittant Paris, la Seine se modifie d'abord assez peu, et sa composition ne varie guère jusqu'au pont d'Asnières ; mais en aval de ce pont la situation change brusquement. Sur la rive droite du fleuve se trouve le débouché du grand collecteur de Clichy. Un courant considérable d'eau noirâtre sort de ce collecteur et s'épanouit en Seine en formant une courbe parabolique. Cette courbe occupe une étendue variable dans le courant : en temps ordinaire, elle tient environ la moitié de la largeur du fleuve ; en temps de pluie d'orage, elle se rapproche de la rive gauche. Cette eau est d'un aspect répugnant ; elle est chargée de débris organiques de toutes sortes : légumes, bouchons, poils, cheveux, cadavres d'animaux domestiques, etc. Elle est ordinairement recouverte d'une couche de matière graisseuse qui, suivant la direction du vent, vient s'accumuler sur une rive ou sur l'autre. Une vase grise, mélangée de débris organiques, s'accumule le long de la rive droite et forme des bancs d'atterrissement qui, à certaines périodes de l'année, présentent des saillies considérables hors de l'eau et ne disparaissent que grâce à de coûteux dragages. Cette vase descend jusqu'au thalweg du fleuve; elle est le siège d'une fermentation active qui se traduit par des bulles innombrables de gaz venant crever à la surface de l'eau; pendant une grande partie de l'année, et spécialement au moment des fortes chaleurs, ces bulles atteignent des dimensions considérables (1 mètre à $1^m,50$ de diamètre). « Elles entraînent la vase en s'en dégageant et amènent à la surface des matières noires et infectes qui cheminent ensuite à découvert avec le courant. Le passage d'un bateau soulève des flots d'écume et crée une véritable ébullition qui dure pendant quelques minutes dans le sillage. Tous ces phénomènes se produisaient en 1870 sur la seule rive droite du fleuve, et l'infection ne se manifestait d'une manière évidente que sur le premier des trois bras que la Seine forme à Clichy, entre les rives des îles Vaillard et Robinson. Aujourd'hui le second bras est complètement envahi et l'altération se montre sur la rive droite du dernier bras. Aucun être vivant, aucun poisson, aucune herbe verte ne se rencontre dans le bras droit; dans le bras central, le poisson commence à apparaître et se retrouve dans le gauche. Les jours de grande pluie d'orage, lorsque le courant des eaux d'égout envahit la totalité de la largeur de la Seine, les poissons peuvent être accidentellement détruits, même dans les parages qu'ils fréquentent habituellement, par suite de l'infection générale et temporaire du fleuve. Le bras central présente une végétation moyenne; les herbes sont extrêmement fortes et vivaces sur le bras gauche. Au delà des îles de Clichy et jusqu'à l'île Saint-Denis, l'altération continue en s'accusant un peu moins fortement à la surface; l'eau conserve une couleur noirâtre; la rive droite est toujours bordée d'écumes et de graisses; l'altération semble s'étendre sur la largeur complète de la rivière; la berge gauche est garnie de débris végétaux, de bouchons, etc., et d'une couche mince de vase grisâtre.

« A Saint-Ouen commence l'île Saint-Denis, qui s'étend jusqu'à 2 kilomètres d'Argenteuil et sépare le fleuve en deux bras distincts : le bras gauche, alimenté par la partie la moins altérée du fleuve et ne recevant du reste aucun nouvel affluent d'eau infecte, présente des eaux qui semblent d'une pureté très suffisante. Le bras droit au contraire, alimenté par le courant même du collecteur de Clichy, qui a suivi spécialement la rive droite du fleuve, conserve devant Saint-Ouen et au delà les caractères d'infection constatés à Clichy; ceux-ci vont cependant en diminuant d'intensité apparente jusqu'au pont suspendu de Saint-Denis : c'est ainsi que la vase, dont la répartition sur le fond du fleuve a été faite, à la demande de la commission, par les ingénieurs de la navigation de la Seine, atteint à Clichy des épaisseurs de 2 à 3 mètres et n'a plus que 65 centimètres d'épaisseur à Saint-Ouen. Aux premières maisons de Saint-Denis, des usines commencent par amener une recrudescence d'infection par un assez grand nombre de déjections industrielles. Mais leur action est peu de chose à côté de celle du collecteur départemental qui débouche à quelques mètres en aval du pont suspendu. Cet égout vomit une eau absolument noire et fétide, dont l'odeur ammoniacale est des plus prononcées. Cette eau envahit bientôt la largeur complète du bras. Des écumes flottent sur toute la surface ; des bulles de gaz se dégagent de tous côtés. Cet état se continue, avec une intensité à peu près constante, jusqu'en face du village d'Épinay. Le fond du fleuve est, dans tout ce parcours, garni d'une vase noire, fétide, gluante, peuplée de vers rougeâtres. Périodiquement, cette vase émerge au voisinage de la bouche du collecteur et doit être extraite par dragages. Notons que la rivière du Croult, qui débouche en Seine, entre Saint-Denis et Épinay, vient ajouter un assez notable contingent d'eaux industrielles à l'afflux infect du collecteur. D'Épinay à Argenteuil, une amélioration apparente se manifeste, spécialement après la réunion des deux bras à l'extrémité de l'île Saint-Denis. L'eau, encore foncée de couleur, n'offre plus que de rares débris flottants ; la vase a à peu près disparu ; le poisson réapparaît en temps normal. D'Argenteuil au barrage de Bezons, la Seine présente un aspect acceptable. Mais au niveau du barrage, dans le bras gauche formé par l'île du Chiard et ses annexes, une odeur très marquée se fait de nouveau sentir ; les eaux impures semblent rejetées par le barrage sur la rive gauche. La vase noirâtre réapparaît sur toute la largeur du bras avec une épaisseur de 70 centimètres environ. Bientôt l'odeur disparaît ; une végétation des plus abondantes garnit les deux rives et encombre même en partie le cours du fleuve par de larges plaques de lentilles d'eau. A Marly, les bajoyers de l'écluse sont couverts d'un dépôt noir et fétide ; des écumes se voient le long du barrage et des appareils annexes. L'eau conserve toujours une teinte foncée, qu'elle manifeste également dans le bras droit qui passe devant Chatou. Au delà de Marly, les deux bras se réunissent de nouveau. L'intensité de coloration du fleuve diminue graduellement. L'eau est encore trouble et d'un goût peu agréable, à Saint-Germain et à Maisons-Laffitte. Au delà, vers la Frette et Conflans, et spécialement après le confluent de l'Oise, la Seine a repris en apparence un état sensiblement analogue à celui qu'elle offrait en amont des collecteurs. A Meulan, toute trace extérieure d'infection a disparu » (*Rapport de la commission ministérielle*, etc. Paris, 1874).

En raison de l'abondance des matières organiques qu'elle renferme en aval de Paris, en raison aussi du peu de vitesse de sa circulation, le fleuve devient lui-même le siège de décompositions multiples, notamment de la transformation de ces matières organiques en acide carbonique, carbures d'hydrogène, acide sulfhydrique et surtout en ammoniaque ; transformation qui implique toujours une absorption d'oxygène emprunté aux gaz dissous dans l'eau.

Pour apprécier chimiquement l'état d'infection de la Seine en cette partie de son parcours, la Commission ministérielle de 1874 a estimé qu'il suffisait de chercher la quantité de matières azotées organiques non encore transformées en ammoniaque que les eaux pouvaient renfermer en divers points ; cette dose spécifiait la pollution vraie du fleuve, en précisant les matières susceptibles d'entrer encore en fermentation. Les dosages d'oxygène formaient le complément de ces premières recherches; ils fixaient l'intensité de la fermentation déjà produite, ils mesuraient le résultat final des réactions accomplies; les deux procédés se complétaient et s'éclairaient l'un et l'autre.

Le tableau suivant résume les dosages effectués.

De ces chiffres il résulte donc que l'eau est profondément altérée par des matières organiques fermentescibles dans toute sa largeur de Clichy à Saint-Ouen, tout le long de l'île Saint-Denis sur le bras droit entier, et retrouve, à ce point de vue, le même état qu'à Asnières, entre Bezons et Marly; que, dans ce dernier parcours, elle est encore chargée de matières azotées minérales; qu'en outre cette eau, dépouillée progressivement de son oxygène jusqu'à l'extrémité de l'île Saint-Denis, conserve une aération absolument insuffisante jusqu'à Marly et au delà, reprend le titre d'Asnières seulement au delà de Maisons-Laffitte et n'arrive à une bonne qualité que vers Meulan. En ce point, l'eau se trouve régénérée à la fois par la transformation de ces matières organiques azotées en matières minérales et par la récupération de l'oxygène qu'elle avait perdu par la fermentation.

Cette enquête de 1874 n'a été que trop souvent confirmée depuis par des expériences d'un autre genre.

Dans ses études sur l'altération de la Seine, poursuivies pendant dix-huit mois (juin 1875 à janvier 1876), sur les divers points de la Seine compris entre Corbeil et Honfleur, Gérardin a démontré, d'après les variations du titre oxymétrique de l'eau, que l'infection causée par le déversement du grand égout collecteur

INDICATION DES PRISES D'ÉCHANTILLON D'EAU DE LA SEINE.	AZOTE non encore transformé en sels ammoniacaux volatils ou azote organique exprimé en gr. par mètre cube ou 1000 litres d'eau (Analyse de 1874).	AZOTE total y compris les sels ammoniacaux volatils exprimés en grammes par mètre cube (Analyses de 1869 et 1874).	OXYGÈNE dissous exprimé en centimètres cubes par litre d'eau.	OBSERVATIONS.
Pont d'Asnières, amont du collecteur...	0gr.85	1gr.5	5cc.34	Le bras gauche, formé par l'île Saint-Denis, présente, à la hauteur d'Epinay, les doses suivantes :
Débouché du collecteur de Clichy......	»	29 05	»	
Clichy aval du collecteur. { Bras droit............	1 51	4 0	»	
Bras droit central......	1 28	»	4 60	
Bras gauche..........	1 25	»	»	Azote organique 0gr.35
Saint-Ouen, bras droit..............	1 16	2 0	4 07	— total..... 1 50
St-Denis, bras droit, amont du collecteur.	»	2 0	2 65	Oxygène....... 5cc.00
Débouché du collecteur départemental..	»	98 0	»	
St-Denis, bras droit, aval du collecteur et du Croult....................	7 27	11 29	1 02	
Épinay, bras droit.................	1 26	3 0	1 05	
Bezons, toute la largeur du courant....	0 87	1 9	1 54	
Marly, bras gauche, amont du barrage..	0 78	3 5	1 91	
Marly, aval du barrage	0 81	»	»	
Saint-Germain....................	0 76	2 2	»	
Maisons-Laffitte...................	0 79	5	3 74	
Conflans........................	0 46	›	»	
Poissy	0 45		6 12	

s'étendait sur un parcours de 88 kilomètres, c'est-à-
dire jusqu'à Mantes où le fleuve est revenu aux mêmes
conditions de pureté qu'au Port-à-l'Anglais, situé à
10 kilomètres en amont de Paris; le maximum d'infection existe à Chatou, à 23 kilomètres au-dessous
de l'embouchure du collecteur, et la Seine doit encore
parcourir 65 kilomètres et recevoir les eaux assez
pures de la rivière de l'Oise pour que son assainissement spontané soit complet.

Les recherches toutes récentes d'Albert Lévy (avril
1883) établissent que le titre oxymétrique aurait
encore diminué sur quelques points de ce parcours,
notamment à la hauteur de Maisons et de Poissy.

Mais c'est surtout l'extrême degré de contamination
du fleuve au-dessous du débouché du grand collecteur
à Clichy qui a été mis en évidence par les analyses
les plus modernes et les plus variées : celles de Neuville reconnaissant par le microscope sa pauvreté en
algues et sa richesse en principes de fermentation
putride ; de Fauvel et Proust démontrant par leur
culture dans la gélatine le chiffre énorme des bactéries
en aval du débouché du collecteur; de Daremberg
établissant qu'à ce niveau la moyenne des matières
organiques dépasse 20 milligrammes par litre.

D. *Température.* — Comme les eaux de toutes les
rivières à parcours déjà considérable, celle de Seine
est étroitement soumise aux influences de la température atmosphérique.

On se figure à tort qu'il doit suffire, pour lui rendre
à cet égard les qualités des eaux de sources, de la
soustraire, par son introduction dans les réservoirs et
les conduites, à l'action du milieu ambiant.

Des recherches de caractère officiel ont prouvé que

cette eau se refroidit à peine en été et se réchauffe fort peu en hiver dans le parcours des conduites. De 1856 à 1861, pendant la période des grands froids, la température de l'eau de Seine, de 0 degré environ à son point de départ, s'élevait à peine de 1 degré à 1°,50 pendant son trajet jusqu'au lieu de distribution ; d'après les recherches faites par le *service des eaux* en cette même période de six ans, cette température atteint jusqu'à 27 degrés centigrades au moment des grandes chaleurs. Elle s'est élevée :

	degrés.
En août 1856, à......................	+ 24.50
En août 1857, à......................	+ 25.50
En juin 1858, à......................	+ 27.00
En juillet 1859, à......................	+ 27.00

Cette température diminue à peine de 1 degré à 2 degrés et demi, quand l'eau est recueillie dans des réservoirs abrités, ou soustraite au contact de l'air par des canalisations souterraines longues parfois de plus de 5 kilomètres.

Aussi, durant plusieurs mois de l'année, de juin à septembre, la température élevée de l'eau de Seine en fait une boisson fade et souvent indigeste ; quelle différence entre les fontaines qu'elle alimente et celles de certaines villes, de Rome, par exemple, où, en plein été, alors que le thermomètre atteint + 36 degrés, les aqueducs des eaux Felice, Virgine, Argentine, etc., apportent une eau limpide et fraîche dont la température ne dépasse pas + 15 degrés !

Mais le plus grave inconvénient de cette élévation de la température de l'eau de Seine, c'est de favoriser la fermentation des matières organiques, d'où son odeur putride, dès qu'elle est enfermée dans des réservoirs, et l'impossibilité de la conserver sans altération dans les appartements.

Résumé. — En résumé, considérée au point de vue de l'alimentation, l'eau de Seine a contre elle : 1º son peu de limpidité due à la présence de cette quantité considérable de limon qui lui vient surtout de la Marne, quantité telle que l'eau est louche ou trouble à peu près un jour sur deux (en moyenne cent soixante-dix-neuf jours par an), inconvénient heureusement écarté aujourd'hui pour la partie de cette eau puisée aux machines d'Ivry ; 2º sa richesse, malheureusement toujours croissante en matières organiques, soit dans la traversée même de la ville, soit en amont, soit en aval, en raison de la multiplication des établissements insalubres et surtout du déversement en Seine des égouts de Paris ; 3º sa température soumise aux variations saisonnières les plus considérables.

E. *Conclusions hygiéniques.* — C'est pourtant de la Seine que nombre de riverains, soit à Paris, soit dans la banlieue, tirent ou plutôt reçoivent l'eau qu'ils boivent ! La carte de Mille montre, en face des ouvertures d'égouts et des ruisseaux d'urines, de vidange, les nombreuses prises d'eau pour les distributions à domicile. Jusqu'à ces derniers temps, les villages et les forts immédiatement voisins de l'enceinte étaient alimentés par des refoulements d'eau empruntées soit à l'amont (Choisy), là où commence à s'accentuer l'infection du fleuve, soit à l'aval, à Saint-Ouen (au-dessous du grand collecteur), où cette infection est arrivée à son plus haut terme !

Des modifications ont été récemment apportées à cet état de choses ; mais il faut aller plus loin. L'as-

sainissement de la Seine, surtout en amont, est né-
cesaire non seulement à l'hygiène de la ville et de la
banlieue, mais même à la sécurité de la place forte.
En effet, au point de vue de l'alimentation en eau,
un système contenu tout entier, sinon dans l'enceinte
de Paris, du moins dans ses défenses effectives, offre
seul des garanties en temps de guerre. Il importe
que, dans l'ensemble de distribution d'eau de la
ville, une partie présente ce caractère, et il faut
même que ce soit une partie assez considérable pour
pouvoir suffire à la rigueur pendant quelques mois.

Cet assainissement s'impose en raison même de la
valeur naturelle des ressources alimentaires que le
fleuve fournirait à Paris. L'eau de Seine, en effet,
bien que renfermant un chiffre de principes minéraux
légèrement supérieur à celui des deux cours d'eau
voisins : Loire, Garonne, Rhône, Saône, Rhin, Mo-
selle, rentrerait néanmoins sous ce rapport et en bon
rang, dans la catégorie des eaux de rivière potables ;
son degré hydrométrique moyen ne s'élève qu'à
18 degrés. Il faut donc intervenir et, pour réussir, il
suffit d'appliquer la loi.

En France, plusieurs ordonnances royales et arrêts
du Conseil interdisent de troubler les eaux des rivières. Nous citerons l'ordonnance des eaux et forêts
d'août 1669, les ordonnances royales du 16 décembre
1672, du 20 février 1773, les arrêts du conseil du
24 juin 1777, des 17 et 23 juillet 1783. Toutes ces
ordonnances, tous ces arrêts, qui ont encore, sans
exceptions, force de loi, portent qu'il est défendu
sous peine d'amendes de jeter dans la Seine ou dans
les autres cours d'eau « aucunes ordures, immondices, gravois, pailles et fumiers. » Les lois des 22 dé-

cembre 1789 et 16-24 août 1790 permettent aux autorités départementales et municipales de pourvoir à la conservation des rivières et d'intervenir quand les eaux deviennent une cause d'insalubrité. Une décision ministérielle en date du 24 juillet 1875, visant l'avis du conseil général des ponts et chaussées, a rappelé ces prescriptions et recommandé leur application dans les termes suivants : « L'ordonnance du roi en date du 20 février 1773 et l'arrêt du conseil du 24 juin 1777, qui interdisent de jeter dans la Seine des liquides et des immondices, ou déjections quelconques susceptibles de rendre ses eaux insalubres et impropres aux usages domestiques, doivent en principe recevoir leur application. »

La commission technique d'assainissement de Paris, constituée en 1882, et dont nous rappellerons plus loin les travaux, était donc en droit de regarder l'État comme suffisamment armé pour donner suite à l'article 33 de ses résolutions, ainsi conçu : « Il y a lieu de demander au gouvernement de prendre les mesures nécessaires pour interdire la projection des eaux impures dans le cours de la Seine et de la Marne, dans la traversée des deux départements de la Seine et de Seine-et-Oise. » Grâce à l'élan donné par cette commission, et au renouvellement de ce vœu par l'Académie de médecine (septembre 1884), on paraît entrer aujourd'hui dans la réalisation pratique de ces souhaits si légitimes.

Le projet qui a été étudié et récemment formulé par la direction des travaux consiste essentiellement dans l'établissement de collecteurs sur les deux rives de la Seine, soit en aval, soit en amont de Paris, de façon à détourner du fleuve les eaux des égouts et des établissements insalubres. Ces eaux seraient ensuite refoulées par des machines élévatoires, soit sur des terrains que la ville a affermés à l'Assistance publique, en amont de Paris, à Créteil, soit sur les terrains d'Achères, en aval, terrains qui viennent d'être mis dernièrement à la disposition de la ville pour y continuer l'expérience d'épandage des eaux d'égout entreprise à Gennevilliers.

2° *Marne*. — La Marne, qui contribue, par les matières limoneuses dont elle est chargée, à donner aux eaux de la Seine l'aspect trouble qui leur est si souvent reproché, fournit à Paris, avant son embouchure dans le fleuve, une somme quotidienne de 75,000 mètres cubes d'eau élevée par les machines de Saint-Maur, et refoulée jusqu'à Ménilmontant dans un bassin voisin de celui qui reçoit les eaux de la Dhuis et du Surmelin.

Ce bassin est à la cote 100; c'est, à Paris, le plus élevé des réservoirs d'eau de rivière; aussi alimente-t-il les étages supérieurs de la distribution parisienne en eau de cette catégorie.

Malgré son parcours souterrain assez long, l'eau de Marne arrive encore chaude, ce qui était, il y a quelques années, son principal défaut; son titre hydrométrique, en effet, est très convenable, car il varie de 19 à 23 degrés; et, d'autre part, d'après les recherches micrographiques faites par Neuville, en 1880, elle renfermait une quantité convenable d'algues vivantes, peu d'infusoires et une proportion modérée de débris organiques. Ce bon état de choses a changé; aujourd'hui, de l'asile de Ville-Évrard seulement jusqu'à la Seine, la Marne reçoit vingt égouts et contribue ainsi, pour sa part, à l'altération du fleuve par excès de matières organiques.

3° *Ourcq*. — Le décret du 19 mai 1802, qui prescrivait la construction d'un canal de dérivation destiné à amener la rivière d'Ourcq dans un bassin de la Villette, décret qui n'a guère été réalisé qu'en 1825, était, pour l'époque surtout, de la plus grande importance ; c'était mettre à la disposition de la ville une quantité d'eau trente fois plus considérable que celle qui était jusque-là distribuée, et qui aujourd'hui l'emporte encore (130,000 mètres cubes par vingt-quatre heures) sur celle de toute autre dérivation ; c'était pourvoir d'eau toutes ces fontaines monumentales élevées depuis deux siècles, ne servant que de décor et faisant d'autant ressortir la pénurie d'eau de la ville. Mais il importe de noter que cette dérivation de la rivière d'Ourcq avait aussi un autre but et le principal peut-être : la création, non seulement d'un canal navigable entre son point d'origine et la capitale ; mais encore, à Paris même, d'un important réseau de navigation ayant pour centre le bassin de la Villette et pour principaux embranchements les canaux Saint-Denis et Saint-Martin, dont la construction allait réduire, de trois jours à quelques heures, le temps nécessaire aux bateaux pour remonter de Saint-Denis à Paris.

Cette dérivation n'offre donc, *à priori*, au point de vue de l'hygiène bromatologique, aucune des garanties des eaux de source, qui d'abord sont soigneusement choisies, ce qui, dans l'espèce, n'a pas été fait, et ensuite protégées dans leur parcours contre toute chance de contamination, ce qui ne l'a pas été davantage. En voici les preuves :

Les sources de l'Ourcq prennent naissance en des vallées tourbeuses où leur eau contracte en été une saveur désagréable; autre inconvénient, elles traversent des terrains gypseux. La nécessité de maintenir un niveau suffisant pour les besoins de la batellerie a rendu moins scrupuleux sur le choix des rivières : Collinance, Gergogne, Thérouenne, Beuvronne, qui alimentent ce canal, et dont les eaux, très calcaires, élèvent, au total, à 30 le degré hydrotimétrique de l'eau d'Ourcq; son parcours à ciel ouvert sur une longueur de 98 kilomètres, ses chances de pollution par les immondices de la population riveraine et du personnel de la batellerie, si active sur ce canal, la rendent surtout suspecte de contamination par des matières organiques.

Il importe de noter enfin que le débit de 130,000 mètres cubes de l'Ourcq, prélèvement fait des besoins de la navigation, est assuré par les renforcements empruntés à la Marne, en deux points voisins de Meaux (Isles-les-Meldeuses et Trilbardou), où le canal côtoie cette rivière.

D'après un rapport récent (2 avril 1884) de l'ingénieur en chef des eaux de Paris, il est établi que, pour sa distribution dans la capitale, l'eau d'Ourcq est prise actuellement, non plus comme autrefois, à sa sortie du bassin de la Villette, où les chances de pollution atteignaient leur maximum, mais en amont de ce bassin, où elles sont naturellement moins contaminées.

Il n'en reste pas moins certain que tous les autres inconvénients signalés ci-dessus existent toujours, et, comme l'établissait déjà Dumas dans son rapport du 18 mars 1859, que l'eau du canal de l'Ourcq n'est pas « vraiment digne, par sa pureté, d'être affectée aux usages domestiques d'une grande cité; elle est trop chargée de sels calcaires; elle est trop exposée, par son parcours à ciel ouvert, par son affectation aux besoins de la navigation, et par la lenteur de sa marche, à recevoir et à conserver des impuretés inquiétantes. »

Si l'on ajoute que la température des eaux de l'Ourcq est aussi froide en hiver, aussi chaude en été que celle des eaux de la Seine, on comprendra mieux encore qu'elles aient été l'objet d'une réprobation spéciale consacrée par le paragraphe 1er de l'article 24 du règlement de 1882 sur les abonnements avec la Compagnie des eaux : « Les eaux d'Ourcq sont exclusivement réservées, en dehors des services publics, aux besoins industriels et aux services des écuries, remises, cours et jardins. »

Cette eau d'ailleurs eût-elle été excellente, qu'il était difficile, avec elle seule, de répondre aux besoins domestiques de la population, car aboutissant, à Paris, à un réservoir situé à 25 mètres au-dessus du niveau d'étiage de la Seine, soit 51 mètres environ au-dessus de la mer, elle ne peut parvenir aux étages supérieurs que dans les parties basses de la ville ; le plus souvent elle n'arrive qu'aux rez-de-chaussée.

Elle n'atteint pas les quartiers d'une altitude plus élevée que Notre-Dame-de-Lorette sur la rive droite et la place de l'Odéon sur la rive gauche ; c'est donc à elle qu'est dévolue la distribution d'eau de rivière dans les quartiers centraux de Paris.

ART. IV. — EAUX DE SOURCES.

1° *Choix et dérivation*. — C'est le point capital des réformes accomplies en ces dernières années, que la substitution de bonnes eaux de sources à celles de la Seine et de l'Ourcq, qui, chaudes l'été, froides l'hiver, troubles ou louches en toute saison, étaient en outre de plus en plus gâtées par les résidus de l'industrie ou les déjections humaines.

Ce retour au passé méritait d'être célébré comme un progrès : « On a pris en dédain les travaux hydrauliques des peuples qui, ne connaissant pas la machine à vapeur, ont construit à grands frais des aqueducs fermés pour amener aux villes l'eau des sources lointaines. L'erreur et la barbarie ne sont-elles pas, au contraire, du côté de ceux des modernes qui regardent comme le dernier terme du progrès de faire monter chaque mètre cube d'eau par la combustion d'une certaine quantité de charbon, de soumettre l'alimentation d'une grande ville aux chances de dérangement de machines compliquées, et de livrer aux consommateurs une eau mêlée de matières étrangères, et qu'à cause de sa température élevée on ne peut boire six mois sans dégoût ? La meilleure application du savoir et de la perfection véritable n'est-elle pas, au contraire, chez les Romains, auteurs de ces magnifiques aqueducs, fleuves suspendus d'eau pure et toujours fraîche, un bienfait éternel que ne peut interrompre une roue qui se brise ou un foyer qui s'éteint ? » (Haussmann, *Premier mémoire sur les eaux de Paris*, 4 août 1854, p. 25.)

C'est à Belgrand que revint l'honneur d'inaugurer ce programme et même de l'accomplir presque entièrement. Son premier soin fut de s'enquérir de la valeur des différentes sources du bassin de la Seine qui, au point de vue des matières minérales, peuvent se classer ainsi par ordre de pureté :

		Degrés hydrotimétriques.	
1º	Sources du granite du Morvan de.........	2.00 à	7.00
2º	Sources des sables de green-sand et du terrain crétacé inférieur................	7.00 à	12.00
3º	Sources des grès de Fontainebleau.......	6.00 à	22.00
4º	Sources de l'infra-lias.................	11.00 à	19.50
	Sources de la craie blanche............	12.00 à	17.80
5º	Sources de la craie marneuse...........	14.50 à	22.00
6º	Sources du calcaire à entroques.........	16.90 à	21.50
	Sources du calcaire de Beauce..........	17.00 à	25.00
7º	Sources de la craie recouverte de terrains tertiaires..........................	17.00 à	27.50
	Sources des calcaires oolithiques durs.....	17.50 à	26.00
8º	Sources des marnes vertes, partie non gypsifère	19.60 à	30.00
9º	Sources de l'argile plastique............	20.00 à	35.00
10º	Sources des calcaires oolithiques marneux.	21.50 à	34.00
11º	Sources des terrains tertiaires entre les marnes vertes et l'argile plastique.........	21.50 à	46.00
12º	Sources du lias.......................	27.50 à	120.00
13º	Sources des marnes vertes, partie gypsifère.	23.00 à	155.00

D'après cette analyse, le sulfate de chaux ne se trouve en quantité notable que dans les eaux de sources qui sortent des terrains tertiaires compris entre les marnes vertes et l'argile plastique, et seulement dans la partie de ces terrains qui correspond à la grande lentille de gypse du bassin parisien, entre Meulan et Château-Thierry.

C'est dans les terrains de la craie blanche, que se trouvent les sources les plus abondantes, et d'un degré hydrotimétrique presque aussi satisfaisant que celui des eaux des terrains arénacés : granites, sables, etc. D'autre part, les eaux du bassin de la Seine ne contiennent presque jamais de matières organiques en quantité nuisible.

Une seconde question de la plus haute importance était la nécessité de faire arriver les sources dérivées en des réservoirs situés sur les points les plus élevés de la ville, et déterminés d'avance : l'un à Ménilmontant, à l'altitude de 108 mètres, l'autre à Montrouge, à 80 mètres, altitudes nécessaires pour assurer la distribution de l'eau sur tous les points de Paris, presque à tous les étages, dont les plus élevés dépassent d'environ 15 mètres le niveau du sol.

Tout réservoir placé plus bas n'eût fait qu'un service incomplet.

La réussite devenait dès lors fort problématique. Les anciens Romains avaient trouvé, à moins de 100 kilomètres, des sources d'un niveau supérieur de plus de 100 mètres à celui de la ville éternelle ; la pente était telle qu'ils avaient dû couder de distance en distance leurs aqueducs, afin de modérer l'impétuosité du débit. Il en était tout autrement ici.

La basse altitude du bassin de la Seine rendait très difficile la dérivation des sources : en effet, du pied de la chaîne de la Côte-d'Or à l'Océan, le sol s'élève rarement au-dessus de l'altitude de 200 mètres ; d'autre part, les lieux des grandes sources, des sources *pérennes*, sont encore plus bas que les plateaux, et se trouvent au fond des vallées principales. Il faut, pour que la cuvette de l'aqueduc ne s'envase pas, une pente de 15 mètres par 100 kilomètres : donc, à 100 kilomètres de Paris, il faut une source de 95 mètres d'altitude pour le réservoir de Montrouge, et de 123 mètres pour celui de Ménilmontant.

Or il fallait aller à plus de 100 kilomètres, les eaux de sources analysées dans ce rayon étant trop dures ou ne fournissant qu'un débit insuffisant. Immédiatement au-delà de ce rayon, les plus pures étaient celles de Somme-Soude (Champagne), supérieures à toutes les autres sources du terrain calcaire du bassin de la Seine, et ne marquant que 12 à 14 degrés à l'hydrotimètre.

C'est à ces sources que Belgrand avait donc accordé la préférence, et les travaux de dérivation allaient être entrepris, lorsque les sécheresses exceptionnelles de la période 1857-1862 permirent de reconnaître, heureusement encore à temps, que le débit de ces eaux pouvait, en semblables circonstances, être réduit en des proportions si considérables qu'il y avait lieu d'y renoncer.

Après avoir démontré qu'en dépit de toutes ces difficultés, le nombre des sources susceptibles de dérivation était bien plus considérable qu'on ne l'admettait, après avoir indiqué à ses successeurs la plupart des ressources qu'ils pourraient, à leur tour, trouver à cet égard, soit du côté d'amont vers les vallées de l'Aube et de ses affluents, soit du côté d'aval, vers le pays de Bray et la rive gauche de la vallée de l'Eure, Belgrand arrêta définitivement son choix sur les eaux de la Vanne et de la Dhuys.

2° *Vanne.* — L'aqueduc de la Vanne amène à Paris celles des sources de la craie blanche du bassin de la Seine, qui résistèrent le mieux aux grandes sécheresses de la période précédente d'observation de 1857 à 1860.

La Vanne elle-même naît à 14 kilomètres à l'ouest de Troyes.

Il y a lieu peut-être de rappeler à nombre de parisiens qu'il ne s'agit pas ici de la dérivation d'un cours d'eau ayant subi le contact de l'atmosphère; les diverses sources qui alimentent l'aqueduc collecteur de Vanne sont disséminées sur plus de 20 kilomètres; or, chacune d'elles est captée à son point d'émergence ; et comme, de chacun de ces points d'origine, l'eau parcourt des conduites fermées et un réservoir soigneusement couvert, on peut dire avec raison qu'elle ne voit le jour qu'au moment où, à Paris, le consommateur ouvre le robinet de distribution.

L'aqueduc de 176 kilomètres qui amène à Paris, à la cote 80, les eaux ainsi rassemblées, traverse des vallées profondes, et des dépressions étendues ; il présente 14 kilomètres et demi d'arcades et 17 kilomètres de siphons. Il fournit à la consommation quotidienne de Paris 100,000 mètres cubes d'eau fraîche, limpide, d'un titre hydrotimétrique inférieur à 20 degrés et indemne de toute pollution organique ; les recherches de Miquel ont établi qu'à la bâche d'arrivée de Montsouris cette eau ne renferme que 120 microbes par centimètre cube, alors que la même quantité d'eau de Seine en contient 500 à Choisy, 5000 au robinet du laboratoire de Montsouris, et jusqu'à 200,000 à Saint-Denis.

Mais ce n'est pas tout ; le débit de l'aqueduc va s'augmenter prochainement de 20,000 mètres cubes d'eau également irréprochable, provenant des sources de Cochepies captées dans un vallon crayeux près de Villeneuve-sur-Yonne ; en sorte que la quantité quotidienne d'eau de Vanne sera sous peu de 130,000 mètres cubes, augmentation d'autant plus opportune qu'à cet aqueduc est dévolue la répartition d'eau de sources dans les quatre cinquièmes de la capitale.

3° *Dhuys.* — La dérivation de la Dhuys, décrétée dès le 20 avril 1860, à la suite du rapport de J.-B. Dumas, vaut à Paris 22,000 mètres cubes d'une eau légèrement inférieure comme limpidité et titre hydrotimétrique (24 degrés) à celle de la Vanne, mais d'ailleurs excellente, et offrant les mêmes avantages que celle-ci au point de vue de la fraîcheur et de la pureté en ce qui concerne les souillures organiques.

Dans son parcours en aqueduc de Parquy à Paris, sur une distance de plus de 130 kilomètres, l'eau de la Dhuys ne gagne pas plus de deux degrés de chaleur en été, n'en perd pas plus de trois en hiver, en sorte que sa température, variant à Parquy entre 10 et 11 degrés, oscille à Paris entre 7 et 13°,70, c'est-à-dire entre les extrêmes thermiques de l'eau fraîche; Belgrand s'en est assuré lui-même par trois années d'observations (1867, 1868, 1869).

Cet aqueduc arrive à Paris à 108 mètres d'altitude, la cote la plus élevée atteinte par toutes les dérivations de source ou de rivière.

4° *Arcueil*. — Indiqué par les vestiges de l'aqueduc romain qui, au commencement de l'ère chrétienne, amenait aux thermes de Julien une partie de la rivière de Rungis, l'aqueduc moderne d'Arcueil fut édifié de 1613 à 1624 pour conduire ces mêmes eaux au Château-d'Eau de l'Observatoire.

Ainsi protégée, l'eau d'Arcueil arrive à Paris avec sa fraîcheur et sa limpidité initiales.

Elle gagne même en pureté durant ce court trajet, s'il est vrai, comme l'ont constaté Boutron et Henry, que cette eau prise à Rungis même, origine des premières sources, renferme une quantité de bicarbonates alcalins et calcaires, presque double de celle que contient l'eau prise au Château de l'Observatoire. De cette différence, suivant le point de prélèvement des échantillons, relève la différence des titres hydro-

4.

timétriques 28 et 37°,5 attribués à l'eau d'Arcueil par les divers observateurs.

Ces eaux, bien qu'un peu dures, seraient en somme, vu leur pureté relative en matières organiques, très précieuses pour les usages domestiques ; malheureusement la quantité en est insignifiante, ne s'élevant guère au-dessus de 1000 mètres cubes par vingt-quatre heures. Aussi n'ont-elles pas été jugées assez abondantes pour alimenter une canalisation séparée ; actuellement, elles sont réunies pour leur distribution à l'eau de Seine.

5° *Sources du Nord : Belleville, Ménilmontant, Pré-Saint-Gervais.* — Pendant des siècles, ces eaux provenant, sous le titre de *sources du Nord*, des nappes des collines de Belleville, Ménilmontant, Pré-Saint-Gervais, ont été presque la seule ressource de la population de la rive droite de la Seine. Elles ont alimenté les premières fontaines de Paris (fontaine Saint-Lazare, fontaine des Innocents), elles étaient très appréciées, et d'ailleurs il fallait bien s'en contenter ; aujourd'hui, leurs aqueducs sont à peu près détruits, et cette ruine est peu regrettable. Ce sont, en effet, des eaux séléniteuses, atteignant des titres hydrométriques qui varient de 70 à 130 degrés, et qui doivent être considérées comme absolument impropres aux usages domestiques ; c'est ce qu'indique depuis longtemps le nom de la principale fontaine qu'elles alimentaient : *Maubuée* (mauvaise lessive).

ART. V. — EAUX DE PUITS.

1° *Puits artésiens.* — Encore une ressource toute moderne que celle des puits de Grenelle et de Passy, dont les eaux, d'une température à peu près constante de 27 degrés, sont remarquables par leur pureté hydrotimétrique; Belgrand, qui pendant plus de trois ans a fait l'analyse de l'eau de Grenelle tous les huit jours, a constaté une seule fois le titre 12°,15; presque tous les chiffres de son tableau sont compris entre 9 et 10 degrés. Alimentées par les infiltrations de la bande de sable de *green-sand* qui traverse le bassin de la Seine des bords du Loing au pied des Ardennes, ces eaux, privées d'oxygène et légèrement alcalines (Dumas, *Rapport de la Commission spéciale des puits artésiens.* Paris, 1861), peuvent être considérées comme les meilleures pour les usines, comme convenables à tous les usages publics, et comme susceptibles, moyennant quelques précautions, d'entrer dans les usages domestiques en concurrence avec toute autre eau potable; mais leur température élevée ne permet de les distribuer que mélangées à des eaux plus fraîches; elles n'ont d'ailleurs qu'une importance minime au point de vue de l'alimentation de Paris, leur débit quotidien n'étant pour ces deux puits que d'environ 5000 mètres cubes; enfin elles n'offrent pas la pression nécessaire pour entrer dans le service privé.

Aussi a-t-on fait bien bon marché de ces eaux d'une pureté si irréprochable : tout le débit du puits de Passy est absorbé par l'arrosage du bois de Boulogne, auquel il concourt avec la Seine et l'Ourcq; quant à celui de Grenelle, il envoie actuellement ses eaux dans la canalisation de l'Ourcq.

Peut-être donnera-t-on une destination, mieux indiquée suivant nous, en les faisant concourir aux usages domestiques, aux ressources attendues du forage, actuellement en voie d'exécution, de deux autres puit artésiens, l'un à la Chapelle (place Hébert), l'autre à la Butte-aux-Cailles (XIIIe arrondissement); elles en vaudraient la peine, chacun de ces nouveaux puits devant, autant qu'il est permis de supputer des éventualités aussi incertaines, fournir de 12 à 15,000 mètres cubes par jour.

2° *Puits ordinaires*. — Ces puits, alimentés par la nappe d'eau souterraine, ont été innombrables, vu l'étendue de cette nappe sous presque tout Paris; leur nécessité, pendant des siècles, est attestée par la trace des travaux longs et coûteux qui devaient être exécutés, sur une vaste zone de la capitale, chaque fois qu'il fallait, pour atteindre la nappe aquifère, traverser les Catacombes et construire leurs parois en maçonnerie.

Il en existe environ encore 30,000 aujourd'hui. Ils ont joué un rôle considérable dans l'alimentation de Paris, à l'époque où la ville ne recevait que l'eau d'Arcueil et celle des *sources du Nord* qui, au total, ne fournissaient guère qu'un litre par jour et par habitant; ces puits d'ailleurs, on en comprend la raison, donnaient alors une eau bien plus pure qu'aujourd'hui.

L'étude de la carte de Delesse nous a permis de les diviser en deux groupes principaux au point de vue du titre hydrotimétrique de leurs eaux.

1er GROUPE. — Dans le premier groupe, de beaucoup le plus circonscrit, rentrent les puits de cette partie de la région sud-ouest de Paris correspondant à la nappe souterraine de l'argile plastique, et qui s'étend, au sud, du cimetière Montparnasse et de la place d'Italie jusqu'au-delà du mur d'enceinte et des collines qui l'environnent de ce côté de la capitale.

En cette zone, la proportion des sels calcaires n'est pas excessive, le titre hydrotimétrique variant entre 25 et 50 degrés. C'est à cette même nappe qu'appartiennent, sur la rive droite, les eaux des lacs du bois de Boulogne qui ne marquent que 18 à 22 degrés.

Ces résultats hydrotimétriques confirment les recherches de Poggiale sur la composition des eaux de puits qui alimentent les forts situés au sud de Paris, eaux supérieures, d'après la somme de leurs résidus à l'évaporation, aux eaux des forts avoisinant les autres points de l'enceinte.

« Les eaux de Vanves, d'Issy, de Montrouge, de Bicêtre et d'Ivry, offrent en général la plus grande ressemblance et ont une composition qui les rapproche singulièrement de celle d'Arcueil...; comme l'eau d'Arcueil, les eaux des forts du sud sont fraîches, limpides et agréables à boire; exposées à l'air, elles laissent déposer également un sédiment plus ou moins abondant de carbonates de chaux et de magnésie, tenus en dissolution par l'acide carbonique qui se dégage en même temps. »

2e Groupe. — La somme des matières fixes est notablement plus considérable dans les autres puits de Paris, c'est-à-dire sur presque toute la surface de la capitale : sur la rive gauche, leur titre hydrotimétrique dépasse en général 60 degrés, s'élevant à 150 et même 200 degrés autour du plateau du Panthéon ; il en est de même sur la rive droite où ce titre franchit à peu près partout 80 degrés, et s'élève en quelques points au delà de 200 degrés.

Dans ce second groupe également, les résultats hydrotimétriques correspondent aux analyses chimiques antérieurement faites; c'est dans certains puits des forts du nord de Paris que Poggiale a constaté les résidus calcaires les plus considérables ; et, dans l'enceinte même de la ville, les puits du poste caserne n° 4 (derrière la gare du Nord) et n° 6 (au voisinage de la place Pereire) lui ont donné les proportions les plus élevées de résidu : 1^{gr},908 et 2^{gr},420 par litre (Poggiale, *Recherches sur les eaux des casernes des forts, etc., de Paris* [*Rec. de mém. de méd. mil.*, 2° série, t. XI, 1853]).

Mais ce qui fait le danger des eaux de puits de Paris, c'est bien moins leur excès de sels calcaires que leur degré de souillure organique. Les puits de la périphérie peuvent être relativement indemnes à cet égard, et les analyses de Poggiale ont établi que les eaux des forts voisins de l'enceinte (sauf un seul : le fort de l'Est) ne renfermaient que des traces, parfois à peine sensibles, de matières organiques.

Il ne saurait en être de même, on le conçoit, des puits creusés à l'intérieur de la ville, dans les quartiers populeux, au centre des habitations et au voisinage de ces milliers de fosses fixes qui, depuis des siècles, souillent le sol qui les environne ; Boussingault a démontré la richesse de leurs eaux en azotates ; déjà impropre aux usages domestiques par la masse de leurs sels terreux, l'eau de ces puits doit en outre être exclue de la consommation en raison de la quantité de matières organiques qu'elle renferme. Aux environs de l'Hôtel-de-Ville, on y trouve la preuve manifeste de leur contamination par les résidus des anciennes fosses non étanches ; en plongeant la main dans l'eau de certains puits de ce quartier et en la laissant sécher, Boussingault a reconnu l'odeur non douteuse des matières fécales.

Cette cause d'insalubrité serait notablement renforcée dans certains quartiers populeux sous lesquels passent les nappes souterraines qui reçoivent les infiltrations des cimetières, notamment de ceux de Montparnasse et du Père-Lachaise ; suivant les ingénieurs Belgrand, Hennez et Deleins, les puits voisins de ces deux cimetières donneraient une eau ayant une saveur douceâtre et répandant une odeur infecte, surtout pendant les grandes chaleurs de l'été! Qui sait si les infections de ce genre n'ont pas joué leur rôle en quelques graves épidémies du moyen âge?

Rappelons enfin que ce n'est que récemment, le 31 juillet 1881, à la suite du rapport de Lalanne au Conseil d'hygiène publique et de salubrité de la Seine, qu'a paru une circulaire du Ministre du commerce qui supprime, mais d'une façon trop peu radicale, à notre sens, les puisards ou puits absorbants. Malgré cette circulaire, plusieurs Commissions d'hygiène, notamment celles des XIIIᵉ et XVIIIᵉ arrondissements, invoquent à nouveau la nécessité de la suppression immédiate de ces puisards, dont le contenu infect est une cause de souillure si redoutable des eaux de puits. Que les puisards soient remplacés par des fosses étanches, ou par des égouts, comme ces Commissions l'ont proposé, ils doivent être traités aussi énergiquement que tout réceptacle de matières excrémentitielles.

Il faudrait d'ailleurs, grâce à l'abondance des dérivations, de bien graves événements pour obliger la population parisienne à revenir, à notre époque, à l'emploi d'une eau à laquelle, par répugnance, elle a d'elle-même renoncé ; dès les premiers jours du siège de Paris, en août 1870, Belgrand avait fait visiter et nettoyer 20,000 puits, dont heureusement l'usage ne fut pas nécessaire, et aurait introduit une aggravation nouvelle dans les conditions sanitaires de la ville assiégée.

ART. VI. — DISTRIBUTION DANS PARIS.

1° *Marche générale du service.* — Le service des eaux n'est pas, comme le croit le public, un système automoteur qui, une fois constitué, doive fonctionner à peu près de lui-même.

« Nuit et jour cinquante machines échelonnées jusqu'en Champagne et en Bourgogne, et représentant une force totale de 6000 chevaux, ont dû être tenues, la plupart en marche permanente, les autres prêtes à y entrer au premier signal. De nombreux réservoirs ont emmagasiné, pendant la nuit, l'eau qui allait être consommée pendant le jour. Des centaines d'ouvriers sont restés occupés sans relâche à la visite, à l'entretien de plus de 400 kilomètres de dérivation, et d'une canalisation intérieure qui, développée, irait de Paris à Bucharest. Les milliers de robinets de cette canalisation ont donné lieu à d'innombrables manœuvres, faites par un personnel spécial, pour plier le service à l'incessante mobilité de la consommation.

Dans tout ce mouvement, il y a de l'unité. C'est que le télégraphe n'a cessé de transmettre, des extrémités au service central, et du centre aux extrémités, les renseignements et les instructions déterminant, en quelque sorte heure par heure, le jeu de ce grand clavier, dont certaines touches principales sont à plus de 160 kilomètres de Paris. » (Couche, *les Eaux de Paris*, 1884.)

2° *Répartition des eaux.* — En tenant compte des ressources nouvelles créées par l'usine d'Ivry, Paris reçoit en somme chaque jour : 510,000 mètres cubes d'eau dont 130,000 mètres cubes d'eaux de sources irréprochables.

Les 380,000 autres mètres cubes sont fournis :

1° Par le débit du canal de l'Ourcq, prélèvement fait des besoins de la navigation	130 000
2° Par les eaux de la Seine et de la Marne, élevées par machines	240 000
3° Par les eaux d'Arcueil et des puits artésiens, perdues dans les canalisations d'eau de rivière	10 000
TOTAL	380 000

Le progrès du jour c'est la réalisation, au moins en principe, et pour une bonne part en pratique, de cette idée si rationnelle : séparation absolue, de leur origine à leur distribution, des eaux de source et des eaux de rivière.

« Aujourd'hui deux canalisations distinctes et différemment alimentées parcourent Paris et desservent :

« La première, tous les usages qui n'exigent pas une eau de qualité supérieure, c'est-à-dire le service public proprement dit, et avec lui la plupart des industries, le lavage et l'arrosage des cours, jardins, écuries et remises ;

« La seconde, tous les usages d'appartements, et certaines industries spéciales, comme les cafés, les restaurants et les fabriques de glaces, de boissons ou d'autres produits alimentaires » (1).

Au premier de ces services, dit service public et industriel, reviennent, en principe, et devraient revenir

(1) Couche, *loc. cit.*

L. COLIN. — Paris.   5 en totalité, suivant nous, les 380,000 mètres cubes d'eau de rivière.

Au second, dit service privé, les 130,000 mètres d'eau de sources.

Cette masse énorme circule sous les yeux des agents du service, grâce à Belgrand qui, dès le début, avait fait prévaloir l'idée capitale de mettre en galerie toutes les conduites d'eau, pour en faire un ensemble toujours visitable.

Ces deux canalisations desservent les divers quartiers suivant la facilité d'accès plus ou moins grande que leur donnent les cotes de leurs réservoirs, cotes que nous avons indiquées pour chaque source et chaque rivière, et que viennent seconder, s'il est nécessaire, des machines de relais.

1º Ainsi les eaux de rivière présentent quatre zones étagées ; chacune des trois zones inférieures reçoit l'eau par une seule ascension, la quatrième par des usines de relais.

C'est l'Ourcq qui alimente l'étage inférieur, c'est-à-dire les quartiers les plus bas de Paris, les plus voisins du fleuve.

Le second étage, qui ne laisse au-dessus de lui que les coteaux du nord, est alimenté par l'eau de Seine.

Le troisième étage comprend les quartiers hauts du nord, à l'exception de Belleville et de Montmartre.

Il est alimenté en eau de Marne, dont le réservoir atteint la cote 100, la plus élevée de celles des réservoirs d'eau de rivière.

Enfin les sommets de Belleville et de Montmartre sont alimentés par les relais qui élèvent les eaux de Marne et d'Ourcq aux altitudes nécessaires.

On a pris les précautions nécessaires pour permettre à ces zones de s'entr'aider réciproquement, et chaque étage de distribution peut envoyer du secours à l'étage inférieur au moyen de robinets de jonction.

2° Les eaux de source sont, elles aussi, divisées en étages : l'inférieur dévolu à la canalisation provenant du réservoir de Vanne dont la cote est de 80 ; le supérieur à la Dhuis qui arrive à la cote 108. Ici également une communication existe entre les deux étages, et, par voie d'aspiration (usine de la Villette), la Vanne pourvoit à l'insuffisance de distribution de la Dhuis sur les coteaux nord de Paris.

Les points les plus élevés de ces coteaux, Belleville, Montmartre, ne sont accessibles d'ailleurs aux eaux de ces deux sources que par l'intermédiaire de relais qui les portent aux altitudes de 135 mètres environ pour chacune de ces stations.

Il y a également au sud de Paris trois zones : les environs de l'avenue d'Orléans, ceux de la place d'Italie, et ceux du Panthéon, en tout 530 hectares, pour lesquelles la pression actuelle des eaux de source est insuffisante. Il n'y aurait d'autre expédient, pour le service de ces trois zones, que l'édification d'une usine de relais, refoulant l'eau de la Vanne, à la cote 90, dans une cuve d'où partirait une canalisation spéciale.

Est-ce à dire qu'il n'existe de fait, et qu'en principe il ne doive exister aucune communication entre les conduites d'eau de sources et celles d'eau de rivière ? Loin de là ; écoutons les déclarations de l'administration :

« Une étroite solidarité existe entre les deux services, public et privé, car l'un est nécessairement le déversoir de l'autre.

« Le débit actuel des dérivations d'eau de sources (130,000 mètres) correspond tout au plus à la consommation du service domestique dans les étés les moins chauds ; l'hiver, il lui est supérieur ; dans les fortes chaleurs, il tombe au-dessous.

« Dans le premier cas, l'excédent des eaux de sources, qu'on doit toujours utiliser puisqu'elles ne coûtent plus rien à recevoir une fois les dérivations construites, est employé dans le service public, et sert à économiser les frais de marche d'une ou plusieurs machines.

« Dans le second cas, au contraire, on réduit le service d'eaux de sources au nombre d'arrondissements qu'il peut alimenter, et dans ceux auxquels il ne s'étend plus, ce sont les machines élévatoires qui font le service en eau de Seine.

« On ne prend jamais cette mesure sans l'annoncer quarante-huit heures à l'avance dans les journaux.

« En 1883, on n'y a été réduit que pendant trois jours, et dans deux arrondissements seulement.

« En 1884, l'intensité et la durée de la chaleur ont forcé d'y recourir, pendant dix jours du mois de juillet, dans trois arrondissements et demi, et pendant dix jours d'août, dans deux autres.

« *On ne fait jamais de mélange* (1). »

Nous soulignons cette dernière ligne qui va supprimer, et à bon droit nous n'en doutons pas, bien des préoccupations relatives à ces prétendus mélanges.

Les détails suivants prouveront en revanche

(1) Couche, *loc. cit.*

qu'il serait prématuré de tirer de ces déclarations la conclusion qui semble en découler naturellement : à savoir que, dès maintenant, sauf les cas de chaleurs exceptionnelles, l'ensemble des services domestiques est constamment assuré, et en hiver l'est surabondamment, par les dérivations d'eau de source.

3° *Rapport entre les ressources et les besoins.* A. *Eaux de rivières.* — La quantité d'eau de rivières dépasse notablement la somme des besoins du service public et industriel.

Le rapport de M. Couche nous apprend que pendant le mois d'août 1883 il a été dépensé dans la rue 165,000 mètres cubes par jour, distribués par les appareils hydrauliques ayant principalement pour objet :

	Mètres cubes par jour.
1° Le lavage des ruisseaux......................	80 000
2° L'arrosement soit à la lance, soit au tonneau.....	25 000
3° L'assainissement des urinoirs..................	8 000
4° L'arrosage des bois de Boulogne et de Vincennes.	30 000
5° L'arrosage des squares........................	6 000
6° Le débit des fontaines monumentales	18 000

Je suppose que cette dépense quotidienne, en raison de l'augmentation du nombre des robinets de lavage des rues, en raison des réserves d'eau installées dans les égouts, soit actuellement majorée de 20,000 mètres ; elle s'élèverait à 185,000 mètres cubes, disons même à 200,000 pour tenir compte des fuites et des erreurs prévues de comptabilité. Il resterait donc encore actuellement 180,000 mètres cubes d'eau de rivière dont les besoins industriels ne réclameront et n'utiliseront qu'une faible proportion, et laisseront disponible la majeure partie, qui permet, nous l'avons vu, à l'Administration, de parer à l'insuffisance actuelle des eaux du service privé.

B. *Eaux de sources.* — Voyons maintenant l'eau de sources et ses rapports avec les besoins domestiques :

En nous en tenant au chiffre actuel : 128,000 mètres cubes d'eau de sources que Paris reçoit chaque jour depuis plus de dix ans, il représente en somme de quoi en fournir quotidiennement à chaque habitant plus de 50 litres. Et quand on songe que depuis l'époque de son adduction cette masse énorme d'excellente eau remplit les réservoirs construits dans Paris même, à la hauteur voulue pour lui permettre d'arriver partout, et circule dans la plupart de nos rues, on comprend ce supplice de Tantale d'une population qui, pour une large part, est cependant demeurée condamnée presque jusqu'aujourd'hui à la consommation des eaux impures, chaudes en été, glaciales en hiver, de la Seine ou de l'Ourcq.

Il est vrai que la canalisation de la Vanne et de la Dhuys était jusqu'à ce jour incomplète, soit que certaines rues fussent en dehors de son réseau, soit que l'absence de moyens d'alimentation en retour mît à chaque instant les abonnés à la merci d'un arrêt de conduite.

D'après les affirmations récentes de M. l'ingénieur en chef du service des eaux, nous croyons pouvoir enfin considérer cette canalisation comme terminée. Mais pouvons-nous espérer que ces eaux de sources vont enfin arriver à tous les consommateurs et n'arriver qu'à eux? Car il est, malheureusement, bien loin d'en être ainsi aujourd'hui.

Il est indéniable que l'eau de sources est devenue plus accessible aux petits ménages.

Grâce à l'abaissement des tarifs, et à la diminution de l'ancien minimum d'abonnement qui était de 500 litres par jour, on a fractionné davantage les distributions.

Il y a aujourd'hui de petits abonnements de 125 litres par jour à 20 francs ; il y a même des abonnements d'appartement à robinet libre à 16 francs par an pour trois personnes.

D'autre part, le gaspillage d'eau de sources semble devoir se heurter pour les grands abonnés : 1° au prix de cette eau qui est double de celui des eaux du service public (120 francs le mètre cube au lieu de 60 francs); 2° à la substitution à peu près générale du compteur au robinet libre dans la livraison de l'eau à domicile ; payant désormais ce qu'il consomme réellement, l'abonné ne laisse plus aussi volontiers qu'autrefois se perdre ces quantités d'eau dont la soustraction, pendant la saison chaude, a parfois compromis l'ensemble des distributions.

Ces mesures sont-elles suffisantes? Mettront-elles la Ville en situation, avec la quantité d'eau de sources qu'elle possède aujourd'hui, d'en fournir à tout le monde, d'en envoyer aux trente mille maisons qui ne sont pas encore abonnées ? Nous ne le pensons pas. Ne faudrait-il pas pouvoir intervenir dans les marchés passés entre la Compagnie des eaux et ses abonnés, marchés dont la liberté est peut-être un sérieux obstacle à la répartition équitable de l'eau à boire?

Tel propriétaire s'obstine, en raison du bon marché relatif des eaux d'Ourcq et de Seine, à ne pas s'abonner aux eaux de la Vanne ; tel autre, au contraire, prend celles-ci en quantité suffisante non-seulement pour en faire boire à ses locataires, mais pour assurer le service des bains, des cabinets d'aisance, des écuries, etc. Je suppose, et ceci est une hypothèse gratuite, mais qui eût pu se réaliser, que des 76,000 maisons qui constituent Paris, il y en ait 10,000 qui reçoivent chaque jour en moyenne, par abonnement, 10 mètres cubes d'eaux de source : voilà 100,000 mètres cubes, la presque totalité, prélevés sur la consommation générale.

Paris, au contraire, se suffirait avec ses ressources actuelles, si une double canalisation amenait, en chaque maison, d'une part l'eau à boire, d'autre part l'eau servant à tout autre usage. Il serait bien délicat sans doute, bien difficile de proportionner, par un jaugeage, la quantité d'eau potable ainsi distribuée au nombre approximatif des habitants de chaque immeuble ; mais un tel *rationnement* n'aurait pas la signification presque odieuse de ce terme qui évoque habituellement la pensée de restriction et de pénurie ; ce serait au contraire l'abondance pour tous, chacun recevant ainsi par jour 50 litres d'eau de sources ; ce serait une garantie, également pour chacun, de préservation personnelle, les maladies développées ou importées par ceux qui boivent de mauvaises eaux étant, vu leur transmissibilité, de celles qui peuvent compromettre la santé de tous, de ceux-là même qui en consomment d'irréprochables.

L'idéal serait l'arrivée de l'eau aux divers étages par deux colonnes ascendantes, l'une pour l'eau de sources, l'autre pour celle de rivières. Malheureusement la double distribution à l'intérieur des immeubles paraît irréalisable aux hommes compétents :

« Quant à croire possible de servir à la fois en eaux de source l'alimentation des personnes, et en eaux différentes les autres usages domestiques, c'est une pure illusion.

« On ne peut pas, en général, appliquer dans la maison le système de la double distribution, puisque l'eau de service public, dans les deux tiers de Paris, n'a pas assez de pression pour monter aux étages.

« Même sur les points où cet obstacle ne se présente pas, que gagnerait-on à mettre, sur une même pierre d'évier, deux robinets, l'un d'eau de source, et l'autre d'eau de rivière?

« Est-ce que les cuisinières s'astreindraient à puiser, tantôt à celui-ci, tantôt à celui-là, selon la destination de l'eau qu'elles prendraient?

« En fait, on n'arriverait à remplacer l'eau de source par l'eau de rivière que dans le water-closet ; maigre économie qui, dans la plupart des immeubles, serait bien loin de justifier la dépense d'une double colonne montante (1). »

Nous éprouvons quelque difficulté à nous rendre à ces raisons, tout autorisées qu'elles soient.

En supposant que ce ne soit que dans le water-closet que l'on arrive à remplacer l'eau de source par l'eau de rivière, il y aurait là déjà une certaine économie, les nouvelles prescriptions, en cours de préparation à la Commission d'assainissement, devant attribuer aux cabinets d'aisance 10 litres par tête et par jour, ce qui représente, somme toute, pour la totalité de la population parisienne, environ 22,000 mètres cubes, plus que n'en fournit l'aqueduc de la Dhuys.

(1) Couche, *loc. cit.*

Des objections précédentes, la principale est l'insuffisance de pression des eaux de rivières. Alors même qu'elle serait plus élevée, ces eaux ne fourniraient aux étages qu'un appoint intermittent; car cette pression, suffisante aux heures où l'on ne ferait pas de dépense dans la rue, tomberait dès qu'on ouvrirait les bouches de lavage et d'arrosement.

Je ne sais, n'étant pas ingénieur, jusqu'à quel point cette difficulté ne saurait être conjurée ; l'arrivée, aujourd'hui, de 80,000 mètres d'eau de Seine dans le réservoir de Villejuif, à la cote 89, identique à celle du réservoir de Vanne, prouve, si je ne me trompe, non seulement la possibilité, mais l'existence d'une canalisation d'eau de rivière susceptible d'atteindre les mêmes hauteurs d'étages que celle des eaux de source.

Ne nous plaignons pas trop d'ailleurs du rôle, en général peu connu, que leur différence de pression a joué dans la répartition des eaux de Paris ; elle s'est heureusement associée, pour une notable partie de la population, aux préceptes de l'hygiène, en rendant l'intérieur de la plupart des appartements inaccessible à celle de ces eaux qui est la moins digne d'entrer dans la consommation privée, l'eau d'Ourcq.

4° Eau de sources en dehors des abonnements. — L'eau de sources n'est pas débitée seulement dans la maison elle l'est encore, mais gratuitement, sur la voie publique, dans les conditions suivantes :

A. Par les bouches de secours contre l'incendie, bouches dont le nombre toujours croissant s'élèvera bientôt à 5,000 et qui, en exercice, peuvent fournir chacune 1,200 litres par minute.

Ces bouches, qui existent également dans les théâtres, les ministères, la plupart des grands établissements financiers, industriels ou autres, entraînent une déperdition moyenne de 5 à 6,000 mètres cubes.

Si ces appareils sont branchés sur la canalisation du service privé, c'est encore et toujours en raison de la pression des eaux de sources, seules susceptibles de fournir un jet directement utilisable.

Nous admettons volontiers avec M. Couche que ce service touche de fort près aux intérêts de la maison, lui qui a pour but de l'empêcher de brûler, et nous trouvons cette utilisation de l'eau de sources moins abusive que son emploi pour assurer le jeu des ascenseurs; mais encore souhaiterions-nous, si Paris devait en demeurer au taux actuel de ses ressources, l'organisation des appareils nécessaires pour donner aux eaux de qualité inférieure la pression voulue pour l'exécution de semblables services auxquels ces eaux suffiraient parfaitement.

B. Par les fontaines à repoussoir au nombre de 500 environ, et par les 130 fontaines Wallace réparties sur les promenades et les voies les plus fréquentées.

C'est pour le mieux, et nous applaudissons à l'extension quotidienne de cette distribution gratuite, appelée à faire concurrence hygiénique aux plus mauvaises boissons, qu'elles sortent de la canalisation de l'Ourcq ou des débits de vins.

Nous demandons à l'Administration de lui indiquer en quel sens cette extension pourrait s'accomplir le plus légitimement.

Nous ne contestons nullement à la population stable, autochtone, un droit naturel, comme de naissance, au bénéfice de la distribution d'eau pure ; mais il existe à Paris d'autres consommateurs dignes, à tous égards, d'avoir leur part de semblables largesses, et pouvant même, à la rigueur, se prévaloir, eux aussi, de certains titres à un tel bénéfice. Nous voulons parler des personnes installées dans les bâtiments de l'État, soldats, élèves des écoles du gouvernement, etc.

Pour nous en tenir à l'armée, nous rappellerons qu'à Paris le soldat ne reçoit que de l'eau de Seine, et surtout de l'eau d'Ourcq; et cependant il doit être placé au premier rang de ceux auxquels, en une ville où la fièvre typhoïde règne en permanence, est indispensable la consommation d'une eau à l'abri de toute chance de contamination.

Si l'on considère d'autre part que, devant toutes les grandes casernes de la capitale, passent aujourd'hui, parallèlement à celles de l'Ourcq, des conduites de la Vanne et de la Dhuys, et que pour faire la substitution il suffit de couper le branchement à l'intérieur de l'égout, et de le reporter d'une conduite sur l'autre, on comprendra moins encore que le soldat soit exclu d'une distribution qui lui serait si spécialement utile, et qui semble si facilement réalisable.

En voici la raison : Aux termes d'un décret en date du 6 prairial an XI, la Ville de Paris est obligée de donner gratuitement l'eau à tous les services publics ; cette obligation est la conséquence de la cession faite à la Ville, à la date précitée, de tous les appareils hydrauliques qui, jusqu'alors, avaient été la propriété de l'État.

Suivant la Direction du service des eaux, cette convention n'a pu viser les eaux de sources, puisqu'au moment où elle a été conclue, Paris n'avait pas encore à sa disposition d'eau de cette nature ; c'est ce que rappelait M. le directeur des travaux de Paris (conseil municipal, séance du 16 mars 1885), à propos de l'École normale supérieure, dont les pensionnaires, habitant un local de l'État, ne reçoivent eux non plus que de l'eau de rivière.

Nous estimons que cette interprétation du décret du 6 prairial an XI n'est nullement incontestable. En imposant à la Ville la fourniture gratuite des eaux nécessaires aux Établissements publics, ce décret ne nous semble pas avoir exclu de cette obligation les eaux, de quelque provenance qu'elles soient, qui pourraient être par la suite dérivées vers Paris.

A l'époque où fut signé le décret, les eaux de Seine et d'Ourcq étaient potables ; elles ne le sont plus, du fait de leur pollution croissante. Elles ne sauraient donc être fournies par la Ville *à titre de boisson;* et, au moins en ce qui concerne ce dernier usage, elles me paraissent, en vertu même du contrat, devoir être *gratuitement* remplacées par une égale quantité d'eau potable.

Pour faciliter la transaction, si les arguments précédents n'y suffisent pas, je solliciterais pour nos soldats un minimum d'eau de sources tellement réduit qu'il me paraît devoir la rendre acceptable.

Je me contenterais, en ce qui concerne la garnison de Paris, de cinq litres d'eau de sources, par jour et par homme, et uniquement pour les casernes centrales, les plus aptes aux épidémies de fièvre typhoïde ; soit, pour 12,000 hommes environ, un total quotidien de 60 mètres cubes, la demi-millième partie de la distribution quotidienne totale !

Cette eau serait débitée dans la cour de la caserne, par des robinets spéciaux avec cette indication : « *Eau à boire* », ou toute autre formule analogue, afin qu'elle ne soit consacrée à aucun autre usage, pas même à la cuisine, où les eaux actuellement employées subissent en somme une dernière épuration, la meilleure sans doute, par le fait de leur ébullition pour la préparation des aliments.

C'est pour cette dernière raison qu'en cette si modeste proposition je ne comprends même pas les hôpitaux militaires, où en général l'eau n'arrive au malade qu'épurée par les opérations pharmaceutiques ou culinaires, et où d'ailleurs la fièvre typhoïde, comme les autres affections épidémiques, offre moins de chance de développement que dans les casernes.

ART. VII. — DEMAIN. — DÉRIVATIONS NOUVELLES.

La Direction du service spécial ayant déclaré inapplicable le système qui consisterait à prolonger la double canalisation jusqu'aux étages supérieurs des maisons, pour avoir sur chaque pierre d'évier deux robinets donnant à des usages distincts des eaux différentes, le seul problème à résoudre était de se procurer des eaux de source en quantité suffisante pour alimenter en toute saison *tous les usages domestiques*.

C'était le seul moyen pratique d'arriver à ce que cette eau entrât seule dans l'alimentation, moyen qui, d'ailleurs, offre seul aussi pour un avenir indéfini des garanties de salubrité.

Cette déclaration de principe devait couper court à toute proposition ayant pour but l'établissement, à l'intérieur des immeubles, de deux colonnes montantes, introduisant séparément l'eau destinée à l'alimentation et celle qui devait servir à tout autre usage.

Elle devait triompher d'autant plus facilement que l'Ingénieur en chef du Service démontrait en même temps que l'exécution de cette double canalisation entraînerait une dépense de beaucoup supérieure à celle qu'exigerait une nouvelle dérivation. Cet argument n'a pas trouvé de contradicteur.

Il devenait, dès lors, évident que l'intérêt de l'hygiène et celui de l'économie se réunissaient pour imposer cette solution : unité d'eau et de canalisation à l'intérieur des maisons et, par suite, distribution exclusive de l'eau de sources non seulement pour la boisson, les soins de propreté individuelle, mais encore pour tous les usages de l'habitation.

Comment déterminer le complément d'eau de source nécessaire pour assurer, avec la Vanne et la Dhuys, la réalisation de ce grand programme ?

Nous ne saurions trop affirmer au lecteur l'intérêt avec lequel il parcourra le rapport officiel établi sur cette question, rapport qui témoigne à la fois de l'importance de la tâche et du mérite de ceux qui l'ont poursuivie (1).

L'exemple d'une capitale voisine, ayant à sauvegarder deux fois plus d'existences que la nôtre, permettait de résoudre cette question par analogie. Londres a donc été pris pour exemple, constituant un terme de comparaison d'autant plus utile, que les maisons y sont pourvues d'une distribution d'eau abondante, de water-closets et de tous les agencements intérieurs réclamés pour notre capitale par la Commission technique d'assainissement de Paris. Or, à Londres la consommation d'eau est de 150 litres

(1) Voy. Couche, *Rapport sur une nouvelle dérivation d'eau de sources*, Paris, 14 novembre 1884.

par habitant. D'autre part, il résulterait des calculs des ingénieurs qu'en général les fuites sur la canalisation absorbent 14 pour 100 du total distribué.

Pour assurer à chaque habitant de Paris une consommation effective de 150 litres par jour, il faudrait donc un volume initial de 170 litres, soit, pour une population de 2,250,000 habitants, un total de 380,000 mètres cubes, c'est-à-dire 240,000 mètres cubes de plus que ce qu'y apportent journellement la Dhuys et la Vanne, avec l'appoint des sources de Cochepie (140,000 mètres).

Or, aucun des groupes des grandes sources du bassin de la Seine ne peut fournir à lui seul ce supplément énorme de 240,000 mètres cubes.

Il était dès lors de toute nécessité de réunir ensemble plusieurs groupes de grandes sources pour obtenir un volume de 240,000 mètres cubes, et de déterminer celles qui, avec le moins de frais possible, pouvaient être amenées à Paris dans les conditions les plus favorables d'altitude et de distribution.

Heureusement les sources si nombreuses de ce bassin, au lieu d'être réparties également sur l'ensemble du territoire, constituent, par leur nombre et leur abondance sur certains points, de véritables groupements qui se trouvent, par là même, marqués d'avance pour servir de point de départ à tout projet de dérivation d'eau de source vers la capitale.

Le choix des ingénieurs des eaux s'est arrêté sur les deux grands groupes suivants :

1° A l'est de Paris, le groupe constitué par les sources de la Voulzie (près Provins), de Villemer et de Saint-Thomas, dont le volume total peut être

porté à 120,000 mètres cubes, et qui seraient dérivées sur la capitale par un aqueduc de 135 kilomètres de long; d'après leur altitude initiale, et pour
quelques-unes d'entre elles, grâce à leur relèvement
par des machines, elles peuvent arriver à Paris, à la
cote 80, qui est celle des eaux de la Vanne.

2° A l'ouest, près de Verneuil, au confluent de la
Vigne et de l'Avre, des sources susceptibles elles aussi
de fournir un volume de 120,000 mètres cubes; il est
à noter que ces dernières sources avaient échappé aux
recherches de Belgrand, et que c'est aux ingénieurs
actuels du service des eaux de Paris que revient le
mérite d'avoir prouvé leur pureté supérieure à celle
de toutes les autres sources, y compris la Vanne, la
facilité de leur captage et de leur adduction à Paris,
par le seul effet de la gravité, au moyen d'un aqueduc
de 134 kilomètres de long, les faisant arriver en ville
à la cote 95.

Nous insistons sur l'élévation de la cote d'arrivée
de ces sources de Normandie, qui étend singulièrement leur sphère de distribution; il en résultera notamment la possibilité d'alimenter désormais, sans
besoin d'usine élévatoire, les trois zones : environs
de l'avenue d'Orléans, de la place d'Italie et du Panthéon où l'eau de la Vanne n'arrive aujourd'hui que
difficilement (Voyez *ci-dessus*, page 75).

L'alimentation de Paris se trouvera donc largement
assurée au taux de 150 litres par tête et par jour, et sur
tous les points de la ville, par le fait de l'adduction de
ces 240,000 mètres cubes d'eau de source provenant
de deux points d'origine opposés.

Mais ce n'est pas tout, il a semblé qu'il serait d'une

administration prévoyante de donner, aux aqueducs chargés de ces dérivations, une section notablement plus grande que ne l'exigerait un débit de 120,000 mètres cubes pour chacun d'eux, de manière à rendre possible, dans l'avenir, un renfort d'alimentation, sans obliger la ville à s'imposer la dépense de nouveaux aqueducs.

L'augmentation incessante de la population parisienne justifie de semblables prévisions ; il a donc été décidé que les aqueducs à construire offriraient *chacun* une portée de 240,000 à 250,000 mètres cubes de façon à pouvoir, dans un avenir plus ou moins éloigné, les utiliser pour de nouvelles adductions en rapport avec l'élévation ultérieure du chiffre des habitants de la capitale. Inutile d'ajouter que cette détermination a été basée, d'autre part, sur l'existence, au voisinage de ces aqueducs, d'un certain nombre de sources d'une dérivation aussi facile et d'une pureté aussi irréprochable que celle des eaux qui doivent être les premières captées et amenées à Paris.

Nous ne saurions qu'applaudir aux bienfaits que va conférer, à l'état sanitaire de la population, la réalisation de cette grande entreprise ; nous formons des vœux pour la rapide exécution de la première partie de ces travaux, ceux qui doivent assurer l'alimentation de la population actuelle ; vœux d'autant plus fervents que de cette exécution dépend aujourd'hui l'attribution à chacun d'une certaine quantité d'eau pure, car, devant ce projet, semblent définitivement écartés tous les travaux qui, suivant nous, auraient permis de répartir, dès maintenant, d'une façon équitable, les ressources déjà si considérables de la ville en eau potable.

CHAPITRE IV

MÉTÉOROLOGIE.

Nous empruntons à la série des annuaires de l'Observatoire de Montsouris les principaux documents relatifs aux qualités de l'atmosphère parisienne.

ART. Ier. — TEMPÉRATURE.

1° *Historique.* — Les observations thermométriques faites à l'Observatoire de Paris remontent à l'année 1666; mais, dans son rapport intitulé : *Recherches sur les grandes chaleurs qui ont eu lieu à Paris depuis 1682 jusqu'en 1744*, et inséré dans les *Mémoires de l'Institut* (t. IV, p. 338), J.-D. Cassini ou Cassini IV déclare qu'il est impossible d'avoir des observations précises sur les hauteurs du thermomètre avant 1671, époque où Cassini I vint s'établir à l'Observatoire et commença à consulter avec soin et régularité les instruments qu'il y établit. « J'ai été arrêté, dit ce savant, par le manque d'indices et de renseignements suffisants sur l'état et la construction des premiers thermomètres qui furent employés, et ce n'est qu'à partir de 1682 que j'ai trouvé tout ce qui était nécessaire à mes recherches. » Les thermomètres construits à cette époque étaient encore imparfaits : aussi est-il difficile de tirer, des observations faites en ces

premières années, des moyennes comparables à celles
que l'on obtient aujourd'hui.

Cassini commença ses observations en 1682 et fut
contraint de les interrompre en 1705 par la perte de
son instrument, que la trop grande chaleur avait fait
éclater.

En 1785, les recherches météorologiques avaient
été réorganisées par Cassini IV sur un plan plus étendu
et plus complet. Malheureusement les troubles de la
Révolution ne tardèrent pas à apporter des lacunes
regrettables dans ces recherches, surtout de 1787 à
1803.

2° *Extrêmes de chaleur.* — M. Marié-Davy a divisé en
six périodes, de trente ans chacune, la série des observations faites de 1699 à 1882, et en tire les conclusions suivantes au point de vue des extrêmes de chaleur en chacune de ces périodes :

« Dans la *première période* (1699-1730), la température la plus chaude a été observée en 1720 : elle
est de 40°,0. Ce serait une chaleur excessive pour
Paris, si elle était exacte. Dans cette même période,
la moyenne des maxima thermométriques n'est, au
contraire, que de 30°,4, nombre inférieur aux moyennes des périodes suivantes.

« Dans la *deuxième période* (1731-1760), la température la plus haute a été observée les 14, 18 et
19 juillet 1757 et 1760 : elle est de 37°,7. La moyenne
des maxima est de 34°,2, soit de 3°,8 plus élevée que
dans la période précédente.

« Dans la *troisième période* (1761-1790), nous retrouvons les températures excessives de la première :
40°,0, le 26 août 1765; 39°,4, le 14 août 1773; 38°,7,
le 16 juillet 1782. La moyenne des maxima thermo-

métriques est également très élevée : 34°,9. C'est la moyenne la plus forte des six périodes.

« Dans les trois périodes suivantes, pendant lesquelles les observations ont été faites en des conditions plus uniformes, les moyennes des extrêmes thermométriques présentent des écarts beaucoup moins grands. Ces extrêmes sont en effet :

« Dans la *quatrième période* (1791-1820), de 32°,3 ;

« Dans la *cinquième période* (1821-1850), de 33°,0 ;

« Dans la *sixième période* (1851-1882), de 33°,2.

« Nous rencontrons cependant dans la quatrième période un maximum de 38°,4, le 8 juillet 1793. Dans la cinquième période, le maximum le plus élevé n'est que de 36°,6, le 18 août 1842, et dans la sixième, il est de 36°,2, le 4 août 1857. A Montsouris, il s'est élevé à 37°,2, le 8 août 1873 et le 19 juillet 1881, et à 38°,4, le 9 juillet 1874.

« Les fortes températures de l'été ont-elles réellement passé par un maximum correspondant aux périodes deuxième et troisième, pour redescendre ensuite au degré actuel? Pour l'affirmer, il faudrait que les instruments employés aient subi moins de variations dans leur nature et leur mode d'installation. Du moins n'en saurait-on conclure que notre climat est aujourd'hui plus inégal que dans le siècle dernier. »

3° *Extrêmes de froid.* — Quant aux températures les plus basses, observées durant ces mêmes périodes, voici encore les conclusions de M. Marié-Davy :

« La *première période* (1699-1730) est celle dont la moyenne des plus grands froids est la moins basse : — 7°,2 ; c'est aussi celle dont la moyenne des plus hautes températures est la moins élevée. Mais, de même que nous y avons trouvé une chaleur excessive de 40 degrés en 1720, nous y voyons des froids de — 18°,7 en 1709, de — 19°,7 en 1716, et seulement de 0°,0 en 1720 et 1724.

« La *deuxième période* (1731-1760) est un peu moins accidentée. La moyenne des plus grands froids atteint — 9°,9, tandis que le froid maximum n'est que de — 16°,5 en 1742. En 1735, le maximum de froid est de — 3°,1, ce qui donne un écart de 13°,4, tandis que cet écart était de 19°,7 dans la précédente période.

« La *troisième période* (1771-1790) a été marquée par un froid de — 21°,5 en 1788. La moyenne des minima annuels est de — 11°,3 ; toutefois, comme il y manque trois années qui n'auront sans doute pas présenté de grands froids, cette moyenne est probablement exagérée.

« La *quatrième période* (1791-1820) est plus excessive, grâce à l'année 1795, dans laquelle le thermomètre serait descendu à — 23°,5 le 25 janvier. La moyenne des minima y est de — 10°8.

« Dans la *cinquième période* (1821-1850) nous retrouvons encore un froid de — 19°,0, le 20 janvier 1838, mais la moyenne des minima est de — 10°,2.

« Enfin, dans la *sixième période* (1851-1882), l'année 1879 nous donne un minimum de — 23°,9. Mais, comme l'observation a eu lieu à Montsouris, où le thermomètre descend plus bas qu'à l'Observatoire de Paris, nous considérons ce minimum comme devant être un peu moins fort que celui de 1795.

« Il résulterait de ces recherches sur les chaleurs et les froids extrêmes, que les étés les plus chauds en moyenne se seraient présentés vers le milieu et dans la seconde moitié du siècle dernier, et que les hivers les plus froids se seraient étendus sur une période plus rapprochée de nous. Vers le milieu de ce siècle-ci, les hivers auraient été un peu moins froids, sans que les étés aient fourni une quantité de chaleur notablement moindre. L'adoucissement des hivers a été compensé pour nous par une sensibilité plus grande, résultant du changement apporté dans nos habitudes; et, si les hivers rudes nous reviennent, comme il est arrivé en 1879-1880, nous serons portés à en exagérer la rigueur. » (Marié-Davy, *loc. cit.*)

On est en général disposé à considérer le climat parisien comme beaucoup plus clément aujourd'hui qu'autrefois; s'il est impossible de comparer, par des observations précises, la température des anciens temps à celle des temps modernes, il semble cependant, d'après certains documents, que les hivers très rigoureux étaient alors aussi rares qu'aujourd'hui. Ainsi l'empereur Julien cite comme exceptionnellement froid l'hiver de l'année 358, parce qu'en cet hiver la Seine fut prise par les glaces.

4° Jours de gelée. — Le nombre des jours de gelée, dans les temps modernes, varie de 46 à 48 par an, d'après les observations recueillies depuis près d'un siècle (de 1788 à 1882).

« Les hivers qui ont été marqués par des froids très intenses présentent en général un grand nombre de jours de gelée; mais la concordance de ces deux faits est loin d'être absolue. L'hiver de 1788-1789, avec son froid de — 21°,5, a eu 86 jours de gelée répartis sur 5 mois, de novembre à mars. L'hiver de 1794-1795, avec son froid de — 23°,5, n'a présenté que 64 jours de gelée également répartis sur 5 mois, de novembre à mars. L'hiver de 1871-1872, avec son froid de — 21°,3, n'a donné que 59 jours de gelée répartis sur 6 mois, d'octobre à mars. Les hivers de 1829-1830 ont donné 76 et 77 jours de gelée avec des maxima de froid de — 17°,2 et — 19°,9, le même nombre, pour ainsi dire, que 1879-1880 (soit 75 jours de gelée, minimum — 23°,9).

« Il arrive de même, assez généralement, que les hivers à froids peu intenses présentent peu de jours de gelée. Ainsi l'hiver de 1821-1822 n'en a eu que 10, pendant lesquels le thermomètre est descendu seulement à — 3°,7. Mais dans celui de 1850-1851, dans lequel le thermomètre est descendu encore moins bas, à — 3°,5, le nombre de gelées est de 40, tandis que l'hiver 1868-1869, qui n'a eu que 14 jours de gelée, a présenté un froid de — 9°,0.

« La plus longue série de jours consécutifs de gelée est 58 ; elle appartient à l'hiver de 1788-1789. L'hiver de 1794-1795 présente encore une série de 42 jours de gelée consécutifs ; par contre, nous trouvons dans la même période de 1788 à 1820 un grand nombre d'hivers très doux, présentant des séries maxima de 5 à 7 jours consécutifs de gelée, en sorte que la moyenne des durées maxima annuelles de gelée pendant cette période n'est que de 14,5 jours.

« Dans la période suivante, 1821 à 1850, la plus grande série est de 43 jours et se rencontre dans l'hiver 1829-1830. Bien que ce nombre soit inférieur à celui qui est donné dans la période précédente, la moyenne des séries maxima s'élève cependant de 14,5 à 16,5 : c'est la plus forte des trois.

« Dans la période récente, 1851 à 1882, la moyenne des séries maxima annuelles descend à 13,0, et nous trouvons pour série maximum 33, dans l'hiver 1879-1880 » (*Annuaire de l'Observatoire de Montsouris* pour l'an 1883).

5° *Température suivant les saisons.* — De 1734 à 1881 la température moyenne mensuelle a été en :

Janvier	2.5		Juillet	19.2
Février	4.4		Août.............	18.8
Mars.............	7.4		Septembre	15.5
Avril	10.2		Octobre..........	10.7
Mai..............	12.8		Novembre........	6.5
Juin	17.2		Décembre........	2.7

6° *Température suivant les quartiers.* — Il est spécialement intéressant, au point de vue médical, de comparer les températures recueillies sur les divers points de Paris, travail qui n'a été fait qu'en ces dernières années. Voici, résumées en trois tableaux par M. Marié-Davy, les principales données thermométriques recueillies en 1882 en un certain nombre de stations d'observation au voisinage de Paris, et dans Paris même :

Moyennes mensuelles des températures minima.

MOIS.	SAINT-MAUR.	JARDIN D'ASNIÈRES.	MONTSOURIS.	PLACE DENFERT.	RUE BAROUILLÈRE.	MAIRIE DU VIIe.	PONT-NEUF.	MONTMARTRE.	CIMETIÈRE DU NORD.	BUTTES CHAUMONT.	CIMETIÈRE DE L'EST.
Janvier................	»	»	—0°3	0°4	0°8	0°5	1°2	—3°0	2°5	—0°2	0°5
Février	0°5	0°3	1.1	1.6	2.2	»	2.4	—1.5	2.1	0.8	1.8
Mars..................	3.9	3.8	4.9	5.6	6.5	5.5	5.9	2.6	»	4.7	5.4
Avril	4.9	4.9	5.3	6.3	7.1	6.2	6.6	4.1	8.2	5.6	6.5
Mai...................	6.8	7.3	8.0	9.5	9.9	8.5	9.6	5.8	11.1	8.5	9.6
Juin..................	9.5	10.1	10.4	11.7	11.9	11.1	12.2	7.3	13.6	11.0	12.0
Juillet................	11.2	12.3	12.3	13.8	13.9	11.0	14.0	9.5	13.1	13.1	13.9
Août..................	12.0	12.2	12.5	13.6	12.1	12.5	13.9	9.6	16.2	13.0	13.9
Septembre	9.5	9.6	10.2	11.0	11.6	10.0	11.5	6.9	12.2	10.5	10.5
Octobre...............	7.6	»	8.1	8.8	9.4	8.4	9.3	4.9	9.2	8.8	9.1
Novembre.............	5.4	5.5	5.4	5.6	6.3	5.5	6.2	0.1	5.2	5.3	5.8
Décembre.............	2.1	2.5	2.6	2.4	3.5	2.5	3.4	—2.1	4.2	2.1	2.5
MOYENNES.........	6.1	»	6.7	7.5	7.9	7.4	8.0	3.7	9.0	6.9	7.6

Moyennes mensuelles des températures maxima.

MOIS.	SAINT-MAUR.	JARDIN D'ASNIÈRES.	MONTSOURIS.	PLACE DENFERT.	RUE BAROUILLÈRE.	MAIRIE DU VIIe.	PONT-NEUF.	MONTMARTRE.	CIMETIÈRE DU NORD.	BUTTES CHAUMONT.	CIMETIÈRE DE L'EST.
Janvier	4°5	»	4°8	3°8	4°6	5°6	3°6	7°4	3°0	4°3	2°9
Février	8.2	8°4	8.1	8.2	7.0	»	3.4	9.8	7.8	6.9	5.9
Mars	13.8	14.3	13.7	14.5	12.5	13.7	12.4	16.0	»	13.2	11.0
Avril	16.2	16.9	16.3	17.3	14.9	16.9	15.2	17.4	15.3	15.4	13.9
Mai.................	19.3	20.4	15.9	19.7	17.6	14.6	18.1	21.6	19.4	18.8	15.8
Juin................	20.8	21.2	21.0	21.1	19.8	17.2	20.4	21.0	21.0	20.1	17.8
Juillet.............	22.0	22.2	23.3	23.5	21.9	18.2	22.3	24.8	23.2	22.2	19.8
Août...............	21.7	20.0	21.9	21.6	19.6	17.3	20.9	23.9	22.1	20.8	18.5
Septembre	18.6	16.3	18.6	18.5	17.6	14.3	17.8	20.0	17.1	17.8	15.6
Octobre............	15.3	»	51.3	15.5	14.5	11.1	14.5	16.2	13.9	14.6	12.6
Novembre..........	10.6	10.3	11.4	11.4	10.7	7.2	10.4	12.0	10.7	10.7	9.0
Décembre	7.2	6.6	7.7	7.2	7.4	4.1	7.3	9.4	7.2	7.0	5.4
MOYENNES	14.9	»	15.1	15.2	14.0	(12.7)	13.9	16.6	14.6	14.3	12.3

Écarts entre les moyennes des températures maxima et minima.

MOIS.	SAINT-MAUR.	JARDIN D'ASNIÈRES.	MONTSOURIS.	PLACE DENFERT.	RUE BAROUILLÈRE.	MAIRIE DU VIIe.	PONT-NEUF.	MONTMARTRE.	CIMETIÈRE DU NORD.	BUTTES CHAUMONT.	CIMETIÈRE DE L'EST.
Janvier	4°5	»	5°1	3°4	3°8	5°1	2°4	10°4	0°5	4°5	2°4
Février	7.7	8°1	7.0	6.6	4.8	»	1.0	11.3	5.7	6.1	4.1
Mars	9.9	10.5	8.8	8.9	6.0	8.2	6.5	13.4	»	8.5	5.6
Avril	11.3	12.0	11.0	11.0	7.8	10.7	8.6	13.3	7.1	9.8	7.4
Mai	12.5	13.1	11.5	10.2	7.9	6.1	8.5	15.8	8.3	10.3	6.2
Juin	11.3	10.1	10.6	9.4	7.9	6.1	8.2	13.8	7.4	10.3	6.2
Juillet	10.8	9.9	11.0	9.7	8.0	7.2	8.3	15.3	7.4	9.1	5.8
Août	9.7	7.8	9.4	8.0	7.5	4.8	7.0	16.3	8.5	9.1	5.9
Septembre	9.1	7.2	8.4	7.5	6.0	4.3	6.3	13.1	5.9	7.8	4.6
Octobre	7.7	»	7.2	6.7	5.1	2.7	5.2	11.3	4.9	7.3	5.1
Novembre	5.2	4.8	6.0	5.8	4.4	1.7	4.2	11.3	4.7	5.8	5.5
Décembre	5.1	4.1	5.1	4.8	3.9	1.6	3.9	11.9	5.5	5.4	3.2
MOYENNES	8.7	»	8.4	7.7	6.1	5.3	5.9	11.5	3.0	4.9	2.9

Ces données sont conformes, jusqu'à un certain point, à ce qu'on était en droit de prévoir d'après les différences des conditions topographiques.

On voit en effet, en ces tableaux, que, plus on pénètre dans l'intérieur de la ville, dans les rues étroites et les quartiers à population dense, plus les froids de l'hiver s'atténuent; que, plus on s'élève, au contraire, plus les lieux sont à découvert et exposés à l'action du vent, plus, alors, ces froids deviennent vifs, en règle générale du moins.

Les tableaux précédents montrent toutefois que cette règle souffre de nombreuses exceptions, parfaitement mises en relief par M Marié-Davy. En temps calme surtout, l'air froid des sommets peut descendre et s'accumuler dans les lieux bas, ce qui produit des inégalités locales, en apparence contraires à la règle générale. D'un autre côté, la hauteur des constructions de Paris et leur grand rapprochement créent, en dehors des inégalités naturelles du sol, des différences d'altitude, d'exposition, d'abri, qui viennent compliquer les résultats. Enfin il ne faut pas oublier que les habitations elles-mêmes ont une capacité calorifique assez grande qui les empêche de suivre les variations de température de l'air et qu'elles contiennent à l'intérieur des foyers de chaleur plus ou moins actifs.

Les hauteurs du nord de Paris atteignent des maxima thermométriques relativement élevés, ce qui, au premier abord, peut sembler étrange : c'est qu'elles sont exposées aux vents dominants du sud-ouest qui, avant d'arriver jusqu'à elles, ont dû traverser toute la ville : d'où élévation artificielle de leur température. Quelques différences sensibles comme amplitude d'écarts de température, entre des stations pourtant voisines, tiennent à l'intervention de certaines conditions toutes locales :

Ainsi l'influence de l'altitude est très grande au sommet de la butte Montmartre, elle y est encore exagérée par l'éloignement de toute construction vers le sud, sur un versant nu, inhabité, exposé à tous les vents du midi. La station du cimetière du Nord, voisine de la précédente, et cependant si différente par la réduction des oscillations thermiques, est située beaucoup plus bas, bien qu'elle soit encore sur les hauteurs ; mais, en outre, elle est abritée par quelques arbres : aussi les écarts thermométriques y sont-ils bien moins marqués que sur la butte Montmartre. Même différence entre les stations des buttes Chaumont et cimetière de l'Est.

D'une manière générale, sur l'ensemble de Paris, les froids nocturnes sont les plus intenses dans les stations les plus élevées et les moins abritées : Montmartre ; Saint-Maur ; Montsouris et les buttes Chaumont ; puis la Mairie du VIIe, la place Denfert-Rochereau et le cimetière de l'Est ; la rue de la Barouillère et le Pont-Neuf, et au dernier rang le cimetière du Nord.

Pour les températures maxima diurnes, l'ordre est tout différent. La moyenne la plus élevée est celle de Montmartre dont les minima sont les plus bas, en sorte que l'excursion moyenne du thermomètre y est considérable. Ensuite viennent la place Denfert, à peu près privée d'arbres ; Montsouris isolé, gazonné ou boisé ; le cimetière du Nord et les buttes Chaumont, qui le sont au moins autant et sont plus élevés ; puis nous trouvons la rue de la Barouillère au niveau du premier étage; le Pont-Neuf, la Mairie du VIIe au niveau du quatrième étage, et finalement le bas, humide et frais coteau du cimetière de l'Est (*voy.* Marié-Davy, *loc. cit.*).

Toutes les observations précédentes sont résumées dans le tableau suivant qui donne, pour chacune de ces stations, les extrêmes de deux mois, le plus froid et le plus chaud de 1881 :

| | MOYENNES MENSUELLES DE 1881 | | | TEMPÉRATURES ABSOLUES DE 1881. | | |
	Minima de janvier.	Maxima de juillet.	ÉCARTS.	Minima de janvier.	Maxima de juillet.	ÉCARTS.
Saint-Maur.............	—3°8	28°3	32°1	—12°5	39°6	52°1
Jardin d'Asnières.......	—4.2	20.2	32.4	—14.5	38.6	53.1
Montsouris gazon.......	—4.8	40.5	45.3	—13.5	50.5	64.0
Montsouris abri	—4.3	27.0	31.0	—13.3	50.5	64.0
Place Denfert-Rochereau.	—3.2	23.9	32.1	—12.0	37.2	50.5
Rue de la Barouillère...	—2.2	25.8	28.0	—10.5	39.2	51.2
Mairie du VIIe.........	»	27.3	»	—11.3	34.6	45.1
Pont Neuf.............	—3.0	26.9	29.9	—12.5	34.0	45.3
Montmartre...........	—7.3	29.5	3?.8	—15.4	35.5	48.0
Buttes Chaumont.......	—5.1	26.5	31.6	—14.2	39.5	54.?
Cimetière du Nord......	—2.6	»	»	—12.8	37.0	51.2
Cimetière de l'Est......	—3.8	24.3	28.1	—12.5	32.0	44.5

En examinant ces chiffres, nous voyons que le plus grand froid constaté dans les stations de Paris est celui de Montmartre; puis viennent les buttes Chaumont, Montsouris... Le froid le moins intense est celui de la rue de la Barouillère. Le même ordre se présente pour la moyenne des minima.

Pour les maxima, l'ordre est tout autre. A part les

thermomètres du gazon sans abri à Montsouris, qui sont montés à 50°,5, la température la plus élevée fournie par les stations est celle de Montmartre; ensuite viennent celles des buttes Chaumont et de la place Denfert-Rochereau. La rue de la Barouillère est au dernier rang.

ART. II. — PLUIES.

La hauteur de l'eau annuellement tombée à Paris varie entre 200 et 800 millimètres d'après l'ensemble des observations recueillies à l'Observatoire de 1688 à 1882; elle est en moyenne de 500 millimètres par an.

Si nous entrons dans le détail des faits qui ont servi à l'établissement de cette moyenne d'une période de deux siècles, nous constatons que l'année qui aurait reçu le moins d'eau pluviale est 1733, où il en serait tombé seulement 210 millimètres; celle qui en a reçu le plus est 1804, avec 703 millimètres.

Les observations recueillies à Montsouris, où pendant ces douze dernières années la moyenne annuelle a été de 560 millimètres, indiqueraient une tendance à l'augmentation de la quantité d'eau qui tombe annuellement à Paris, si l'on ne pouvait rapporter ces différences à la meilleure installation des instruments chargés de la recueillir et à la plus grande régularité des opérations.

Une autre modification plus importante, ressortant de ces deux siècles d'observation et signalée par Marié-Davy, c'est que dans le siècle actuel les pluies d'hiver vont en diminuant depuis 1820, tandis que les pluies d'été vont au contraire en augmentant, d'où, comme grave conséquence, appauvrissement de nos cours d'eau.

Le nombre des jours de pluie varie à Paris de 150 à 200 par an, à peu près régulièrement répartis sur les quatre saisons.

ART. III. — COMPOSITION DE L'AIR.

Il est bien entendu que nous ne nous occupons ici que des éléments variables de l'air, et des principes qui peuvent être en rapport avec l'hygiène et la santé publique.

1° *Gaz.* — La quantité d'ozone de l'atmosphère parisienne est en moyenne de 1 milligramme pour 100 mètres cubes; cette proportion varie avec la direction des vents, pouvant atteindre des maxima de 3 milligrammes sous l'influence de la prédominance des vents du sud, et s'abaisser à un demi-milligramme pendant le règne des vents polaires.

La même quantité d'air, 100 mètres cubes, renferme en moyenne 3 milligrammes d'azote ammoniacal, et 6 dixièmes de milligramme d'azote organique.

Quant à l'acide carbonique, la moyenne de toutes les analyses faites par M. Albert Lévy, et dont le nombre s'élève à 2500 environ, donne 29 litres 7 décilitres pour 100 mètres cubes d'air, soit environ 3 dix-millièmes en volume, c'est-à-dire la proportion que l'on trouve à peu près partout. Il est à noter que cette proportion est presque constante si l'on compare les moyennes mensuelles de sept années d'analyses (1877-1883) qui, faites chaque jour, n'ont varié que de 28 litres 9 décilitres à 30 litres 5 décilitres. Les résultats quotidiens oscillent davantage autour de ces moyennes à peu près fixes ; ils peuvent varier de 26 à 35 et même 42 litres, suivant Müntz et Aubin, pour 100 mètres cubes d'air ; oscillations en somme analogues, elles aussi, à celles qui ont été constatées en d'autres points du globe, et qui ne nous paraissent en rien caractéristiques de l'atmosphère d'une ville populeuse.

Cette question demande à être plus complètement étudiée encore ; mais, sans préjuger les résultats que pourront donner de nouvelles recherches, nous trouvons, en ces analyses, la confirmation des travaux de Boussingault, qui constatait, il y a un demi-siècle, la quantité relativement très faible de l'atmosphère parisienne en acide carbonique.

L'analyse chimique des éléments variables de l'air que renferment les eaux météoriques a été poursuivie sans interruption depuis dix ans par M. Albert Lévy, chef de service chimique de l'observatoire de Montsouris. Ces recherches établissent que la quantité d'azote ammoniacal renfermée dans les pluies recueillies non seulement à Montsouris, mais sur divers points de la ville de Paris, est en moyenne de $1^{mg},74$ par litre, et qu'en comparant cette quantité à la somme d'eau annuellement tombée, on peut évaluer à $9^{kg},734$ la quantité d'azote ammoniacal par hectare et par an ; quant à l'azote nitrique (provenant des nitrites et des nitrates contenus dans l'eau de pluie), la quantité moyenne est de 7 dixièmes de milligramme par litre d'eau : d'où au total près de 14 kilogrammes (13,24) d'azote dans les pluies par an et par hectare.

La proportion d'ammoniaque versée par les pluies est à peu près la même en été et en hiver; il en serait sans doute autrement, et cette proportion serait plus forte durant la saison chaude, sans le grand dégagement d'ammoniaque entraîné, pendant l'hiver, par la combustion du charbon.

Il est malheureusement difficile de comparer les nombres précédents à ceux des autres villes de France, l'analyse régulière des eaux météoriques ne se faisant qu'à l'Observatoire de Montsouris. Toutefois, d'après les recherches poursuivies à Marseille (en 1853) par Martin, à Lyon (en 1853) par Bineau, à Toulouse (en 1855) par Filhol, à Nantes (en 1863) par Bobierre, les pluies recueillies à Montsouris renferment une quantité d'azote inférieure à celles qui ont été constatées en ces différentes villes ; d'autre part, cette quantité est intermédiaire à celle qui a été relevée dans les eaux de pluie des principales villes d'Angleterre (plus de 4 milligrammes par litre) et d'Écosse (environ 3 milligrammes 1/2) et à celle que l'on a trouvée en ces deux derniers pays dans les pluies recueillies dans les campagnes.

2° *Moisissures et bactéries atmosphériques.* — Depuis plusieurs années, M. Miquel poursuit, également à l'Observatoire de Montsouris, la recherche des moisissures et bactéries atmosphériques ainsi que l'étude de leurs variations mensuelles, saisonnières, annuelles, etc.

Cette variabilité est extrêmement considérable, qu'il s'agisse des spores aériennes des moisissures ou des semences de bactéries.

Le tableau suivant résume les moyennes annuelles des spores de mucédinées obtenues à Montsouris.

de 1879 à 1882, avec l'indication des températures et des hauteurs de pluie correspondantes :

Années.	Moyenne des spores par litre d'air.	Température moyenne	Hauteur de la pluie.
1879..........	14.9	8° 7	533
1880..........	15.6	11.1	488
1881..........	12.3	12.3	521
1882..........	14.0	10.9	585

Comme on pouvait le prévoir à *priori*, la comparaison de moyennes si générales est peu fructueuse ; il en est autrement de la comparaison des variations saisonnières des spores aux variations correspondantes de la température :

Spores [récoltées par saisons (moyenne de quatre années).

Saisons.	Spores par litre.	Température.
Hiver........................	6.6	4° 4
Printemps....................	16.7	13.8
Été.........................	22.8	17.7
Automne.....................	10.8	3.1
Moyennes générales.....	14.2	10.7

Les variations mensuelles de ces mêmes spores sont encore plus intéressantes, car on peut y suivre pas à pas l'influence de la chaleur et du froid, comme le prouvent les chiffres rapportés ci-après :

Moyennes mensuelles des spores des moisissures récoltées par litre d'air à l'observatoire de Montsouris.

MOIS.	1879.	1880.	1881.	1882.	MOYENNES Spores.	MOYENNES Température.
Janvier	6.6	6.2	8.1	7.8	7.2	3°0
Février	5.6	7.1	8.2	7.5	7.1	4.3
Mars........	4.3	3.0	4.5	10.2	5.5	6.6
Avril	8.0	7.6	7.2	7.3	7.5	10.6
Mai........	11.3	4.7	8.7	12.1	9.2	13.4
Juin........	34.0	54.5	22.6	22.5	33.4	17.1
Juillet	43.2	31.1	18.0	16.9	27.3	19.1
Août.......	24.7	31.3	23.7	23.3	23.3	18.6
Septembre .	12.2	15.9	14.1	19.5	17.9	15.7
Octobre....	11.8	14.4	12.5	23.1	15.5	11.2
Novembre..	9.6	5.6	9.5	12.1	9.2	6.1
Décembre..	8.5	6.2	9.6	6.0	7.6	3.1
MOY. GÉNÉR.	14.9	15.6	12.3	14.0	14.2	10.7

C'est également en entrant dans le détail des faits, c'est-à-dire en comparant les analyses pratiquées non pas sur l'ensemble d'un mois ou d'une année, mais de jour en jour, d'heure en heure, que l'on voit le chiffre des spores descendre à son minimum à la suite des chutes des pluies, véritables agents épurateurs de l'atmosphère, et remonter rapidement dans leurs intervalles.

Il importe enfin de noter le rapport des chiffres des spores de l'atmosphère parisienne avec la rapidité des courants atmosphériques ; on croirait que le premier effet des vents est de dépouiller l'atmosphère urbaine des spores qui paraissaient trouver leurs conditions d'entretien et de reproduction au voisi-

nage des foyers de culture créés par une vaste agglomération ; au contraire ces courants arrivent en
général chargés des spores enlevées aux territoires
qu'ils viennent de parcourir, spores dont le nombre
va, il est vrai, s'affaiblissant à mesure que les courants persistent dans la même direction, car le sol
qui les a fournies a été balayé, nettoyé pour ainsi dire
par le passage des premières couches d'air déplacé.

Les germes aériens des bactéries sont, comme les
spores des moisissures, soumis à des variations
considérables ; la méthode d'analyse adoptée par
M. Miquel consiste à fractionner les poussières atmosphériques et à les introduire dans des vases contenant des liquides fortement nutritifs. Le bouillon de
bœuf chargé de 1 p. 100 de sel marin est le liquide
qui a servi à déterminer, comme il suit, les moyennes
mensuelles des bactéries atmosphériques :

Moyennes mensuelles des bactéries
recueillies par mètre cube d'air au parc de Montsouris.

Mois.	1880.	1881.	1882.	1883.
Janvier...............	259	315	440	110
Février	105	220	290	75
Mars.................	650	520	245	160
Avril	390	335	420	630
Mai..................	1370	560	280	405
Juin.................	270	645	150	620
Juillet	380	1330	300	1000
Août.................	330	780	560	940
Septembre	900	735	520	580
Octobre..............	995	800	160	430
Novembre.............	740	490	90	»
Décembre.............	345	365	95	»
Moyennes annuelles..	560	590	320	

Ces moyennes, on le voit, sont loin d'être égales ; si pour les deux premières années (1880-1881) elles diffèrent fort peu, pour les deux dernières (1882-1883) elles sont environ moitié plus faibles, sans que nous puissions en indiquer la raison.

Le même observateur a réuni dans un tableau, établi semaines par semaines à partir du 1er janvier 1880, les rapports existant entre les moyennes hebdomadaires des semences aériennes de bactéries et l'ensemble des moyennes météorologiques : pression, température, hygrométrie, hauteur de pluie recueillie, électricité, ozone, etc.

Des nombreuses données numériques ainsi réunies il résulte que les crues des bactéries atmosphériques ont généralement lieu sous le régime des hautes pressions ; quoique cette règle ne soit pas absolue, elle souffre cependant d'assez rares exceptions.

La température est loin de provoquer des recrudescences aussi soudaines. Les fortes crues des microbes ont sans doute le plus souvent lieu en été ; mais il importe de noter que les chaleurs trop soutenues sont des causes très sensibles d'affaiblissement du chiffre des germes.

Les maxima des bactéries correspondent presque toujours aux états hygrométriques faibles : cette règle offre peu d'exemples contraires ; cela s'explique d'ailleurs fort bien quand on sait que le degré d'humidité est toujours très grand pendant les pluies et durant l'époque où les couches superficielles du sol sont imbibées d'eau, périodes où l'air est toujours fort pauvre en bactéries.

L'électricité atmosphérique n'offre pas de relations bien visibles avec les crues et les décrues micro-

biennes ; si les chiffres recueillis permettaient de
hasarder une opinion, elle serait favorable à l'action
de cet agent : plus l'air, en effet, est riche en ce
fluide, et moins il paraît contenir de microbes.

Il semblerait *à priori* que les crues des bactéries
dussent coïncider avec les vents forts ou violents :
l'observation ne démontre rien de semblable, et l'on
constate très fréquemment des maxima de germes
aux époques où la vitesse du vent est très faible
(5 à 10 kilomètres à l'heure) et, par contre, des
minima bien accusés dans des périodes hebdomadaires où la vitesse moyenne du vent atteint plus
de 30 kilomètres à l'heure. La direction du vent a
une action bien nette sur le nombre des microbes
recueillis à Montsouris ; par exemple, sur une trentaine de maxima hebdomadaires de bactéries, supérieurs à 600 germes schizophytiens par mètre cube,
observés du commencement de l'année 1880 à la fin
de l'année 1883, on compte :

Maxima par les vents	du nord-est.............	14
—	—	du nord..............	4
—	—	du nord-ouest	4
—	—	d'ouest...............	2
—	—	du sud-ouest	5
Maximum	—	d'est.................	1

soit au total 30 recrudescences, dont 22 ont été
constatées pendant que le vent soufflait dans le secteur quart de cercle compris entre les directions
nord-est et nord-ouest, et 8 seulement dans les trois
quarts restants de la rose des vents. On a, sans nul
doute, fait déjà la remarque que la moitié des
maxima s'est montrée par les vents du nord-est. Le
poids de l'ozone atmosphérique semble en relation

avec le chiffre des germes aériens ; plus il y a d'ozone, moins il y a de microbes, sans doute en raison de la puissance de destruction des germes généralement attribuée à ce corps (*voy.* Miquel, in *Annuaire de l'Obs. de Montsouris*, pour l'an 1883).

En résumé, quand la pression est élevée, le temps sec, l'état hygrométrique faible, les vents de provenance septentrionale, l'ozone peu abondant, le nombre des bactéries recueillies dans l'atmosphère parisienne se montre habituellement élevé ; ce chiffre diminue au contraire quand le baromètre est au-dessous de la normale, l'état hygrométrique élevé, le temps humide et pluvieux, l'ozone abondant, et que les vents soufflent du sud ou de l'ouest.

Devant ces résultats des patientes recherches de M. Miquel, nous voudrions connaître, pour mieux en apprécier la valeur au point de vue de la salubrité de l'atmosphère parisienne, la composition de l'air en d'autres stations comparables à celle où il a opéré.

Il est certain que le nombre des microbes à Montsouris est plus élevé que dans les hautes régions atmosphériques où l'on sait qu'il finit par tomber à zéro (altitudes de 2000 à 4000 mètres) ; mais les expériences comparatives nous manquent pour savoir si ce nombre dépasse celui que l'on rencontrerait à la hauteur identique à celle de Montsouris et au voisinage de toute autre agglomération urbaine.

Ce qu'il importe de constater, c'est la différence considérable existant entre ces résultats et ceux des recherches ayant pour but la détermination du nombre des spores dans l'atmosphère plus intime

de Paris, différence rendue évidente par la comparaison du tableau suivant à celui de la page 110 :

*Moyennes mensuelles des Bactéries récoltées par mètre cube
d'air à la mairie du IVe arrondissement (rue de Rivoli).*

Mois.	1881.	1882.	1883.
Janvier............	3290	1120	1820
Février............	2310	1400	1950
Mars..............	5250	3920	2360
Avril.............	6790	5950	2150
Mai..............	7000	6790	1740
Juin.............	10780	2100	1800
Juillet...........	9800	2940	4640
Août.............	6720	4970	3410
Septembre	6930	5880	3820
Octobre...........	7490	2760	3330
Novembre.........	5460	2080	»
Décembre.........	3710	1330	»
Moyennes annuelles..	6295	3435	»

La comparaison des moyennes saisonnières pendant l'année 1882-1883 résume plus nettement encore
ces différences :

Bactéries par saisons (1882-1883).

	Spores par mètre cube.	
	Montsouris.	Rue de Rivoli.
Automne................	115	2060
Hiver..................	113	2040
Printemps..............	550	1900
Été...................	»	3960

Quant aux rapports de ces variations avec ceux
des maladies épidémiques, ils méritent la plus grande
attention, mais sont loin d'être encore nettement
établis ; l'augmentation du chiffre des microbes

signalés en juillet et août 1882, au moment où sévissait à Paris une épidémie de fièvre typhoïde spécialement intense, se retrouve à la même époque dans les années 1881 et 1883, qui cependant n'ont été marquées d'aucune épidémie de ce genre, et nous paraît le simple fait de l'élévation habituelle du nombre des bactéries atmosphériques au cours de la saison chaude.

Nous considérons comme plus probants les diagrammes relatifs aux oscillations du nombre des bactéries et du chiffre des maladies épidémiques pendant la période précédente, 1880-1881.

Pendant cette période, les recrudescences de bactéries atmosphériques ont en général précédé d'*une semaine* les aggravations de la mortalité, et l'esprit naturellement se laisse aller à la pensée qu'il y a plus qu'une simple coïncidence entre cette augmentation du chiffre des microbes et les dates probables de début d'un nombre exceptionnellement considérable de maladies populaires.

Mais, avant de conclure à une relation réelle de cause à effet, il est sage de se rappeler que ces recrudescences de bactéries n'ont pas uniquement correspondu aux crues des chiffres de décès par maladies zymotiques, mais encore aux augmentations de mortalité par simple surcroît des affections inflammatoires ou constitutionnelles. On voit combien de réserves s'imposent avant de pouvoir affirmer qu'il existe une relation étroite entre l'état sanitaire de Paris et le peuplement de son atmosphère par des organismes inférieurs.

Les inoculations, à des cobayes et à des lapins, des divers organismes recueillis par Miquel, non seulement à Montsouris, mais encore dans les rues de Paris, dans l'atmosphère des égouts et dans les salles d'hôpital, ne lui ont fourni d'ailleurs, en 1881, que des résultats négatifs; si, en 1882, l'inoculation de micrococcus recueillis à l'hôpital de la Pitié a donné lieu à des accidents d'infection purulente, aucun microbe n'a été rencontré qui ait paru susceptible de reproduire des maladies contagieuses déterminées.

CHAPITRE V

RUES.

Art. Ier. — Améliorations modernes.

Il a été fait beaucoup, en ces cinquante dernières années, pour l'hygiène matérielle et morale des rues de l'intérieur de Paris :

« Jadis les voleurs de toute sorte recherchaient le centre de Paris; ils trouvaient là des réduits obscurs, des abris certains, des maisons à triple sortie, des plaisirs faciles et leur grande alliée, la prostitution. C'était dans les rues tortueuses de la Cité, dans ce chapelet de ruelles infectes et mal fréquentées qui s'embrouillaient entre le Palais-Royal et le Louvre, dans les bas quartiers du Temple, qu'ils avaient établi leurs refuges. Il n'était pas toujours prudent de pénétrer dans leurs bouges, et plus d'une fois les patrouilles grises en furent chassées à coups de brocs et de tabourets. Tout malfaiteur inquiété se sauvait dans les tapis-francs de la rue aux Fèves, de la rue Haute-des-Ursins, de l'impasse Saint-Martial, sentiers boueux et empoisonnés, noués autour de Notre-Dame ; dans le café de l'Épi-Scié, situé boulevard du Temple ; à l'estaminet des Quatre-Billards, rue de Bondy ; au cabaret des Philosophes, dit aussi le cabaret de l'Homme *Buté* (*assassiné*), rue Croix-des-Petits-Champs ; à l'hôtel d'Angleterre, rue de Chartres ; dans les débits interlopes de la rue de Froid-Manteau et de la rue du Chantre, dans les repoussants garnis de la place aux Veaux, de la rue de la Vieille-Lanterne et de la Petite-Pologne.

« En éventrant ces vieux pâtés de maisons, où la vermine disputait le logis aux voleurs, en démêlant à coups de pioches ces écheveaux de ruelles malsaines, en y faisant violemment entrer l'air et le soleil, on n'a pas seulement apporté la santé, on a moralisé ces quartiers misérables, car on a chassé les malfaiteurs que le grand jour épouvante et qui ne trouvent plus à se cacher dans les vastes espaces où se dressaient autrefois leurs taudis lézardés » (Maxime du Camp, *Paris, ses organes*, etc.).

Nous verrons ci-après que malheureusement les quartiers périphériques sont loin d'avoir tous gagné à ces grands travaux.

Art. II. — Largeur et direction.

Dans les villes fondées de toutes pièces à notre époque, il est facile d'appliquer les préceptes modernes de l'hygiène, en subordonnant la largeur et la direction des rues à des conditions moins élémentaires que celles qui ont guidé les fondateurs des vieilles capitales de l'Europe.

Du groupement des maisons, de l'alignement, de la largeur et de la rectitude des rues résultent des facilités plus ou moins considérables de circulation, qui ont été jadis les seules préoccupations des autorités municipales dans la réglementation du tracé des voies urbaines. Il ne semble pas, d'après les anciens plans de Paris, que le moindre souci de la santé publique soit jamais intervenu pour une bien large part en cette réglementation.

L'Ordonnance du 10 avril 1783 fixe à trente pieds la largeur *minimum* des rues et impose l'obligation de ne donner aux maisons riveraines qu'une hauteur ne dépassant pas le double de la largeur de la rue. C'était un progrès; mais c'est presque encore la liberté absolue de l'entassement indéfini des étages dans les rues d'une largeur supérieure à la largeur minimum.

De tous les règlements intervenus depuis, nous nous bornons à reproduire celui du 23 juillet 1884, qui proportionne les hauteurs *maxima* des maisons en bordure, à la largeur des rues, sans émettre aucun considérant qui permette de supposer que là, non plus, il ait été pris conseil des hygiénistes. (Voy. pièce annexée n° 1.)

Tout en reconnaissant que ces nouvelles prescriptions, si elles sont rigoureusement appliquées, constitueront à leur tour un progrès, ne fût-ce que par la suppression d'une foule de règlements locaux, en vigueur dans les grandes villes de France, et plus ou moins dérivés de l'ordonnance de 1783, nous sommes obligés de constater combien elles laissent encore à désirer.

S'appliquant, sous des formules uniques, à toute la surface du territoire, elles ne tiennent pas le moindre compte de la diversité des exigences locales, créées par la différence des conditions de climat des localités auxquelles on prétend les imposer uniformément.

Le lecteur nous saura gré de ne pas chercher à lui prouver que plus on remonte vers les pôles, plus il faut donner libéralement accès aux rayons calorifiques et lumineux émis par le soleil ; que plus, au conraire, on s'approche de l'équateur, plus il importe d'en modérer l'abondance et l'intensité. Il est bien évident que les larges avenues, récemment construites à Lille, et dont les maisons n'offrent généralement qu'une hauteur bien inférieure à la largeur de la voie publique, ne seraient pas très bien vues à Perpignan.

Quand Néron incendiait Rome pour substituer, aux rues étroites de l'ancienne ville, des voies plus dignes, par leur largeur, de la majesté de la reine du monde, il faisait peut-être œuvre d'artiste incomparable, mais non d'hygiéniste ni d'architecte ; la ville, entre autres choses, y perdit en salubrité ; écoutons Tacite :
« *Erant qui crederent veterem illam formam salubritati magis conduxisse, quoniam angustiæ itinerum, et altitudo tectorum non perinde solis vapore perrumperentur; at nunc patulam latitudinem, et nulla umbra defensam graviore æstu ardescere.* » (Tacite, *Annales*, lib. XV.)

Peut-être plus au nord, ce procédé si expéditif eût-il eu des conséquences complètement opposées sur l'hygiène de la cité ; et si, au moyen âge, quelque souverain, jaloux des lauriers de l'empereur romain, eût conçu à son tour l'idée de s'offrir du haut de Montmartre le spectacle de Paris en flammes, pour substituer ensuite, aux rues étroites de l'ancienne cité, de larges voies analogues à celles qui la traversent aujourd'hui, peut-être les générations suivantes auraient-elles mieux profité de cette transformation.

Ce n'est pas seulement de la latitude qu'il faut tenir compte pour déterminer le degré d'éclairement et de caléfaction à demander au soleil ; malgré sa latitude plus méridionale, Lyon, en raison des conditions atmosphériques locales, et particulièrement des brouillards, ressent moins que Paris cette double influence.

Ce qu'il importe de se rappeler, à l'égard de cette dernière ville, la seule qui nous occupe aujourd'hui, c'est que le nombre moyen de jours durant lesquels l'irradiation solaire est inopportune ou dangereuse est extrêmement restreint ; c'est qu'il y a tout avantage à ce que la maison y soit largement ensoleillée, et que l'exposition des habitations doit être déterminée de façon à combattre énergiquement, et aussi incessamment que possible l'absorption continue de l'eau du sol par les murailles, absorption qui rend inhabitables les rez-de-chaussée des maisons donnant sur des cours ou des rues trop étroites ; c'est qu'il y a plus que la chaleur à demander au soleil, et que, dans les grandes villes en particulier, la privation et l'insuffisance de la lumière prédisposent aux maladies par ralentissement de la nutrition.

« Plus les rues sont étroites, plus la portion éclairante du ciel est réduite, et plus ses radiations tombent obliquement ; elles perdent davantage de leur pouvoir éclairant et pénètrent moins loin dans l'intérieur du logis. Au contraire, plus la rue est large, plus la portion éclairante du ciel est vaste, et plus les rayons émis se rapprochent de la normale ; ils sont à la fois plus abondants et plus intenses, et ils entrent largement dans les habitations. »

Et nous ne parlons pas seulement ici de l'influence des rayons directs du soleil, nous y comprenons les avantages de la lumière diffuse d'autant plus abondante, elle aussi, que les rues sont plus larges, et les maisons moins élevées :

« La lumière diffuse a pour le groupe urbain une valeur économique considérable ; c'est elle surtout que l'homme utilise pour ses travaux ; et plus ils exigent d'art et de précision, plus il la recherche. La lumière artificielle est une cause de dépense et d'insalubrité ; la luminosité du ciel a une influence favorable sur les impressions psychiques de l'homme, elle relève et fortifie son moral, tandis que les jours sombres le dépriment. »

Nous ne saurions trop recommander à nos lecteurs l'intéressant petit travail auquel nous empruntons les deux passages précédents ; c'est l'œuvre d'un de nos confrères de Lyon, M. le docteur Clément ; non seulement il a soumis à une savante critique le travail de Vogt sur l'orientation des voies urbaines, considérée surtout au point de vue de la caléfaction solaire, mais il a doublé le programme de l'auteur suisse en consacrant une étude spéciale à l'éclairement de la rue (Voy. Clément, *De la largeur des rues sous le rapport de la lumière et de l'insolation*, in *Revue d'hygiène*, 1885, p. 89).

Il a prouvé que le rapport de la dimension des rues

à la hauteur des maisons riveraines doit dépendre, lui aussi, de l'intensité de la source lumineuse ; il est arrivé à déterminer, par des calculs rigoureux, quelle doit être la largeur *minimum* des voies urbaines suivant les conditions climatériques et l'orientation de ces voies.

Les édiles et les architectes parisiens auront à faire largement profit de ce travail.

Nous nous bornons à leur rappeler :

Qu'au double point de vue de l'éclairement et de la chaleur, les maisons, en nos climats, ne devraient jamais être plus hautes que la rue n'est large ;

Que la direction la plus avantageuse des rues (toujours à notre latitude) est la direction méridienne (N.-S.) ; c'est celle qui exige le moins de largeur pour être suffisamment ensoleillée ;

Que toute rue, faisant angle avec le méridien, devrait être d'autant plus large que cet angle est plus considérable.

Il appert de ces principes que les directions les plus désavantageuses sont celles des rues que l'on pourrait appeler équatoriales (E.-O.).

En supposant même ces rues très larges (et ce sont elles qui doivent atteindre le maximum), la rangée de maisons qui en fait le côté nord pourra jouir plus ou moins complètement de son exposition au sud ; mais les maisons d'en face ? à elles l'humidité et les rhumatismes, attribut à Paris de la rangée sud des maisons qui bordent quelques-uns de nos boulevards. Pour n'en citer que le plus moderne, n'y a-t-il pas quelque différence de salubrité entre les deux rangées de maisons du boulevard Saint-Germain ?

Et ici encore relevons un grave inconvénient de

ces aberrations architecturales qui sacrifient tout à l'aspect sur la rue. Ces maisons de la rangée sud, aux façades éternellement froides et humides, seraient peut-être, en dépit de leur orientation, d'excellentes habitations, baignées de soleil, si elles n'étaient d'ordinaire disposées de façon à ramener toute l'existence intérieure sur la rue ; et si, au lieu de reléguer cuisine, office, salle à manger, etc., du côté opposé à la voie publique, c'est-à-dire du côté insolé, on y avait disposé les pièces d'habitation.

Art. III. — Revêtement.

« En 1185, Philippe-Auguste se promenant dans son palais, dit l'historien Rigord, s'approcha des fenêtres où il se plaçait quelquefois pour se distraire par la vue du cours de la Seine. Des voitures, traînées par des chevaux, traversaient alors la Cité et, remuant la boue, faisaient exhaler une odeur insupportable. Le roi ne put y tenir et même la puanteur le poursuivit jusque dans l'intérieur de son palais. Dès lors, il conçut un projet très difficultueux, mais très nécessaire : il convoqua les bourgeois et le prévôt de la ville, et leur ordonna de paver, avec de fortes et dures pierres, toutes les voies de la Cité. »

Composé de grosses dalles ou carreaux de grès, dont les dimensions en longueur et en largeur avaient environ 3 pieds et demi, ce pavé ne fut appliqué qu'aux deux voies principales formant la *croisée de Paris*, l'une allant du nord au midi, l'autre de l'est à l'ouest.

Sous Louis XIII, la moitié des voies publiques était encore sans pavage.

A l'époque où Louis XIV édifiait le palais de Versailles, Paris conservait l'étroitesse et la difficulté de ses abords. Dans la plupart des rues, on ne pouvait guère circuler qu'à pied ou en litière, et, des voies publiques de l'époque, il n'y en avait que trois qui fussent accessibles aux voitures de commerce : les rues Saint-Antoine, Saint-Martin et Saint-Denis.

Ailleurs, le sol était habituellement dépourvu de tout genre de revêtement, constituant, par son défaut de pente et ses inégalités, une série de réceptacles aux immondices de la population.

C'est à partir du commencement du siècle actuel seulement que le pavage des rues prit un développement considérable, arrivant, il y a trente ans, à couvrir une surface totale de plus de 6 millions de mètres carrés. Actuellement, sur les 9 millions de mètres carrés que représentent les chaussées de Paris, il n'en est plus guère que la millième partie qui puisse être classée sous le titre de chaussées en terre, et encore ces voies, appartenant en général aux arrondissements excentriques : XIIIᵉ, XVIIIᵉ, et XXᵉ, ne desservent-elles que des jardins ou des terrains non clos.

Mais le pavage en pierre ne devait pas être le terme du progrès, et le revêtement des rues de Paris n'a cessé d'être l'objet de nombreux essais et de sérieuses modifications.

Nous considérons, pour notre compte, comme dignes de tout encouragement, les tentatives ayant pour objet la substitution de surfaces unies, peu bruyantes, à ce pavage glissant, sonore, entretenant dans les quartiers centraux un bruit incessant de roulement et une série de trépidations qui, au dire de certains auteurs, auraient leur part dans le développement du nervosisme des grandes cités.

Aux pavés en pierre des chaussées on substitua d'abord le *macadam* qui, au point de vue des inconvénients précédents, constituait un avantage considérable, contre-balancé malheureusement à d'autres égards par des inconvénients majeurs : boue, poussières et surtout dépenses excessives pour le maintien en état des empierrements nécessaires ; accroissement, en une proportion considérable, de l'afflux, dans les galeries souterraines, des sables des chaussées ainsi empierrées : d'où, nous l'avons exposé plus haut, une augmentation de difficulté de curage des égouts et, par le mélange du sable aux immondices, une cause nouvelle d'insalubrité de ces galeries. Actuellement, l'ère du macadam semble passée et fait place à celle du pavage en bois qui a pris, en ces deux dernières années, à la suite de deux votes du Conseil municipal de Paris, une extension si rapide, qu'il recouvre environ 300,000 mètres carrés de superficie, et que bientôt il en recouvrira 500,000.

Le danger, redouté par quelques hygiénistes, de l'apparition de fièvres palustres sous l'influence de la putréfaction des bois, nous semble peu à craindre. Ce n'est pas, et nous en avons donné la preuve ailleurs, de cette putréfaction que naît généralement la fièvre intermittente : c'est du sol, du sol productif pénétré de chaleur et d'humidité ; et les pavés en bois actuels, reposant sur une couche de mortier et accolés entre eux par un ciment imperméable, nous semblent offrir des conditions plus favorables à l'oblitération qu'à la production des émanations telluriques. Il y a lieu d'ailleurs de veiller à la préparation de ces pavés qui doivent être rendus préalablement imputrescibles.

Nous serons plus réservé en ce qui concerne les chances de durée de ce pavage; nous ne savons si l'avenir confirmera les espérances conçues d'une notable réduction, par ce système, des frais d'entretien du revêtement des grandes voies de Paris; peut-être s'est-on basé à tort sur l'expérience de Londres, où la circulation est moins fatigante et moins destructive. « L'usage de tombereaux ou de chariots à deux roues pour très lourds chargements est inconnu à Londres; on n'y voit rien qui ressemble aux longs attelages des fardiers de pierres de taille ou des voitures des grandes raffineries qui circulent à Paris, chargées de 12 tonnes et traînées par 6 chevaux. Et surtout il n'y a rien à Londres d'analogue à nos omnibus à 3 chevaux qui, chargés de 42 personnes, marchent à grande vitesse, et qui, ajoutant les effets de cette vitesse à ceux de leur poids, détruisent si rapidement les empierrements, les pavages et les voies de tramways » (Barabant, *Notes sur les questions de viabilité*. Paris, 1884).

Art. IV. — Propreté.

Si nous considérons comme un inconvénient majeur, pour la salubrité des rues, la communication de leur atmosphère avec celle des égouts, surtout depuis le déversement en ces derniers d'une somme considérable de matières fécales, il est juste de reconnaître que la propreté de la voie publique ne peut que gagner à cette communication. C'est grâce à nos égouts à grandes sections et à nos bouches d'égout très nombreuses que les chaussées principales sont balayées et nettes deux ou trois heures après la fin de la pluie, tandis qu'en d'autres capitales, comme Londres, où l'on empêche la boue d'aller à l'égout, le nettoiement qui s'opère par tombereaux est lent et difficile.

L'hygiène de la rue vient de gagner beaucoup par la réglementation toute récente d'une industrie inté- ressante certainement, mais dont on a trop long- temps respecté l'indépendance au détriment de la salubrité publique : l'industrie des chiffonniers qui, jusqu'en ces dernières années, entretenait l'habitude de répandre, sur les voies publiques, les ordures ménagères où ces industriels venaient prélever leur dîme avant l'enlèvement par le tombereau munici- pal. Un arrêté préfectoral du 7 mars 1884 a mis fin à ces pratiques dangereuses ; nous nous bornerons à en reproduire les articles principaux (Voy. annexe, nº 2).

Que de propriétaires, que d'industriels paraissent encore ignorer les conditions les plus élémentaires de la salubrité de la rue qu'ils habitent, et ne se doutent pas qu'il existe une autre Ordonnance de police, en date du 1er septembre 1883, et dont l'ar- ticle 16 est ainsi conçu :

ART. 16. — Il est défendu de jeter des eaux sur la voie publique ; ces eaux devront être portées au ruisseau pour y être versées de manière à ne pas incommoder les pas- sants.

Il est défendu d'y jeter et faire couler les urines et les eaux infectes.

En dépit de ces prescriptions, ne voit-on pas chaque

jour les boutiquiers, bouchers, charcutiers, jeter
dans le ruisseau des eaux sales, sans paraître se
douter qu'ils commettent une contravention? Est-on
beaucoup plus respectueux de l'article suivant de la
même ordonnance?

ART. 21. — Les résidus des fabriques de gaz, eaux d'ami-
donnerie, ceux de féculerie, passés à l'état putride, ceux
des boyauderies et des triperies; les eaux provenant de la
cuisson des os pour en retirer la graisse; celles qui proviennent des fabriques de peignes et d'objets de corne
macérée; les eaux grasses destinées aux fondeurs de suif
et aux nourrisseurs de porcs; les résidus provenant des
fabriques de colle-forte et d'huile de pieds de bœuf, le
sang provenant des abattoirs; les urines provenant des
urinoirs publics et particuliers; les vases et eaux extraites
des puisards et des puits infectés; les eaux de cuisson de
têtes et de pieds de mouton; les eaux de charcuterie et
triperie; les ràclures de peaux infectes; les résidus provenant de la fonte des suifs, soit liquides, soit solides, soit
mi-solides, soit en général toutes les matières qui pourraient compromettre la salubrité, ne pourront, à l'avenir,
être transportés dans Paris que dans des tonneaux hermétiquement fermés et lutés.

Parmi ces véhicules, il en est qui donnent tout spécialement lieu aux plaintes de la population. Ce
sont les voitures chargées des détritus de viande des
boucheries, des hôtels, des hôpitaux et les transportant chez les nourrisseurs de porcs de la banlieue;
ces voitures répandent sur leur passage les odeurs
les plus infectes, et tous les ans sont signalées par les
commissions d'hygiène des divers arrondissements.

M. le docteur Guesde a réuni, dans son rapport
pour 1883, les plaintes formulées à ce sujet depuis

trois ans, par les différentes commissions d'hygiène de la capitale et toutes démontrant combien il est urgent de viser en particulier cette industrie qui fonctionne trop souvent en plein jour, et qui par son extension incessante constitue un véritable danger public.

Quant à l'infection causée dans les rues par les transports de vidanges et d'ordures ménagères, nous aurons à y revenir plus loin (chap. XI et XII).

Art. V. — Plantations.

Grâce à la largeur des voies principales, et c'est une des heureuses conséquences des transformations de Paris, les arbres ont pu être introduits dans l'ornementation de ces rues ; le nombre s'en élève actuellement à peu près de 100,000, chiffre considérable au point de vue de la dépense, que nos statisticiens évaluent à 200 francs par arbre avec fourniture de la terre végétale.

Des savants se sont demandé si des frais aussi considérables étaient bien justifiés, et ont prouvé par le calcul que la somme d'acide carbonique, soustraite par cette végétation, était loin de concourir pour une bien large part à l'épuration de l'atmosphère viciée par tant de respirations, de foyers de combustion, etc.

Nous avouons que tel n'est pas à nos yeux l'unique rôle de ces végétaux.

Le ciel de Paris est assez pur, et la chaleur assez élevée pendant une partie de l'année pour justifier les autres avantages d'une semblable dépense, et nous donner la satisfaction de jouir, en été, de quelque

ombrage, et de voir autre chose que des pavés et
des murs ; on comprend qu'en telle capitale voisine,
comme Londres, où l'atmosphère est trop souvent
obscurcie par le brouillard et la fumée, on évite
d'assombrir encore le jour par un rideau d'arbres
analogues à ceux de nos boulevards.

Art. VI. — Éclairage.

L'éclairage des rues était jadis entièrement inconnu, chacun se renfermant chez soi dès le coucher
du soleil.

Encore au commencement du seizième siècle, en
cas de danger public, en cas de guerre ou de troubles,
il était prescrit aux habitants de placer durant la nuit,
sur le rebord des fenêtres du premier étage, des lanternes garnies de chandelles allumées. C'est en 1667
seulement qu'une Ordonnance royale prescrivit l'é-
clairage des rues par des lanternes fixes.

En 1758 fut décrété l'éclairage de tout Paris par des
lanternes publiques à réverbères ; de grands progrès
furent réalisés sous le premier Empire, et en 1817
il existait à Paris 10,500 becs de réverbères.

Depuis l'introduction du gaz, l'éclairage a subi une
progression ininterrompue ; de 40,000 mètres cubes en
1855, la consommation s'est progressivement élevée
à près de 300,000 mètres cubes en 1883, grâce non
seulement au progrès de l'éclairage de la voie publique, mais à l'emploi de plus en plus fréquent du
gaz dans les industries et les usages domestiques.

L'éclairage électrique est entré, lui aussi, dans sa
période d'application pratique, et sans doute la géné-

ralisation de ce système est proche. A tous égards, ce sera un grand progrès : suppression, dans le sol de nos rues, de ces infiltrations de gaz que, malgré Sainte-Claire Deville, qui en a démontré le peu de danger et même en a prôné l'action antiseptique sur les matières organiques contenues dans ce sol (voy. *Comptes rendus de l'Acad. des sc.*, 20 sept. 1880), nous considérons au moins comme très incommodes par leurs émanations ; suppression, dans les établissements publics, notamment les théâtres, des principales causes d'incendie ; suppression de tout danger d'explosion lors de l'exploration des caves, boutiques où se sont développés des gaz inflammables ; substitution, dans nos écoles, à des foyers dont la combustion corrompt l'atmosphère, d'une lumière n'échauffant pas l'air ambiant, et qui n'éblouira ni ne fatiguera plus, le jour si voisin de nous où l'on sera parvenu à adoucir l'éclat et à supprimer les oscillations de l'éclairage électrique.

CHAPITRE VI

HABITATIONS.

Art. Ier. — Proportion des habitants.

La surface de Paris est de 7802 hectares. Le recensement de 1866 donnait 234 habitants par

hectare, soit 23,400 habitants par kilomètre carré,
alors que la moyenne en France est de 70, campagnes
et villes comprises. Ce chiffre de 254 n'est, bien entendu, qu'une moyenne, certains arrondissements
renfermant à l'hectare jusqu'à 630 habitants (Hôtel-
de-Ville), 799 (Temple) et même 820 (Bourse).

Le tableau suivant, emprunté aux recensements
ultérieurs, prouve que cette densité est restée presque
stationnaire, ou a légèrement décru en deux ou trois
arrondissements du centre, tandis que l'accroissement
s'est fait surtout au profit des quartiers excentriques.

Nombre d'habitants par hectare.

Arrondissements.	POPULATION.		
	1872.	1876.	1881.
Ier (Louvre)	391	378	397
IIe (Bourse).................	754	797	783
IIIe (Temple)	775	782	812
IVe (Hôtel-de-Ville)...........	607	628	663
Ve (Panthéon)	389	418	460
VIe (Luxembourg).............	428	462	462
VIIe (Palais-Bourbon)	196	207	207
VIIIe (Élysée).................	198	220	234
IXe (Opéra)...................	497	543	577
Xe (Enclos Saint-Laurent)......	474	500	559
XIe (Popincourt)..............	463	505	579
XIIe (Reuilly).................	154	165	180
XIIIe (Gobelins)..............	111	115	146
XIVe (Observatoire)	150	162	198
XVe (Vaugirard)..............	105	109	140
XVIe (Passy).................	61	72	86
XVIIe (Batignolles-Monceaux),..	229	262	322
XVIIIe (Buttes-Montmartre)....	266	295	345
XIXe (Buttes-Chaumont).......	165	174	208
XXe (Ménilmontant)...........	178	192	244

Il importe de noter que certains arrondissements,
où la proportion minime des habitants par hectare

ferait accepter au premier abord l'excellence des
conditions hygiéniques de leur installation, peuvent
être redevables de cette apparence de supériorité à
l'existence de vastes surfaces non bâties, comme
l'Esplanade des Invalides pour le VIIe arrondissement,
les Champs-Élysées pour le XVIe, les jardins des
Tuileries et du Luxembourg, etc., surfaces en somme
profitables à l'aération de la cité, mais autour desquelles la population sera parfois agglomérée en
des ruelles aussi resserrées que celles des autres
quartiers.

L'augmentation générale de densité de la population
démontrée par le tableau précédent ne s'est malheureusement pas accomplie par une augmentation parallèle des surfaces bâties ; les 1,800,000 habitants
que renfermait Paris en 1865 occupaient 66,333 maisons, soit 27 habitants par maison ; aujourd'hui le
nombre des maisons serait de 76,000 pour plus de
2,300,000 habitants, soit environ 30 habitants pour
chacune d'elles, moins certainement qu'il n'y en a à
Vienne ou à Saint-Pétersbourg, mais 4 fois plus qu'à
Londres.

ART. II. — INFLUENCE, SUR L'HABITAT PARISIEN, DES CONSTRUCTIONS RÉCENTES.

Malgré l'aspect monumental des façades, objectif
trop habituel de l'architecture parisienne, le problème
de l'habitation même, dans les quartiers neufs, a été
moins bien résolu chez nous qu'en certaines autres
capitales, à Londres, par exemple. En cette dernière
ville, on a évité l'accumulation des six ou sept étages

où les locataires sont perchés les uns au-dessus des autres ; la ville s'est étendue horizontalement, et non verticalement. Cette extension, il est vrai, était favorisée à Londres par l'absence d'octroi et l'abondance de moyens de communication.

La préoccupation, dominante chez nous, de l'aspect extérieur a fait trop souvent aussi négliger les dispositions intérieures.

Dans les habitations de la plus belle apparence, les combles sont souvent d'étroites mansardes où vivent encombrés les domestiques des divers étages, et qui compromettent la salubrité de tout l'immeuble.

Leur édification d'ailleurs a plutôt déplacé que corrigé l'insalubrité de l'ensemble de la ville.

C'est maintenant aux quartiers excentriques qu'appartiennent les habitations les plus malsaines, quartiers où malheureusement n'accèdent plus, comme autrefois, la lumière et l'air pur de la campagne, mais dont les habitants actuels ont le plus souvent à subir les inconvénients de leur accumulation réciproque et du voisinage des usines les plus insalubres.

« Pendant toute la durée de la période des grands travaux de Paris, dit M. Du Mesnil, et même durant les quelques années qui l'ont précédée, alors qu'il s'agissait de préparer l'opinion à la transformation de la Ville, on a beaucoup parlé de la nécessité d'améliorer les quartiers pauvres, de distribuer largement partout l'air et la lumière, de faire jouir enfin du bénéfice des conquêtes récentes de l'hygiène cette couche de la population parisienne qui, depuis des siècles, s'étiole dans les bas-fonds de la grande cité.

« Quelque vingt ans se sont écoulés depuis cette époque, et sans nier, ce qui serait puéril, l'importance des travaux accomplis, la grandeur de l'œuvre réalisée, nous venons aujourd'hui, nous plaçant exclusivement sur le terrain de l'hygiène et de la médecine sociale, appeler l'attention sur un certain nombre de faits d'observation récente.

« Ils établissent, suivant nous, combien, malgré les améliorations souvent plus apparentes que réelles apportées dans les conditions hygiéniques des habitations parisiennes en général, il reste encore à faire pour que la situation soit acceptable par des hygiénistes dans de nombreux quartiers de la capitale.

« Les grandes voies ouvertes sur tous les points de l'ancien Paris ont eu pour résultat d'amener plus d'air et de jour au centre de l'agglomération, et, d'autre part, le développement simultané de la canalisation des eaux, du réseau des égouts, a manifestement assaini toutes les habitations, dans le voisinage des travaux effectués. Mais on ne paraît pas s'être préoccupé de ce que deviendrait toute cette catégorie d'habitants pauvres qui vivaient dans les demeures sordides du vieux Paris, alors que, par suite de l'expropriation des immeubles sacrifiés, ils seraient mis en demeure de chercher ailleurs un abri.

« De là deux faits également graves au point de vue de la salubrité des habitations parisiennes.

« Le premier, c'est que l'encombrement dans les logements d'ouvriers a augmenté. Si certains travaux permettent à ceux qui s'y livrent de résider loin de leur atelier ou de leur chantier, il est au contraire beaucoup de professions qui exigent l'habitation de celui qui les exerce à proximité de son travail. Et alors des propriétaires et des logeurs peu scrupuleux, profitant de l'écart notable qui se produisait subitement entre l'offre et la demande, ont, les uns, converti en logements des boutiques, des ateliers, des remises; les autres, en divisant, subdivisant les chambres ou chambrées existantes dans leurs installations primitives, tout en surélevant les prix de location, multiplié les foyers d'insalubrité sur tous les points.

L'autre conséquence également funeste de cette imprévoyance a été l'édification, sur des terrains vagues à la limite de l'ancienne enceinte, d'une quantité énorme de constructions improvisées sans aucune autre préoccupation que celle de se créer immédiatement un asile. La densité extrême d'une population misérable dans ces immeubles, l'absence de toute prévoyance en ce qui concerne l'hygiène dans leur installation, les ont rapidement transformés en foyers de putréfaction : on n'a donc pas diminué en réalité l'insalubrité des maisons de Paris, on s'est borné à déplacer le foyer et à l'écarter plus ou moins loin des centres primitifs, assurant ainsi des travaux pour un demi-siècle aux commissions des logements insalubres de l'avenir. » (Du Mesnil, *l'Habitation du pauvre.* Paris, 1882.)

L'affinité actuelle des maladies épidémiques : fièvre typhoïde, diphthérie, choléra, pour ces régions excentriques de la capitale, ne donne que trop raison, nous le verrons ci-après, à la thèse précédente.

ART. III. — HABITATION PRÉMATURÉE DES MAISONS NEUVES.

L'impulsion donnée à ces travaux de bâtiment et l'accroissement rapide de la population, en cette même période, ont eu pour conséquence l'occupation trop hâtive de bien des immeubles.

C'est à juste titre, mais sans succès, que depuis nombre d'années la Commission des logements insalubres signale les inconvénients et les dangers de l'habitation prématurée des maisons récemment construites; pourquoi ne pas régler à Paris cette question de l'occupation première des immeubles comme elle l'est en plusieurs grandes villes d'Europe ? à Bâle, par exemple, où le délai entre l'achèvement de la construction brute et l'occupation des locaux varie de quatre à huit mois, suivant que l'immeuble est plus ou moins considérable, suivant encore que les travaux de construction se sont terminés au commencement soit de l'été, soit de l'hiver?

« Cette cause d'insalubrité, déjà grave quand il s'agit d'une maison construite isolément, prend, dit M. Sinaud (*Rapport à la Commission des logements insalubres*), les proportions d'un danger public lorsqu'elle s'applique à un groupe de constructions. En effet les petites maisons, légèrement établies, étant le plus souvent isolées des autres habitations, l'air les frappe en tous sens; et généralement il ne se passe pas dix à douze mois sans que ces habitations ne soient rendues salubres par leur situation même à tous les vents et en plein soleil; tandis, au contraire, que des rues complètes, des groupements entiers construits d'un seul coup, permettent à l'air, par le rapprochement des immeubles, de se saturer d'humidité; la masse même de constructions est un obstacle à leur assainissement lent et régulier. »

Jamais cependant, à Paris, l'habitation de ces immeubles n'a été interdite jusqu'à siccité des matériaux mis en œuvre. Pendant ces trente dernières années, des groupes de cent à cent cinquante maisons ont été faits en quatre ou cinq mois, avec une rapidité d'exécution qui en décuplait les conditions d'humidité intérieure.

« Les murs de face ont été construits à l'aide de pierres nouvellement extraites, les murs mitoyens et de refend faits de moellons verts, encore tout mouillés de leur eau de carrière, les cloisons de distribution formées de carreaux de plâtre fabriqués sur place et immédiatement posés; les croisées souvent posées et vitrées avant la confection des corniches ou des conduits intérieurs, etc. » (Sinaud.)

Puis on s'empresse de peindre, de coller du papier, c'est-à-dire de cacher l'insalubrité, et de louer au plus vite : le bon marché relatif de la première location devrait prémunir les malheureux destinés à *essuyer les plâtres.*

Quelques semaines après, ils verront les peintures se piquer, les papiers se décoller, se couvrir de moisissures; on aura beau changer ce papier; au-dessous restera une humidité radicale, conséquence de la rapidité de la construction, et de la défectuosité des matériaux employés.

Conclusion : il y a lieu de créer un personnel chargé de la surveillance des constructions, et de la détermination de la date de leur occupation.

Mais il y a bien autre chose à surveiller que cette phase initiale des habitations; et, malgré le retentissement fâcheux que leur fraîcheur peut avoir sur la santé des occupants, ses résultats morbides habituels, bronchites, rhumatismes, pleurésies, sont peu de chose, à vrai dire, comparativement à ceux d'influences d'un tout autre genre et qui, nous allons le voir, peuvent peser d'une manière bien autrement dangereuse non seulement sur celui qu'elles atteignent directement, mais sur l'état sanitaire de l'ensemble de la cité.

ART. IV. — CAUSES PRINCIPALES DE L'INSALUBRITÉ DES LOGEMENTS.

Il résulte des statistiques officielles que les locataires, à Paris, se répartissent comme suit :

Loyers de moins de 300 fr	434,936
— 300 à 499 fr	84,050
— 500 à 749 fr	68,740
— 750 à 999 fr	23,930
— 1000 à 1249 fr	19,280
— 1250 à 1499 fr	7,164
— 1500 à 2999 fr	24,844
— 3000 à 5999 fr	12,121
— 6000 à 9999 fr	4,008
— 10000 à 19929 fr	1,846

Il y a donc 568 986 logements de moins de 500 francs, 162 374 seulement de plus de 400 francs; prédominance par conséquent notable, en fin de compte, de ceux où la famille a le plus à lutter contre le défaut de place et les vices d'installation et d'entretien.

1° *Encombrement.* — Que dans les départements les plus arriérés au point de vue de l'hygiène, les campagnards ignorent ou dédaignent les prescriptions de la science et s'entassent, durant la nuit, en des locaux étroits, dont l'atmosphère est parfois souillée du fait de la cohabitation d'animaux domestiques, ils recueillent en revanche durant le jour et par le fait de leur exposition forcée au grand air pour leurs travaux en plein champ, le bénéfice d'une aération intensive qui peut annihiler les mauvais effets de leur réclusion nocturne.

Mais à Paris, où, dans le monde des propriétaires et principaux locataires, il en est peu qui ne sachent que la science a prouvé qu'il fallait au minimum douze à quinze mètres cubes d'air par personne ; à Paris, où les occupations professionnelles, au lieu de s'accomplir à l'extérieur, maintiennent le plus souvent l'individu en des milieux étroitement confinés, comprend-on qu'il se trouve de nos jours tant d'habitations où, d'après l'insuffisance originelle des locaux, les malheureux qui les occupent ne reçoivent que la moitié, le tiers de la ration atmosphérique qui leur est indispensable ! Comprend-on qu'en d'autres maisons, où les pièces occupées offriraient par elles-mêmes des dimensions à la rigueur suffisantes, le cubage en soit réduit par l'entassement des objets les plus divers, parfois les plus dangereux : dépôts de papiers, de vieux habits, de chiffons et de l'interminable série des détritus achetés à bas prix ou ramassés sur la voie publique ! Comprend-on surtout qu'on ait toléré si longtemps l'existence d'industries qui consistent à entasser chaque soir des séries de vingt, trente, quarante locataires en des pièces communes qui leur donnent à peine, par tête, quatre ou cinq mètres cubes d'air à respirer ! Et quel air ? emprunté souvent à un corridor, à une cour infecte, à un magasin servant de dépôt d'os et de chiffons ?

2° *Malpropreté.* — Parfois l'aspect extérieur de ces pauvres demeures ne permet pas d'en soupçonner l'insalubrité ; souvent même il la cache. Il suffit de franchir la porte d'entrée pour voir combien est trompeuse l'apparence de propreté donnée par l'entretien plus ou moins convenable de la façade.

Dans sa séance du 25 mai 1883, le Conseil d'hygiène et de salubrité de la Seine, émettant des réserves sur l'utilité des nettoyages trop fréquents de ces façades, réclamait l'application de cette mesure à l'intérieur des maisons par le grattage et le lavage des cours.

C'est là en effet qu'il y a le plus à faire.

Nous avons reconnu que bien des rues n'offraient ni la direction ni la largeur nécessaires à leur insolation ; c'est bien pis à l'intérieur de nombre d'habitations.

Comme l'a dit justement M. Martellière en son dernier rapport à la commission d'hygiène du IIe arrondissement, « nombre de cours et courettes sont des puits de 15 à 20 mètres de profondeur, où l'air ne se renouvelle pas, où le soleil ne pénètre jamais ; elles reçoivent en outre toutes les poussières des ménages, condensées par les émanations des cuisines, des cuvettes et des cabinets d'aisances. »

Quant aux immeubles eux-mêmes, il nous paraît opportun de rappeler à tant de propriétaires, qui semblent l'ignorer, et qui à la moindre enquête crieraient volontiers à la violation de domicile, les droits conférés à l'Administration par l'Ordonnance de police du 23 novembre 1853 :

ARTICLE 1er. — Les maisons doivent être tenues, tant à l'intérieur qu'à l'extérieur, dans un état constant de propreté.

ART. 2. — Elles doivent être pourvues de tuyaux et cuvettes en nombre suffisant pour l'écoulement et la conduite des eaux ménagères. Ces tuyaux et cuvettes seront constamment en bon état : ils seront lavés et nettoyés assez fréquemment pour ne jamais donner d'odeur.

ART. 4. — Les cabinets d'aisances seront disposés et ventilés de manière à ne pas donner d'odeur. Le sol devra être imperméable et tenu dans un état constant de propreté. Les tuyaux de chute seront maintenus en bon état et ne devront donner lieu à aucune fuite.

ART. 5. — Il est défendu de jeter ou de déposer dans les cours, allées et passages, aucune matière pouvant entretenir l'humidité ou donner de mauvaises odeurs.

Il est également utile de reproduire l'extrait suivant d'une Ordonnance de police du 25 août 1880 :

ARTICLE 1er. — Il est interdit de conserver dans Paris, sans autorisation, des porcs, des vaches ou autres animaux, tels que boucs, chèvres, lapins.

ART. 2. — Il est également interdit d'élever, sans autorisation, des pigeons, poules et autres oiseaux de basse-cour, qui peuvent être une cause d'insalubrité ou d'incommodité.

ART. 7. — Il est interdit d'élever et d'entretenir à Paris, dans l'intérieur des habitations, un nombre de chiens ou de chats, tel que la salubrité des habitations voisines se trouve compromise.

Depuis nombre d'années, les membres de la Commission des logements insalubres, notamment MM. Perrin et Napias, insistent sur le danger, pour la salubrité des maisons divisées en petits logements, des cabinets d'aisance communs à de nombreux groupes de locataires.

A cette promiscuité est due, pour une large part, la mauvaise tenue de ces cabinets; chacun accusant son voisin de leur malpropreté, et aucun ne voulant se charger pour autrui des détails répugnants de leur entretien, ces locaux deviennent parfois inabordables, et la sphère d'infection s'agrandit chaque jour avec la zone de souillure qui les entoure et en rend l'accès de plus en plus difficile.

On ne saurait, dans les maisons peuplées de locataires occupant chacun une seule chambre, établir autant de cabinets particuliers qu'il y a de locataires, la maison n'y suffirait pas; mais encore peut-on multiplier ces cabinets dans une proportion suffisante pour que chacun d'eux ne serve qu'à un groupe déterminé et restreint.

Ce qui importe surtout, c'est la création dans tout logement, dans tout appartement de famille, quelque modeste qu'il soit, d'un cabinet d'aisances particulier. Satisfaction vient d'être donnée, pour l'avenir, à ces desiderata par l'article I⁻ᵉʳ du projet de règlement adopté, il y a quelques jours à peine, par la Commission supérieure de l'assainissement de Paris, article ainsi conçu :

« Dans toute maison à construire, il devra y avoir un cabinet d'aisance par appartement, par logement ou par série de trois chambres louées séparément. Ce cabinet devra toujours être placé soit dans l'appartement ou logement, soit à proximité du logement ou des chambres desservies, et, dans ce dernier cas, fermer à clef. »

Ce n'est pas tout : malgré les précautions précédentes, ce serait simplement multiplier ces foyers d'infection qu'augmenter le nombre des cabinets sans en assurer la salubrité par la présence d'un syphon hydraulique qui empêche les gaz méphitiques de remonter par le tuyau de chute et qui établisse une occlusion constante.

Ici encore la Commission des logements insalubres a formulé, dans sa séance du 16 avril 1883, des propositions dont le succès lui semblait d'autant plus certain qu'une délégation du Conseil municipal, en visitant les constructions ouvrières de Londres, avait constaté la propreté remarquable des cabinets d'aisances ainsi organisés. Malheureusement on avait à compter avec un autre desideratum dont il nous reste à parler.

Absence d'eau. — Aujourd'hui bien des maisons de Paris (près de cinquante mille) sont abonnées aux eaux de la Ville; et cependant cette eau pénètre difficilement dans les appartements, alors même que des colonnes montantes peuvent les y amener; beaucoup de locataires sont astreints à n'en faire usage que le soir ou le matin; tel est l'ordre du maître de la maison, que beaucoup exécutent sans en soupçonner les motifs. C'est que l'eau en abondance aux mains de ces locataires, ce n'est point seulement, considération secondaire, la propreté de l'immeuble; c'est la réplétion rapide de la fosse fixe, et la répétition trop fréquente d'une opération odieuse, *par son prix* surtout, au propriétaire.

Dans les trente mille autres maisons, l'eau fait encore défaut, et n'y pénètre qu'importée du dehors, ce qui en restreint singulièrement l'usage.

« Dans les maisons très peuplées, dit M. Devillebichot, la Commission des logements insalubres a constaté que les causes d'insalubrité principales sont : l'infection produite par les émanations qui se dégagent des cabinets d'aisances, celle qui résulte de l'état de malpropreté des parties de l'immeuble à usage commun, telles que les couloirs, escaliers, cours, courettes, gargouilles, caniveaux. Ces causes d'insalubrité ne peuvent disparaître qu'à la condition que l'eau soit mise à la disposition des locataires et du concierge pour nettoyer quotidiennement les cabinets d'aisances, les escaliers et les couloirs, que le balayage ne débarrasse qu'incomplètement des immondices qui les souillent. »

L'auteur ajoute : que dans les recueils judiciaires antérieurs, ne figure aucun arrêté déniant au Conseil municipal le droit de prescrire un approvisionnement d'eau comme mesure propre à assurer l'assainissement d'un immeuble ; qu'en outre la loi du 13 avril 1850 déclare formellement insalubres : « Les logements qui se trouvent dans des conditions de nature à porter atteinte à la vie ou à la santé de leurs habitants. »

Il semble donc que l'hygiène, soutenue par la loi, va avoir aisément gain de cause.

Eh bien, voilà deux fois, depuis 1880, que le Conseil de préfecture de la Seine frappe d'annulation l'injonction formulée par le Conseil municipal, sur la proposition de la Commission des logements insalubres, et signifiée à des propriétaires d'avoir à pourvoir leurs maisons de l'eau nécessaire aux usages domestiques.

En vain M. Hudelo fait-il valoir que l'entrée de l'eau importe autant que celle de l'air à la propreté et à la salubrité de l'habitation ; en vain évoque-t-il d'anciennes ordonnances de police, toujours en vigueur, notamment celle du 20 janvier 1727, dont il ressort que l'autorité locale peut prescrire l'établissement d'un puits ; le Conseil de préfecture affirme que la malpropreté de l'immeuble est le fait du locataire, que le propriétaire n'en saurait être responsable, et qu'en résumé l'absence d'eau dans une maison ne constitue pas une cause d'insalubrité *inhérente* à l'habitation et pouvant donner lieu par elle-même à l'application de la loi du 13 avril 1850. Devant de pareilles conclusions, basées sur le texte de cette loi, on comprend combien elle est insuffisante et l'on nous excusera d'avance d'en proposer plus loin la modification.

ART. V. — TYPES DE LOGEMENTS INSALUBRES.

La question est si grave que son étude ne peut se limiter aux données générales précédentes. Il faut entrer dans le détail des faits, résumer au moins quelques types de logements insalubres.

Est-il tableau plus lamentable que celui de la vie imposée aux malheureuses victimes de la petite location ?

Écoutez M. Marjolin:

« Comment, dit-il, obtenir de la propreté d'une malheureuse famille qui ne quitte un logement infect que pour rentrer dans un autre encore plus délabré ? Pour avoir une idée réelle de la malpropreté révoltante et de la dégradation de certains logements, il faut y pénétrer au moment où ils viennent d'être abandonnés par un de ces locataires pouvant à peine donner pour son gîte 1 franc à 1 fr. 25 par semaine.

« Trop souvent, le nouvel occupant, tout aussi misérable que son devancier, trouve en entrant les vitres brisées, remplacées par du papier. Quant à la cheminée ou au fourneau, souvent encore il n'en reste que les fragments ; le carrelage est défoncé et jonché d'ordures et de débris de toute sorte.

« Et lorsque dans cet infect et étroit réduit cinq ou six personnes sont obligées de vivre, ne présagez-vous pas quelles seront les conséquences d'un pareil encombrement, surtout, ainsi que nous ne l'avons que trop souvent observé, lorsqu'une maladie aussi contagieuse que l'ophthalmie purulente, le croup ou la variole, vient à se déclarer ?

« Que l'on se figure, d'après cela, ce que peut être l'air respiré par autant d'individus renfermés dans un réduit, où l'on fait la cuisine sur un fourneau de fonte, devant lequel, en hiver, sèchent des langes, des couches, de vieilles hardes, et où sont accumulés des débris de toute sorte. » (Marjolin, *Etude sur les causes et les effets des logements insalubres*. Paris, 1881.)

Et peut-on s'étonner de la démoralisation résultant d'une semblable promiscuité, alors que deux, trois ou quatre individus, d'âge et de sexe différents, se partagent le même lit ?

Nous n'insisterons pas sur le détail de toutes les causes d'insalubrité signalées, en ces dernières années, en certaines agglomérations qui, en plein Paris, s'étaient créé des refuges improvisés en des quartiers abandonnés, sans maisons, comme la population de la fameuse cité des Kroumirs.

Elle a disparu, cette légendaire cité, élevée, chose étrange, sur un terrain appartenant à l'Assistance publique : elle a disparu grâce au concours des attaques dont elle a été l'objet et devant la Commission des logements insalubres et devant le Conseil d'hygiène publique et de salubrité, et enfin devant le Conseil municipal ; mais il existe encore des spécimens trop nombreux de ces installations odieusement pittoresques.

M. du Mesnil signalait récemment à la Société de médecine publique l'existence, sur divers points de Paris, de groupes de baraques construites avec des matériaux de rebut, n'ayant que des portes mal ajustées, des fenêtres sans carreaux, consistant parfois en une vieille voiture de saltimbanque ou de marchand forain; le tout s'élevant sur un sol nu, non préparé, bientôt imprégné, vu l'absence d'égout et de latrines, des détritus organiques les plus divers, et abritant surtout des chiffonniers, dont l'industrie vient ajouter encore sa part à la somme d'insalubrité qui pèse sur ces malheureuses agglomérations.

Nous voudrions pouvoir nous en tenir là; mais ce n'est pas tout.

C'est chose certainement redoutable pour la santé publique que l'accumulation de misérables familles sous des abris éventuels comme ces baraques, cabanes, voitures de saltimbanques, où elles vivent au milieu de chiffons, d'immondices, sur un sol qui n'a pas été aménagé, sans cabinets d'aisance, et où déjà surgissent tant de causes d'infection pour les malheureux qui les occupent. Mais, suivant nous, il y a des installations plus dangereuses encore: telle est l'occupation, par une population dense et nombreuse, de grands immeubles, à cinq ou six étages, d'apparence parfois architecturale, mais dont la misère et l'encombrement des habitants compromettent la salubrité; dans lesquels l'insuffisance ou l'absence de l'eau, la promiscuité et la malpropreté des latrines, concourent à la propagation de toutes les influences morbides; et où, enfin, toutes ces conditions d'infection s'augmentent encore du fait de circonstances d'ordre moral à peine soupçonnées, que nous ont révélées plusieurs visites, faites au nom du Conseil d'hygiène et de salubrité. Des impressions que nous ont laissées ces visites, nous rappellerons seulement celles qui touchent à la cité Jeanne-d'Arc où nous avait convié, au début de la dernière épidémie de choléra, M. le préfet de police, et qui motiva de notre part un rapport dont nous reproduisons le résumé :

« Cette cité peut devenir, en temps d'épidémie, un redoutable foyer d'infection, en raison surtout des circonstances suivantes :

« 1° Superposition en cinq étages d'une population de plus de 2000 habitants, en des appartements presque tous trop étroits et qui, sauf ceux du nord-est, ne prennent jour que sur des cours intérieures ou une ruelle large à peine de 5 mètres.

« 2° État de dégradation du sol des cours et de celui des appartements, dont le parquet arraché laisse les immondices s'accumuler dans les interstices des plafonds.

« 3° Encombrement des cours, gouttières, magasins non loués, par des débris et immondices de tout genre.

« 4° Promiscuité et difficultés d'accès de quelques-unes des latrines qui, en outre, n'offrent pas la pente suffisante pour empêcher le reflux des matières liquides dans le couloir commun et même dans l'appartement voisin.

« 5° Enfin, et surtout, faculté de pénétration des rôdeurs nocturnes qui, chaque soir, envahissent les caves, magasins et appartements vacants; de ce dangereux voisinage résulte, pour la population régulière, l'obligation de se renfermer, de se barricader chez elle ; et sans doute la souillure des cours et des escaliers, par la projection des vases remplis de matières excrémentitielles, tient pour une bonne part à la crainte, chez les femmes et les enfants, de quitter leurs appartements pour se rendre aux latrines communes. »

Art. VI. — Preuves des dangers des logements insalubres.

En tout il y a des sceptiques, et l'hygiéniste se heurte trop souvent à des incrédules qui estiment qu'en somme en ces misérables cités on ne meurt pas plus qu'ailleurs. Jugement expéditif qui a empêché bien des réformes; il n'en est pas de plus erroné.

Certes nous ne prétendons pas que tous ces foyers d'infection deviendront, à l'occasion, des foyers épidémiques; nombre d'entre eux, heureusement, demeureront indemnes au cours d'une explosion de choléra; et il se trouvera aujourd'hui, pour cette dernière maladie, comme autrefois pour la peste, des esprits superficiels qui viendront hasarder, quelques-uns même affirmer qu'en temps de maladie, la puanteur et la malpropreté ont du bon, et constituent une sauvegarde dont il serait peut-être prudent de recommander l'usage !

Ces demeures, en effet, peuvent se trouver en dehors du plan d'évolution de l'épidémie, ne pas en recevoir le germe et lui échapper; absolument comme échapperaient à un incendie voisin les entrepôts de combustibles placés en dehors des lignes parcourues par le feu; est-on autorisé à conclure que l'entassement

du bois, de l'alcool, ou de la poudre constitue un
moyen de préservation contre l'incendie?

Mais que le germe du mal pénètre en ces malheureuses habitations; bientôt surgira la preuve de leurs
dangers. Tandis que dans les quartiers voisins ce
germe pourra demeurer stérile ou ne se développer
que sous forme d'affection incomplète, il y trouvera
ses chances d'entier développement et de fructifica-
tion.

Point n'est besoin de remonter au déluge; et, en
nous en tenant à la dernière épidémie de choléra
(1884), nous pouvons fournir les preuves du bien fondé
des prédictions des hygiénistes, en ce qui concerne
les dangers des habitations insalubres. Au cours de
l'année 1883, M. du Mesnil traçait d'une rue du faubourg Saint-Antoine, la rue Sainte-Marguerite, un
tableau lamentable, et démontrait la hideuse insalubrité de plusieurs garnis, insistant spécialement sur
les conditions d'infection du n° 21 de cette rue. (Du
Mesnil, *Une Rue du faubourg Saint-Antoine en* 1883.)
Or, dès le 5 novembre 1884, jour du début à Paris
de cette épidémie cholérique, trois cas éclataient rue
Sainte-Marguerite, dont l'un en ce garni du n° 21, et
les deux autres aux numéros 11 et 40 qui ne valent
guère mieux.

Autre exemple: dans la séance de l'Académie de
médecine du 2 décembre 1884, nous insistions à
notre tour sur les conditions spéciales d'insalubrité
de la banlieue nord de Paris, et, à propos de la commune d'Aubervilliers: « C'est là, disions-nous, que
depuis des années prédominent et la fièvre typhoïde
et la diphthérie; c'est là qu'a trouvé son terrain le
choléra, pouvant peut-être y rencontrer encore au-

jourd'hui, après son extinction en ville, des conditions de survivance qui imposent la continuation de la lutte entreprise pour l'assainissement de cette région. » (Voy. *Bulletin de l'Académie de médecine*, 1884, p. 1667.)

Quelques jours après cette communication, le choléra se réveillait dans la banlieue nord de Paris : à Aubervilliers surtout, où cinq cas dont deux mortels étaient signalés du 12 au 30 décembre, et à Saint-Denis où le dépôt de mendicité perdait 20 cholériques au courant du même mois.

Que serait-ce si, au lieu de limiter nos exemples à la dernière épidémie cholérique, nous établissions l'affinité de toutes les maladies vulgaires, scrofules, phthisie, rachitisme, pour ces misérables habitations dont la population affaiblie est destinée à peupler nos hôpitaux et à grever le budget de l'Assistance publique.

Ne sommes-nous donc pas excusables, nous médecins, de croire aux dangers des logements insalubres, et de rallier à nos convictions ceux qui peuvent et doivent en poursuivre l'assainissement ? Ne le sommes-nous pas de nous élever parfois avec énergie contre les propriétaires ou locataires principaux qui retirent de semblables bouges un profit qui est véritablement de l'usure ? et, tout en reconnaissant la difficulté de l'application, ne sommes-nous pas fondés à émettre avec M. du Mesnil la pensée qu'au lieu d'amendes minimes, dont le chiffre est si dérisoire que le propriétaire a plus d'avantage à les payer qu'à faire les réparations réclamées, mieux vaudrait pouvoir punir de prison des attentats aussi criminels contre la santé et la vie des individus ?

ART. VII. — RÉFORMES INDISPENSABLES.

1° *Modifications de la loi du 13 avril 1850.* — Nous laissons au lecteur le soin de comparer le texte de cette loi à celui de la révision qui en a été proposée par M. Martin à la Commission technique d'assainissement de Paris; ce nouveau projet qui, en son article IV, donne du logement insalubre une définition correspondant aux exigences de l'hygiène moderne, est bien autrement libéral que la loi actuelle, dans le sens des attributions conférées aux Commissions de logements insalubres, et les arme de pénalités plus efficaces à l'égard des propriétaires de ces immeubles. (Voy. *Pièces annexées,* n°s 3 et 4.)

2° *Recensement des logements insalubres.* — Peut-être le plus sage est-il non de punir, mais de prévenir de semblables méfaits.

Il y a deux ans, le Conseil municipal renvoyait à l'Administration une proposition, faite par M. Villard, dans la pensée de donner à la population les moyens de distinguer les habitations salubres de celles qui ne le sont pas, et, d'autre part, d'encourager les propriétaires à exécuter dans leurs immeubles les mesures commandées par l'hygiène; pour atteindre ce double but, l'Administration préfectorale eût fait connaître aux propriétaires que, sur leur demande, leurs immeubles seraient visités par des délégués spéciaux pour en examiner les conditions de salubrité intérieure; qu'à la suite de cette visite une plaque rouge, portant le visa du service de salubrité, serait placée, par les soins et aux frais de la Ville, sur les immeu-

9.

bles dont l'aménagement aurait été reconnu satisfaisant.

Ce ne serait là, somme toute, que l'introduction en France de la règlementation sanitaire appliquée en d'autres capitales, et en vertu de laquelle toute maison, avant d'être occupée, doit être reconnue hygiéniquement habitable.

C'est dans le même ordre d'idées qu'au mois de décembre 1884, M. Levraud a proposé au Conseil municipal l'adoption des propositions suivantes :

ARTICLE 1er. — Des feuilles destinées au recensement des immeubles insalubres et conformes au modèle ci-joint (1) seront imprimées par les soins de la Préfecture de la Seine, sur trois papiers de couleurs différentes, correspondant aux trois catégories d'urgence (elles sont spécifiées dans le rapport susvisé).

ART. 2. — Ces feuilles de recensement seront réparties entre les vingt mairies de Paris, pour y être remplies par les soins des commissions d'hygiène de chaque arrondissement.

ART. 3. — Ces feuilles ainsi remplies seront renvoyées par les soins des mairies à la préfecture de la Seine et à la préfecture de police, pour les deux premières catégories, et à la préfecture de la Seine seule pour la troisième catégorie.

ART. 4. — Les deux préfectures devront agir après entente préalable, dans le plus bref délai, chacune dans la limite des attributions qui lui sont conférées par les lois, ordonnances, décrets et règlements.

ART. 5. — Une carte de Paris sera dressée par le ser-

_____

(1) Le modèle de ces feuilles comprend les indications suivantes : 1º hauteur de la construction de l'immeuble et nombre d'habitants; 2º état des cours; 3º état des logements; 4º escaliers, couloirs, etc. ; 5º fosses d'aisances; 6º lieux d'aisances; 7º eau, qualité et quantité ; 8º écoulement des eaux ménagères; 9º profession, industrie; 10º autres causes d'insalubrité.

vice du plan de Paris, avec l'indication des points de la
ville qui seront reconnus comme ayant atteint le maximum d'insalubrité. »

Les propositions ayant été approuvées en principe
par le Conseil municipal, Paris se trouve actuellement à la veille d'une visite générale de tous les immeubles.

C'est aux Commissions d'hygiène des divers arrondissements de Paris, renforcées d'un certain nombre de
membres de la Commission des logements insalubres,
de médecine, etc., que reviendra cette mission dont le
but et le mode d'exécution sont l'objet d'une circulaire
du Préfet de police, en date du 18 mars 1885.

Art. VIII. — Maisons ouvrières.

On se préoccupe, à juste raison, de l'édification de
maisons ouvrières, répondant aux exigences de l'hygiène; il semble que les moyens ne manquent pas.

La Ville peut faciliter la construction de maisons à
bon marché par l'aliénation de terrains communaux,
dont la ressource est considérable, car on estime
à 180,000 mètres carrés le total des terrains à bâtir
appartenant à la Ville (Voy. Villard, *Rapport du 9 février 1883 au Conseil municipal*).

Parmi les emplacements, il y a environ 300 hectares le long du chemin de fer de ceinture qui sont
parfaitement aptes à recevoir des constructions. Si
on exécute le métropolitain, ces terrains auraient des
communications faciles et économiques avec l'inté-

rieur de la capitale ; le chemin de fer de ceinture fournirait également, et dès aujourd'hui, des moyens de
transport rapides ou économiques, en le complétant
par un service de tramways et d'omnibus reliant
chaque gare au centre de Paris.

Les terrains ne font donc pas défaut. Restent les
plans de construction. La première pensée a été de
faire aux ouvriers de petites maisons séparées, où
ils vivraient isolés et dont ils pourraient même devenir propriétaires au bout d'un certain temps. Mais à
Paris, à notre grand regret, ce système n'a point
paru praticable, et l'on s'est arrêté à l'idée de construire des maisons mixtes : il y aurait dans ces maisons un certain nombre de petits logements, ce qui
n'empêcherait pas le reste d'être occupé par des loyers
d'un prix plus élevé.

Peut-être cependant revient-on déjà sur cette manière de voir. Tout récemment (mars 1885) la Ville a
mis aux enchères pour soixante-quinze ans la location
de quatre terrains sur lesquels devront être élevées
des maisons d'ouvriers.

Ces terrains sont situés dans le XIIIe arrondissement, rue de Tolbiac. Les loyers varieront de 150 à
225 et 300 francs suivant le nombre de pièces occupées.

Sur 20 mètres carrés de superficie, on aura une
chambre et une cuisine pour 150 francs.

Sur 30 mètres carrés, deux chambres, une cuisine,
un cabinet d'aisances, une cave ; et pour 300 francs,
sur 40 mètres carrés, une chambre de plus.

Les prix moyens de loyer pourront être établis
entre les trois types ci-dessus sur la base de 7 fr. 50
par mètre carré habitable.

ART. IX. — LOGEMENTS GARNIS.

L'industrie des hôteliers logeurs est, certes, fort disparate, englobant des demeures luxueuses, et, par échelons successifs, les logis les plus insalubres; aussi a-t-on réparti ces *garnis* en classes nombreuses; nous nous contenterons des trois suivantes :

1° Hôtels des quartiers populeux, surtout des quartiers excentriques, au nombre d'environ 6,000, pouvant loger 200,000 habitants; en cette classe rentre la plus redoutable de ces industries : celle du *logeur à la nuit*.

2° Hôtels recevant les négociants, voyageurs de commerce, touristes, etc., occupant surtout le centre de la ville; leur nombre est d'environ 3,000, et ils peuvent recevoir 80,000 personnes;

3° Hôtels ne recevant que les gens très riches, les gros industriels, les hauts fonctionnaires, occupant la rue de Rivoli, le boulevard des Italiens, etc., au nombre de 1,000 et pouvant recevoir 30,000 personnes.

L'accroissement des locataires, surtout dans les hôtels appartenant à la première de ces catégories, a pris un développement excessif en ces dix dernières années. Le document suivant, dont les éléments sont empruntés par M. du Mesnil à la préfecture de police, est très probant à cet égard. C'est la statistique du nombre des garnis et des locataires existant dans ces garnis au premier jour de chaque année, de 1875 à 1883 :

ANNÉES.	NOMBRE DE GARNIS.	LOCATAIRES		TOTAL.
		FRANÇAIS.	ÉTRANGERS.	
1875.........	9.207	113.987	18.656	132.643
1876.........	9.136	121.183	20.276	141.459
1877.........	9.144	131.397	22.559	153.956
1878.........	9.469	119.316	20.391	139.707
1879.........	10.189	139.934	40.721	180.655
1880.........	10.048	140.421	29.588	170.009
1881.........	10.180	166.692	36.313	203.005
1882.........	10.788	181.282	43.659	224.941
1883.........	11.753	196.229	43.935	240.164

A ne prendre que les dates extrêmes de ce tableau, on trouve qu'en 1875 9,297 garnis contenaient 113,987 Français et 10,656 étrangers ; en tout : 132,643 locataires. En 1883, le nombre des garnis est de 11,753, contenant 43,935 étrangers et 196,229 Français; en tout : 240,164 locataires. Le nombre des garnis ne s'est augmenté dans cette période que de 2,456 et le chiffre de leurs locataires s'est accru de 107,521.

Ainsi, en même temps que la population de Paris s'accroissait en sept années d'environ 303,000 habitants et passait de 2,000,000 à 2,300,000 habitants, en augmentant de 15 p. 100, la population des garnis augmentait, elle, de plus de 80 p. 100 ; et ceci alors que le nombre de ces garnis ne s'accroissait que de 20 p. 100.

A coup sûr, il y a des garnis de dimensions et dispositions plus convenables qu'autrefois dans le nombre de ceux qui ont été installés en cette période; mais, dans la plupart des cas, c'est par une diminution de la surface louée dans chaque ancien garni que cet accroissement de locataires a pu être obtenu; il a donc fallu réduire, dans une proportion effroyable, l'air, l'espace, le confortable, déjà très restreints, réservés à la population forcée de recourir à ces appartements (J. Rochard).

D'après la déposition récente du syndic des hôteliers logeurs de Paris, il y aurait actuellement, il est vrai, une diminution considérable du chiffre des habitants des garnis, surtout de ceux qui sont occupés par la population ouvrière, diminution due à un certain nombre de grèves, au ralentissement général des travaux et à l'accroissement considérable des maisons nouvelles qui ont enlevé aux vieux garnis une partie de leur clientèle. Malheureusement cette diminution d'habitants ne modifie en rien les désiderata de ceux des logements qui demeurent encore occupés parce qu'ils sont plus au centre, et pour lesquels, en raison de cette situation, les propriétaires imposent toujours des loyers d'un prix exagéré.

De toutes les habitations privées, les logements garnis sont certainement, à bon droit, les plus suspects. Aussi est-ce une bonne fortune pour la santé publique qu'ils soient soumis au contrôle de l'Administration.

La pièce annexée nᵒ 5 reproduit l'Ordonnance du préfet de police, en date du 25 octobre 1883, sur ces logements. Afin d'en assurer l'application, et par arrêté en date du 20 juillet 1883 (voy. *Pièce annexée*, nᵒ 6), a été institué un service d'inspection de la salubrité des garnis, assuré par cinq inspecteurs titulaires et quatre suppléants; depuis, une autre Ordonnance (Pièce annexée, nᵒ 7) a étendu ce service aux communes de la banlieue.

ART. X. — CHAUFFAGE ET SES DANGERS MODERNES.

Parmi les inconvénients pourtant si nombreux surgissant de ce fait, nous ne viserons que celui sur lequel des accidents récents survenus à Paris ont spécialement attiré l'attention des médecins ; il s'agit de
ces poêles portatifs dont les divers types ont été opposés les uns aux autres avec la prétention exclusive
pour chacun de son innocuité et de sa perfection. La
pièce annexée n° 8 sera consultée avec fruit ; elle résume à cet égard l'instruction du Conseil d'hygiène
publique et de salubrité du 16 avril 1880.

CHAPITRE VII

HABITATIONS COLLECTIVES.

Ici surtout l'on a trop souvent cherché prétexte à
l'érection de monuments décoratifs, dont les dispositions intérieures ont été relativement sacrifiées.

Dans l'édification de telle grande école, on a singulièrement dépassé les prétentions des professeurs
qui auraient préféré des installations à la fois plus
simples au dehors, plus complètes en dedans.

Nos savants, dit M. Albert Duruy, se soucient fort
peu qu'on leur élève, à grands frais, de somptueux
édifices en pierres de taille massives, étalant orgueil-
leusement le long de nos boulevards leurs façades
monumentales. Ce qui leur manquait, c'était l'espace,

l'air, la lumière ; c'étaient des cabinets d'étude un peu plus confortables que la pièce humide et froide où l'illustre Claude Bernard faisait jadis ses expériences au Collège de France ; c'étaient des constructions légères dont ils pussent varier l'aménagement suivant leurs besoins particuliers ; de vastes laboratoires sans luxe décoratif et sans prétention architecturale. Ils ne demandaient pas les palais qu'on leur a donnés...

ART Ier. — LYCÉES.

Plusieurs de ces établissements laissent à désirer comme aération et lumière ; on va reconstruire l'un des plus anciens, le lycée Louis-le-Grand.

Si jamais, pour l'embellissement d'une rue, il a été fait abus, au détriment de son hygiène intérieure, d'un établissement public, c'est bien dans l'édification du lycée Saint-Louis dont les élèves sont entassés en des locaux insuffisants, donnant sur des cours qui sont de véritables puits et où le principal obstacle à l'aération intérieure provient de la façade monumentale élevée en bordure du boulevard Saint-Michel.

De nouveaux établissements, conformes aux exigences de l'hygiène, vont d'ailleurs diminuer l'encombrement de ces anciens centres d'instruction. Récemment, on a inauguré, à Passy, le lycée Jeanson-de-Sailly, et sur les hauteurs de Sceaux, en face de Fontenay-aux-Roses, dans un site ravissant, le lycée Lakanal n'attend, pour ouvrir ses portes, que la fin des travaux d'organisation intérieure. Enfin, le Conseil municipal de Paris, mettant terme à des négociations engagées, depuis 1879, avec l'État, a décidé la création de deux lycées en des quartiers jusqu'ici déshérités, boulevard de Vaugirard et avenue de la République.

ART. II. — ÉCOLES D'ENFANTS.

« Dans les grandes villes, et surtout à Paris, le problème d'une maison d'école primaire suffisamment vaste avec des classes au rez-de-chaussée seulement est très difficile à résoudre. Le prix des terrains, dans certains quartiers surtout, est un obstacle économique dont la municipalité a le devoir de tenir compte, d'autant plus que les bâtiments et groupes scolaires sont nécessairement très nombreux. La Ville de Paris a fait tout le possible; elle a, dans tous les quartiers, élevé de nombreux bâtiments nouveaux, et elle poursuit son œuvre incessamment; mais force lui a été, en attendant qu'il y ait partout des constructions neuves, d'approprier, tant bien que mal, des constructions anciennes; c'est ce qui est arrivé, par exemple, pour ne citer qu'un exemple, au quartier qui touche aux grandes écoles de l'enseignement supérieur, à l'école communale située rue des Fossés-Saint-Jacques, derrière la mairie du Panthéon, à celle derrière la mairie du Panthéon, à celle de la rue des Feuillantines, à l'école primaire et à l'école maternelle situées côte à côte dans la rue de l'Arbalète; certaines de ces écoles sont en contre-bas de la rue ou des terrains voisins, et ainsi elles sont dans des conditions très défectueuses au point de vue de la salubrité. Mais ce sont là des conditions qui sont, qui doivent être tout à fait temporaires. Des bâtiments d'école nouveaux, bien aménagés, hygiéniquement construits, remplaceront ces vieilles masures replâtrées. » (Napias et Martin, *l'Étude et les progrès de l'hygiène en France*.)

Delpech a condensé, en un rapport approuvé par le Conseil d'hygiène publique et de salubrité, l'exposé des premiers symptômes des maladies contagieuses qui peuvent atteindre les enfants de six à quatorze ans, admis dans les salles d'asile et les écoles primaires.

Le but de ce travail était de fournir aux maîtres d'école et aux parents les renseignements nécessaires pour leur permettre de reconnaître à temps ces affections ; nous craignons bien que, malgré tout son mérite, l'œuvre de notre regretté collègue ne puisse rendre à des personnes étrangères à la médecine les services qu'en attendait l'Administration.

La fréquence des épidémies, surtout de diphthérie et de fièvres éruptives, qui débutent ou se propagent par les écoles, a été signalée à plusieurs reprises par le Conseil d'hygiène publique et de salubrité de la Seine, qui a dû souvent réclamer la fermeture de ces écoles ; il est nécessaire que l'enfant y soit également surveillé au point de vue de sa santé personnelle et de son développement physique.

Par un long arrêté en date du 15 décembre 1883, le préfet de la Seine a organisé le service de l'*Inspection médicale* des écoles primaires et maternelles de la Ville de Paris.

La pièce annexée n° 9 en reproduit les articles les plus saillants.

Art. III. — Casernes.

La garnison de Paris est répartie, on le sait, dans les casernes de la ville même et dans les forts exté-

rieurs à l'enceinte. Nous insistons sur cette répartition, parce qu'elle entraîne l'une des plus évidentes
démonstrations de l'influence nocive du milieu *urbain*
sur la santé des nouveaux venus à Paris, surtout quand
ils y viennent à l'âge de réceptivité aux principales
maladies transmissibles. Nous pouvons dire, en effet,
en nous basant sur une expérience de chaque jour,
que, dans leur ensemble, ces dernières affections sont
presque exclusives aux troupes casernées en ville,
celles qui résident dans les forts en étant à peu près
indemnes, et ne subissant en revanche qu'un chiffre
un peu plus élevé de ces affections *à frigore :* diar-
rhées, bronchites, rhumatismes, qui, soit par leur
bénignité, soit par leur non-contagiosité, ne peuvent,
au même titre que les précédentes, compromettre
l'état sanitaire général et la valeur des effectifs.

Parmi les forts qui environnent la capitale, il n'en
est guère que deux qui ne semblent pas bénéficier
de cette situation excentrique : d'une part, le fort de
Vincennes dont, il est vrai, l'effectif offre la proportion de population d'une petite ville, d'autre part celui d'Aubervilliers, qui subit forcément, pour sa part,
l'influence générale d'insalubrité de la banlieue nord
de Paris, où cette insalubrité acquiert son maximum,
vu le nombre relativement si élevé, en cette région,
des établissements : dépotoirs, épurations d'huile, de
graisse, nourrisserie de porcs, qui entraînent les émanations les plus infectes.

Quant aux casernes intérieures de Paris, elles peuvent se partager en deux groupes principaux : les
unes dont l'édification remonte à une époque éloignée comme celles de l'École militaire, du quai d'Orsay, de la Pépinière, des Minimes, de Babylone, des

Célestins, de Tournon, du Vieux-Colombier, qui datent de près d'un siècle et où, par conséquent, ont pu s'accumuler les germes morbides laissés par de nombreuses générations ; d'autres plus modernes, construites il y a quelque trente ans, sous le second Empire : Reuilly, Prince-Eugène, Napoléon, qui offrent, au point de vue hygiénique, le grand inconvénient d'être encore trop centrales, d'accumuler trop d'habitants ; et, pour les deux dernières, d'être bâties en parallélogrammes fermés à cour intérieure, par conséquent en dehors des conditions d'aération les plus favorables.

Il est bien certain, en ce qui concerne ces casernes, qu'il y a beaucoup à faire pour les transformer en types de résidence salubre ; surtout s'il s'agit des plus grandes, où naturellement se multiplient les chances d'expansion de toute épidémie dont le germe y aura pénétré : tel est, en particulier, le cas de l'École militaire qui, avec ses annexes, abrite un effectif de plus de 5000 hommes.

Ce que nous pouvons affirmer, c'est que l'hygiène intérieure de ces établissements est l'objet de la sollicitude constante de l'autorité militaire, qui a consacré, dans la mesure du possible, les propositions d'assainissement que nous lui avons adressées en ces dernières années : réfection des vieux parquets, blanchissage des murs, désinfections périodiques par la combustion du soufre, évacuation des quartiers contaminés, transformation des anciennes latrines en tonneaux mobiles préalablement désinfectés (système Goux); établissement, enfin, dans chacune de ces casernes, d'un système d'aspersion d'eau tiède permettant de laver les hommes au moins deux fois par mois.

Loin de nous la prétention d'avoir ainsi supprimé toute cause intrinsèque susceptible de concourir au développement d'une épidémie! Mais nous aurions fait plus encore, obtenu la substitution, sur place, aux casernes actuelles de locaux neufs, conformes par leurs dispositions intérieures aux règles de l'hygiène, que nous serions loin cependant d'oser en affirmer la salubrité; car plus nous observons, plus nous sentons croître notre conviction qu'à Paris, dans l'apparition des épidémies de casernes, le danger principal surgit du voisinage. Quand nous traiterons plus loin de la fièvre typhoïde, de la diphthérie, et de leurs manifestations dans la garnison, nous verrons l'influence sur nos soldats de l'état sanitaire de la population environnante. L'entourage peut compromettre momentanément la plus salubre de ces casernes; nous pouvons citer celle de Schomberg, datant d'un an à peine, supérieure à tous égards à la plupart des habitations, même les plus aisées, de la capitale, et qui cependant a payé son tribut à la fièvre typhoïde endémique dans les rues voisines.

La meilleure condition d'habitat pour le soldat, à Paris, c'est l'éloignement des quartiers populeux. De toutes les casernes intérieures, la plus salubre est celle dite des Tourelles, près du lac Saint-Fargeau, soustraite par son altitude, sa situation voisine de l'enceinte, aux causes d'insalubrité urbaine, et renfermant sans inconvénient un régiment tout entier.

Quand une épidémie éclate dans une caserne de province, on obtient habituellement les résultats les plus efficaces de l'emploi des désinfectants actuellement en honneur, et particulièrement de l'acide sulfureux; les germes morbides une fois détruits, de longues périodes peuvent s'écouler avant leur réintroduction dans l'établissement purifié. Il n'en est pas de même ici. La désinfection des casernes de Paris ne peut avoir que des effets temporaires : de nouveaux germes importés de l'extérieur viennent, souvent à brève échéance, remplacer ceux que l'on a détruits.

Ce n'est pas seulement l'atmosphère contaminée de la grande ville, ce ne sont pas les contacts suspects qu'ils y subissent, qui constituent pour les soldats une source de danger tout à fait extrinsèque à leurs habitations; c'est encore la qualité de l'eau que leur fournit la ville et qui est exclusivement de l'eau de rivière : Ourcq ou Seine. Et cependant des branchements de la Vanne passent à portée des principales casernes; à part bien d'autres motifs, les soldats ne devraient-ils pas en recevoir les premiers en raison de leurs aptitudes morbides toutes spéciales ? Aussi considérerions-nous comme un bienfait pour la garnison de Paris l'adoption des projets que nous avons présentés à l'effet d'introduire en chaque caserne, par une canalisation spéciale, une quantité d'eau de sources relativement minime, ce qui diminuerait la dépense, mais qui suffirait, car elle serait destinée exclusivement à être bue (voy. p. 85).

ART. IV. — THÉATRES ET CAFÉS.

Une Ordonnance récente (16 mai 1881) a été rendue par le préfet de police au point de vue spécial des incendies dans les théâtres, ordonnance imposant diverses dispositions qui ont trait à l'ouverture permanente des portes sur tous les points où existent des dégagements, à l'allumage des lampes partout où les consignes spéciales en ont prescrit le placement, à la liberté des passages et couloirs, trop souvent encombrés par les sièges ou tabourets, toutes mesures propres à assurer la facile circulation du public en cas d'alerte.

Nous n'avons pas à entrer dans le détail des inconvénients de l'atmosphère viciée des théâtres, de leur excès ou de leur défaut d'éclairage, car nous estimons que sous ce rapport, Paris n'offre rien d'absolument particulier. On peut aujourd'hui encore citer comme un modèle le rapport de d'Arcet, sur les travaux entrepris par le Conseil de salubrité en 1829, pour l'assainissement des théâtres de l'*Odéon*, de l'*Opéra*, du *Gymnase*, des *Variétés*, et du *Théâtre Favart* (1).

Ces inconvénients banals, en somme, sont moindres à nos yeux que ceux de certains établissements qui, en revanche, ont pris à Paris une importance spécialement considérable : nous voulons parler de cette masse de cafés-concerts remplis de fumée où s'entassent hommes et femmes, et qui concourent, pour une large part, au développement des affections causées par l'abus des alcooliques et le tabagisme.

ART. V. — PRISONS.

Il y a cinquante ans, Villermé signalait l'insalubrité de l'ensemble des prisons de la Seine, les privations et la misère auxquels étaient réduits les détenus ; la mortalité était énorme, s'élevant à 90 pour 1000 par

(1) D'Arcet, *Note sur l'assainissement des salles de spectacle*, in *Ann. d'hyg. publ. et de méd. lég.*, t. I, 1829.

an, le quadruple de la mortalité moyenne (1). La mortalité était épouvantable surtout au dépôt de Saint-Denis (1 sur 4 par an) où elle était telle, dit Villermé, qu'il ne périt pas, proportionnellement, plus de soldats dans une guerre meurtrière.

Actuellement les prisons de Paris sont loin, bien loin encore, d'avoir subi une pleine transformation. Il en est qu'il est urgent de désaffecter et de remplacer par des établissements construits hors la ville et répondant aux exigences de l'hygiène moderne. Telles sont les deux vieilles prisons de Sainte-Pélagie et de Saint-Lazare ; cette dernière surtout où les enfants nouveau-nés, condamnés à vivre avec les femmes détenues, meurent presque tous avant l'âge de deux ans.

Mais, au demeurant, les conditions sanitaires des prisons de Paris ont bien changé ; il ne s'y développe plus, à vrai dire, de maladies carcéraires, sauf peut-être le scorbut qui n'est pas encore entièrement supprimé, mais qui, nous le verrons, ne se manifeste qu'à rares intervalles et sous des formes bénignes ; quant aux fièvres malignes, elles ont complètement disparu ;

---

(1) Le mémoire de Villermé s'appuyait sur la mortalité annuelle moyenne, pendant les années 1815, 1816, 1817 et 1818, dans les prisons de l'époque, mortalité qui s'élevait :

A la Grande-Force..............	à 1 sur 40.88 détenus.	
Aux Madelonnettes.............	— 38.03	—
A la Conciergerie.............	— 32.06	—
A la Petite-Force.............	— 26.63	—
A Sainte-Pélagie.............	— 24.48	—
A Bicêtre....................	— 18.75	—
A Saint-Lazare...............	— 17.92	—
Au dépôt de mendicité de Saint-Denis........................	— 3.97	—

modifications d'autant plus importantes que le nombre des détenus a augmenté parallèlement à l'accroissement de la population et s'est élevé, en 1882, à 108,000, y compris les 46,000 individus passés au Dépôt de la Préfecture de police (1); en cette même année, sur ce chiffre total de détenus, dont la moyenne quotidienne était 5529, il n'a été signalé que 145 décès, soit, d'après cette moyenne, 26 sur 1000 par an.

Il n'en est malheureusement pas de même hors de Paris. Nous espérions pouvoir, en ce travail, saluer l'ouverture de la maison de répression de Nanterre, construite dans les conditions les plus conformes aux données de la science, mais dont le mobilier n'est pas encore installé. Cette installation permettrait enfin de supprimer le dépôt de Saint-Denis consacré à la réclusion des vagabonds, mendiants libérés, etc., foyer

(1) Le tableau ci-dessous indique le nombre de prisonniers qui ont été renfermés dans chacun de ces établissements pendant l'année 1882, y compris ceux présents au 1er janvier 1882.

	Hommes et jeunes gens.	Femmes et jeunes filles.
Dépôt de la Préfecture de police...........	46,695	15,339
Maison d'arrêt et de correction cellulaire de Mazas...................................	8,918	»
Maison d'arrêt et de correction cellulaire de la Santé................................	11,206	»
Maison de correction de Sainte-Pélagie......	6,707	»
Maison d'arrêt et de correction de Saint-Lazare (Prevenues et condamnées.	»	5,175
Prostituées.............	»	4,532
Jeunes détenues.........	»	160
Maison de justice......................	4,893	»
Dépôt des condamnés....................	2,865	»
Maison d'éducation correctionnelle.........	1,738	3
	83,022	25,209
TOTAL............	108,231	

d'insalubrité, traversé par un ruisseau infect, le Croult,
et dont tant d'hygiénistes, après Villermé, ont raconté
les résultats néfastes; la mortalité annuelle de ce dépôt s'élève encore aujourd'hui au dixième de son
effectif (348 morts sur 3240 en 1882)! et, en huit jours,
du 15 au 20 décembre 1884, il a fourni 28 victimes à
la dernière épidémie cholérique!

Le département possède un autre dépôt de mendicité, à Villers-Cotterets (Aisne), dont la mortalité est
également fort élevée (269 morts sur 1358), mais se
rattache pour une bonne part à l'âge avancé du personnel des détenus et pensionnaires.

CHAPITRE VIII

ALIMENTATION.

Le dicton suivant avait cours sous le règne de
François Ier :

> Lever à cinq, dîner à neuf,
> Souper à cinq, coucher à neuf,
> Fait vivre d'ans nonante et neuf.

Ce ne sont pas seulement les heures qui ont changé,
mais plus encore la nature de l'alimentation; elle est
devenue tout autre comme qualité et quantité; le
peuple consommait peu de viande au moyen âge, et
parmi les légumes de l'époque, ail, pois, fèves,
oignons, cerfeuil, poireaux, navets, anis, faisait dé-

faut celui qui devait prendre une part si considérable
dans la consommation publique : la pomme de terre.

ART. Iᵉʳ. — LE PAIN.

1º *Son rôle dans l'alimentation parisienne.* — La farine de froment constituait déjà l'un des éléments
principaux de l'alimentation sous forme soit de pain
plus ou moins grossier, soit de gâteaux, galettes, etc.

De 1789 à 1791, d'après Lavoisier, il avait été consommé par année 205,312,500 livres de pain, soit environ 100 millions de kilogrammes. Ce qui représentait 462 grammes par tête et par jour.

D'après l'*Annuaire de la ville de Paris* pour 1882, la
consommation de pain s'est élevée en cette année à
environ 355 millions de kilogrammes, soit pour chaque habitant une consommation moyenne de 158 kilogrammes par an ou de 434 grammes par jour. Les
calculs de M. Morillon, répétés pendant quinze ans, lui
ont cependant démontré que la consommation journalière de pain atteignait à peine aujourd'hui 400 grammes (Morillon, *Rapport sur les consommations de
Paris*, etc.), soit 62 grammes de moins qu'au temps
de Lavoisier (1789-1791). Différence qui s'explique
par l'amélioration générale du régime alimentaire
résultant de l'arrivage plus considérable des autres
denrées de consommation usuelle.

2º *Règlementation de la boulangerie.* — Néanmoins
le pain demeure encore, à Paris surtout, où rien ne
le remplace ni dans la classe riche ni dans la classe
pauvre, un aliment d'une telle importance, qu'il mérite d'être examiné au point de vue économique.

C'est une bonne fortune pour notre lecteur que nous puissions emprunter largement, en ce sujet, à l'article *Pain*, récemment publié dans le *Dictionnaire encyclopédique des sciences médicales*, par notre savant collègue, M. Coulier.

« Avant le 22 juin 1863, le système de règlementation des boulangers, qui était en vigueur à Paris et dans le département de la Seine, avait pour point de départ un arrêté consulaire du 19 vendémiaire an X (11 octobre 1801). Cet arrêté (Voy. *pièce annexée* n° 10) peut donner une idée de la complication législative qu'on croyait de nature à faciliter le commerce. Mais, en outre de toutes les obligations qu'il impose, et qui constituaient une véritable servitude pour le boulanger, il faut encore mentionner une multitude d'autres dispositions règlementaires tout aussi draconiennes, telles que : l'interdiction de toute vente de pain faite dans des boutiques séparées des fournils ; l'interdiction des ventes faites par les boulangers forains sur les marchés ; l'interdiction de tout transport de pain entre le département de la Seine et les départements voisins ; l'interdiction de tout payement direct de farine aux meuniers sans l'intervention des caisses de la boulangerie ; l'interdiction, pour chaque boulanger, de s'établir à proximité d'un confrère, etc.

« Dans toute cette réglementation, l'objectif du législateur était d'éviter les écarts trop grands dans le prix du pain, et surtout les désordres qu'amène la famine au point de vue de la sécurité publique. C'est pour cette dernière raison que les grandes villes, et Paris en particulier, étaient soumises à des règles spéciales.

« L'histoire des sept vaches maigres dévorant les sept

vaches grasses, et l'enseignement qui en découle, sont aussi anciens que le monde. Pour conjurer les conséquences des mauvaises années, l'État avait essayé de conserver les grains qu'il achetait dans les années d'abondance, et qu'il écoulait pendant la disette. Le résultat fut loin d'être favorable. Ensuite on imposa aux boulangers l'obligation d'avoir toujours en réserve un approvisionnement pour trois mois de consommation. C'était là sans doute une bonne mesure; cependant elle était onéreuse à cause du capital immobilisé par chaque boulanger, du loyer des magasins, des soins à donner à l'approvisionnement et des risques de perte.

« Enfin cette organisation était complétée, pour Paris et le département de la Seine, par la taxe du pain, mesure que l'article 30 de la loi des 19-28 juillet 1791 laisse aux autorités municipales la faculté d'appliquer, et qui était affichée dans les boutiques des boulangers.

« C'est dans le même esprit que fut créée la caisse de la boulangerie, qui servait d'intermédiaire pour les achats de la farine entre les minotiers et les boulangers, et, en outre, jouait le rôle de régulateur entre les années abondantes ou pauvres. C'est le système dit de compensation. La caisse, étant l'intermédiaire obligé de toutes les transactions faites par les boulangers, se remplissait en temps d'abondance, pour se vider en temps de disette, tantôt en gagnant sur les ventes qu'elle faisait aux boulangers, tantôt en perdant. Le résultat final était une stabilité plus grande du prix du pain, qu'elle tendait à rendre uniforme (1). »

_____

(1) Coulier, _loc. cit._

3º *Liberté de la boulangerie.* — Depuis 1863, toute cette réglementation a été supprimée, et les deux articles suivants du décret du 30 juin 1863 établissent dans les conditions les plus libérales le régime actuel de la boulangerie :

« ARTICLE 1ᵉʳ. — Sont abrogées, à dater du 1ᵉʳ septembre 1863, les dispositions des décrets, ordonnances ou règlements généraux ayant pour objet de limiter le nombre des boulangers, de les placer sous l'autorité des syndicats, de les soumettre aux formalités des autorisations préalables pour la fondation ou la fermeture de leurs établissements, de leur imposer des réserves de farines ou de grains, des dépôts de garantie ou des cautionnements en argent, de réglementer la fabrication, le transport ou la vente du pain, autres que les dispositions relatives à la salubrité et à la fidélité du débit du pain mis en vente.

ART. 2. — Les décrets des 27 décembre 1853 et 7 janvier 1854, relatifs à la caisse du service de la boulangerie du département de la Seine, seront modifiés et mis en harmonie avec les dispositions du présent décret. »

En somme, liquidation de la caisse de la boulangerie et abolition de la taxe officielle.

4º *Taxe officieuse.* — Pour éviter tout malentendu, l'on ne dit même plus aujourd'hui : *taxe officieuse*, on dit : *évaluation officieuse*.

L'évaluation officieuse du prix du pain ne constitue à vrai dire qu'un renseignement ; l'Administration a le droit de le fournir au même titre que n'importe quel particulier, mais elle le fait, on le comprend, avec des garanties toutes spéciales de désintéressement et d'autorité ; cette information donnée au public nous semble une satisfaction pour l'acheteur, qui aime, en somme, à connaître la valeur réelle de ce qu'il paie, et une invitation indirecte, plus ou moins efficace, au vendeur, au boulanger, à ne pas exagérer le prix de cette marchandise.

Cette évaluation se fait actuellement à Paris deux fois par mois ; elle est calculée, pour chaque quinzaine à venir, d'après la valeur de la farine dans la quinzaine précédente, à laquelle on ajoute une somme fixe, représentant les frais de panification. La différence considérable du prix des farines, prix variant aujourd'hui de 25 à 35 francs le quintal, et l'augmentation de la main-d'œuvre peuvent introduire en ce calcul des éléments variables suivant les périodes ; mais, somme toute, l'opération est assez simple, et il n'est pas un de nos lecteurs qui, en dépit de quelques chiffres, ne s'en rende facilement compte par le texte même d'un de ces arrêtés, celui qui est relatif à cette évaluation pour la deuxième quinzaine de mars 1885, et que nous donnons ici à titre d'exemple :

Évaluation officieuse du prix du pain à Paris pour la deuxième quinzaine de mars 1885.

L'évaluation du prix du pain est calculée, pour la quinzaine, d'après la valeur des farines dans la quinzaine précédente, à laquelle on ajoute une somme fixe représentant les frais de panification :

1° Farines.

Les farines sont évaluées sur les bases proportionnelles suivantes :

1/10 de farines *supérieures*,
2/10 de farines de *Corbeil*,
2/10 de farines des *bonnes marques*,
2/10 de farines 9 *marques*,
3/10 de farines *ordinaires*.

Pendant la première quinzaine de mars 1885, cette proportion a donné, pour le quintal de farine, un prix moyen de 30 fr. 347.

2° *Frais de panification.*

Le montant des frais de panification, par quintal de farine, est fixé à 12 fr. 223.

En conservant comme base le rendement de 130 kilogr. de pain pour 100 kilogr. de farine, on arrive, pour la deuxième quinzaine de mars 1885, à une évaluation du kilogr. de pain de première qualité de :

$$\frac{30 \text{ fr. } 347 + 12 \text{ fr. } 223}{130} = 0 \text{ fr. } 3274.$$

En résumé :

Prix du quintal..........................	30 fr. 347
Frais de panification	12 223
	42 fr. 57
Le rendement étant de 130 kilogr. de pain, le kilogr. de pain de première qualité revient à..	0 fr. 3274
Soit à.......	0 33
Et le pain de 2 kilogr. à....................	0 fr. 6548
Soit à.......	0 65

Comme les boulangers vendent habituellement le kilogramme de pain 4 et même 5 centimes au-dessus de l'évaluation réglementaire officieuse, cet arrêté, extrait du *Bulletin municipal officiel* du 28 février 1885, correspond en somme à un cours réel de 73 à 75 centimes.

On a prétendu dernièrement aller plus loin.

Maintenue dans la plupart des grandes villes de France, Lyon, Marseille, Bordeaux, Rouen, Lille, le Havre, etc., la taxe *officielle* a semblé à quelques personnes devoir être rétablie à Paris, vu l'augmentation momentanée du prix du pain, vu aussi les différences de ce prix suivant les quartiers.

Cette taxe *officielle* n'est plus de notre époque ; elle constitue à notre sens, pour les municipalités qui en ont suspendu l'application, et par conséquent pour la municipalité parisienne, une mesure déclassée, une arme à réserver pour des circonstances absolument exceptionnelles.

Les disettes, aujourd'hui, sont en effet bien moins à craindre ; grâce à la rapidité croissante des communications, et surtout à la liberté des transports des grains, le prix des céréales tend à s'uniformiser, non seulement en Europe, mais dans le monde entier.

Aux ressources de l'ancien continent, viennent se joindre, toujours croissantes, celles de l'Amérique dont les stocks considérables pourraient, en quelques jours, inonder nos marchés. Aussi, dès qu'il y a déficit sur un point, le grain afflue de toutes parts, attiré par la moindre plus-value.

Telle est la raison principale pour laquelle le prix du pain, au lieu de suivre la marche ascensionnelle de ceux des autres denrées, est demeuré à peu près stationnaire à Paris, depuis nombre d'années ; les quatre livres, qui coûtaient 0 fr. 70 en 1820, reviennent aujourd'hui, en 1885, à 0 fr. 73 en moyenne. Dans l'intervalle de ces deux dates extrêmes, l'écart n'est devenu considérable qu'en deux années spécialement calamiteuses : la première par le fait de disette générale (1847), la seconde par les conséquences de la guerre

(1871); les prix s'élevèrent alors à 1 fr. et à 1 fr. 20.

La différence du prix du pain suivant les quartiers de Paris ne justifierait pas davantage, à nos yeux, l'intervention de l'Administration pour le régulariser ; le résultat irait droit contre le but : ce serait, très probablement, une hausse dans les régions où les boulangers se contentent d'une rémunération relativement minime.

En effet, d'après les calculs établis pour l'établissement de la taxe, et conformes à ceux dont le précédent arrêté (page 176) fournit la clef, le prix du pain vendu librement aujourd'hui de 55 à 65 centimes (pain de 4 livres) dans les quartiers Saint-Fargeau, de la Villette, de la Goutte-d'Or, de la Chapelle, etc., c'est-à-dire là où une différence de quelques centimes a une grande importance pour les habitants, ne saurait guère être inférieur à 70 centimes. Quant à réduire officiellement le prix du pain dans les boulangeries des quartiers centraux, où les frais généraux, tels que le loyer et les contributions, sont plus élevés que dans les quartiers précédents, n'y a-t-il point à se demander d'abord si, en raison de ces différences de frais, le boulanger n'est pas en droit d'y vendre ses produits un peu plus cher ?

5° *Pain de fantaisie.* — Malheureusement il est, pour ces industriels, une source de bénéfice moins légitime, et qui, bien que volontairement acceptée par le consommateur, constitue un véritable abus : le pain de *fantaisie.*

« La création de ce mot a été une des découvertes les plus heureuses pour le boulanger qui, grâce à lui, refuse de peser le pain qu'il délivre. Le pain réglementaire doit peser au moins 2 kilos et sa longueur ne pas dépasser 0ᵐ,70. On appelle pain de fantaisie tout pain dont le poids est moindre et la longueur plus grande. Du reste, ce pain est fait avec la même pâte que le pain ordinaire, la forme seule diffère. D'après Le Play, il n'y a pas moins de quarante-cinq sortes de pain de fantaisie, qui, toutes, présentent un caractère commun : le déficit sur le poids. M. Armengaud cite comme exemples des pains de fantaisie de 2 kilos qui pesaient 1ᵏ,620, 1ᵏ,640, et même 1ᵏ,523.

Il en résulte que, lorsque le pain de 4 livres est payé 0ᶠ,90 (c'est à peu près le prix des années 1878-1880), le pain de fantaisie revient de 50 à 55 et même 60 centimes le kilo. Si le poids est inférieur à 3 kilos, le déficit augmente ; ainsi le pain de fantaisie de 2 livres ne pèse plus que 740 et même 700 grammes, c'est-à-dire qu'on le paye 0ᶠ,64 le kilo. Pour les pains d'une livre, le poids est de 0ᵏ,350 et le prix réel 0ᶠ,68 à 0ᶠ,70. Enfin les petits pains, d'un ou 2 sous, sont payés à raison de 0ᶠ,72, et même 0ᶠ,75 le kilo.

Pour être juste, il faut ajouter que tous ces pains présentent 20 à 40 p. 100 de croûte au lieu de 25, et que l'évaporation qu'ils subissent dans le four est plus considérable. La main-d'œuvre est également plus grande, mais ces considérations ne justifient pas une pareille augmentation du prix.

« On voit que si le régime de la taxe avait ses inconvénients, celui de la liberté absolue n'est pas exempt de reproches. » (COULIER, *loc. cit.*)

C'est à tort que, pour justifier le déficit de poids du *pain de fantaisie*, le boulanger allègue l'impossibilité de prévoir la perte en poids que subit le pain dans le four par suite de l'évaporation.

Il nous semblerait donc souverainement équitable de faire rentrer la vente du pain, quel qu'il soit, de fantaisie ou non, dans le droit commun, en proportionnant toujours son prix, comme celui de la plupart des autres marchandises, à la quantité, c'est-à-dire à son poids et à sa qualité. Les exemples ne manquent pas : en Suisse, le poids indiqué est toujours strictement délivré, quelle que soit la qualité du pain ; en Allemagne, le prix du pain reste, il est vrai, toujours le même, mais son poids varie d'une quantité réglée d'après le prix des farines, ce qui assure également la légitimité de la transaction.

6° *Falsifications*. — Elles n'ont rien de spécial à Paris, et y sont peut-être même plus rares ou plutôt moins graves qu'ailleurs, vu la surveillance et la rapidité du contrôle. Le public se figure cependant à tort que le boulanger a le droit d'employer certaines substances susceptibles de faciliter la manutention, de donner au pain plus belle apparence ou d'en augmenter le poids ; c'est une erreur complète.

Le Conseil d'hygiène publique et de salubrité de la Seine s'est à maintes reprises prononcé catégoriquement sur ce point : le pain ne doit contenir que de l'eau, de la farine, du sel et de la levûre ; par conséquent, ni sulfate de cuivre, ni alun, ni borax, ni eau de chaux, etc. La falsification peut avoir lieu, il est vrai, par excès d'un des éléments admis : l'eau. D'après les chimistes, la proportion d'eau devrait osciller entre 33 et 37 p. 100, sans jamais dépasser ce dernier chiffre. « On trouve cependant journellement 40 p. 100, surtout pour les farines de blé dur qui, étant plus riches en gluten, peuvent supporter plus d'eau sans que la pâte coule. Or, si on admet comme limite extrême 37 p. 100, l'hydratation à 40 p. 100 constitue pour le consommateur une perte de 3 p. 100, ce qui équivaut pour la seule ville de Paris, et la consommation d'un jour, à 25,000 kilogrammes de pain, ou mieux d'eau, que les boulangers vendent au prix du pain. » (COULIER.)

ART. II. — LA VIANDE.

1° *Autrefois.* — Jusqu'à la révolution de 1789, le commerce de la boucherie, à Paris, constitua le monopole de quelques familles réunies en société pour son exploitation.

Les chevaliers du Temple ne crurent pas déroger à leur noblesse en fondant une boucherie dans leur enclos pour en tirer un revenu. Les bouchers de Paris, lésés dans leurs intérêts, s'opposèrent à cette innovation. Après plusieurs débats, il fut convenu, en 1182, que la boucherie des Templiers leur resterait, mais qu'elle n'aurait que deux étaux, larges chacun de 12 pieds. Chacun d'ailleurs tuait où il voulait et comme il l'entendait, d'où en chaque quartier de nombreux foyers d'infection.

En 1416, Charles VI ordonna que les tueries ou écorcheries fussent transférées *extra muros;* ces établissements furent, par suite, relégués sur l'emplacement où se trouve actuellement le Jardin des Tuileries.

Cette exclusion dura peu; le nombre des tueries particulières à l'intérieur de Paris était redevenu plus nombreux qu'autrefois, lorsqu'en 1809 Napoléon prescrivit à la fois et leur suppression et la construction de cinq grands abattoirs à la périphérie de la Ville : Roule, Montmartre, Popincourt, Ivry, Vaugirard. Abattoirs bientôt débordés eux-mêmes par les constructions particulières et actuellement remplacés par ceux de La Villette, de Grenelle, de Villejuif et des Fourneaux.

2° *Aujourd'hui.* — Les arrivages du marché de Paris représentent environ la septième partie de la totalité des animaux produits et introduits en France. En 1883, il a été abattu à Paris : 266,839 bœufs, 216,350 veaux, 1,722,273 moutons, 257,457 porcs.

Cependant la consommation de la viande de boucherie qui, comparée à celle de certaines autres capitales, n'a jamais été excessive (environ 78 kilogrammes par an et par habitant), paraît plutôt en voie de diminution ; d'après les recherches de M. Morillon, cette consommation en 1883 a été de plus de 6 millions de kilogrammes inférieure à celle de 1882 ; diminution compensée, pour un quart environ, par l'augmentation de consommation en viande de porc : cette dernière viande, en effet, a diminué de prix, tandis qu'il y a eu élévation constante des prix de la viande de bœuf, veau et mouton, qui, jamais, n'a été aussi chère qu'en cette année 1883, et n'a diminué que fort peu depuis.

Quant aux causes de cette cherté, il y en a de permanentes et d'occasionnelles. On peut compter, parmi les premières, l'élévation des taxes qui pèsent sur la viande et des prix de transport, le droit de douane, qui nuit aux envois de l'étranger ; parmi les secondes, les maladies, l'exportation dans les pays limitrophes, la rareté des animaux d'engraissage et surtout l'augmentation de la consommation et, par conséquent, la hausse de la viande en province.

Depuis vingt-cinq ans, en effet, le prix de l'ensemble des viandes s'est modifié considérablement dans les départements. Notablement inférieur au prix de Paris en 1860 (1 fr. 16 le kilogramme au lieu de 1 fr. 29), il arrive peu à peu à l'atteindre et à le dépasser; depuis sept ans, sauf en 1882, le prix de vente de la viande est constamment plus élevé dans l'ensemble des départements qu'à Paris.

Il y a là, sans doute, une amélioration au point de vue de l'alimentation générale, car il est bien évident que ce qui fait hausser les prix en province, c'est l'accroissement de la demande. Mais cette nouvelle situation économique n'est pas sans influence sur l'approvisionnement de Paris. En effet, le producteur, trouvant ainsi plus à sa portée un débouché rémunérateur, s'est abstenu dans une certaine mesure du marché de la capitale. (Voy. Morillon, *Rapport sur les consommations de Paris.*)

3° *Surveillance des viandes consommées à Paris.* — Dès 1350, est promulgué, par ordre du roi Jean *le bon*, un édit qui prescrivait de ne vendre que des chairs bonnes et loyales et défendait de les garder, après être tuées, plus de deux jours en hiver ou un jour en été.

Corbie, prévost de Paris, enjoignit en 1517 aux langueyeurs de marquer à l'oreille « tous les pourceaux surmenés et engrenez, ainsi que tous ceux qui auront bosses apostumes, sous peine d'amende ». Les langueyeurs sont dans la suite rendus responsables de leur examen, et leurs honoraires sont fixés par des arrêts et ordonnances de 1601, 1620, 1627 et 1677.

Dès le commencement du dix-huitième siècle, on créa des inspecteurs et contre-visiteurs de viande, pris dans la corporation des bouchers, auxquels les vétérinaires ne furent adjoints qu'en ces dernières années.

Actuellement, par arrêté du 1er janvier 1882, l'inspection de la boucherie de Paris comprend un personnel de quarante-sept inspecteurs, dont le rôle ne se borne plus à surveiller les animaux et les viandes dans les quatre abattoirs actuels (Villette, Grenelle, Villejuif, Fourneaux), dans les halles et marchés, mais encore à les examiner à leur arrivée aux portes de la ville et dans les différentes gares.

Les résultats de la surveillance de la viande débitée aux abattoirs sont, en effet, déjoués souvent par l'introduction de la *viande à la main*.

Ces viandes foraines ont à Paris une importance considérable : elles se chiffrent chaque année par 23 à 25 millions de kilogrammes. Sur cette énorme quantité, une certaine partie laisse évidemment à désirer sous le rapport de la salubrité. Beaucoup de fermiers et de petits propriétaires qui élèvent des bestiaux envoient aussitôt sur les Halles les animaux malades ou morts qui ne peuvent trouver un débit facile dans leurs localités, où tout le monde se connaît, et où les moindres allées et venues des bouchers sont surveillées. (Villain, *Rapport sur le service de la boucherie.*)

Il y a donc là, pour le marché de Paris, des chances très dangereuses de pénétration de viandes d'animaux ayant succombé à des affections transmissibles à l'homme, notamment au charbon ; d'où les précautions suivantes qui s'imposaient à l'Administration.

Aux termes d'une Ordonnance de police en date du 13 octobre 1879, les viandes de boucherie, provenant d'animaux abattus hors Paris, ne peuvent être introduites en ville qu'après avoir, au préalable, été soumises à la visite des inspecteurs spécialement chargés de s'assurer de leur salubrité. La même Ordonnance a réglé les heures et désigné les portes de Paris auxquelles cette visite peut avoir lieu, au moment de l'introduction des viandes; toutefois, les introducteurs conservent le droit d'opérer leurs entrées de viandes à d'autres heures ou par d'autres portes de Paris, à condition que les viandes en question seront conduites soit à l'abattoir le plus voisin, soit au pavillon n° 8 des Halles centrales pour y être soumises, avant d'être livrées à la consommation, à la visite de l'inspecteur de la boucherie.

Une trentaine de mille francs est consacrée tous les ans aux frais de conduite par les préposés aux escortes des viandes ainsi introduites.

Ces précautions, si sages pour Paris, ont malheureusement aussi pour résultat le refoulement dans la banlieue des viandes, insalubres; les Commissions d'hygiène des arrondissements de Sceaux et de Saint-Denis en ont signalé les graves inconvénients pour les populations suburbaines (1); aussi dix autres inspecteurs furent-ils créés le 1er janvier 1883 pour la surveillance des viandes, en dehors de Paris, dans tout le département de la Seine.

Les boucheries et charcuteries de Paris sont visitées au moins deux fois par mois.

Une surveillance est faite en outre au pavillon de la volaille pour examiner les arrivages des chevreaux

---

(1) Voy. notamment Trasbot, *Les Abattoirs publics dans la banlieue de Paris;* rapport présenté à la Commission d'hygiène de l'arrondissement de Sceaux le 18 avril 1883.

dont le chiffre, pendant les mois de mars, avril et mai, atteint 110,000 têtes environ.

4° *Chiffre et motif des saisies.* — Le tableau suivant résume les saisies opérées dans l'ensemble des services de boucherie de l'intérieur de Paris pendant les trois dernières années.

SAISIES OPÉRÉES.	1882.	1883.	1884.
	kil.	kil.	kil.
Chevreaux......................	4.945	4.054	3.080
Volailles, poissons, gibiers.......	1.815	2.970	649
Criée des Halles (pavillon 3).....	147.618	146.893	177.707
Amiable (Halles, pavillon 5).....	40.572	45.746	54.566
Abattoirs......................	119.913	131.951	142.430
Marchés aux bestiaux...........	36.850	75.805	74.600
Marchés divers.................	3.981	4.274	14.568
Boucheries, charcuteries.........	7.839	5.376	1.709
Portes	2.925	2.242	6.444
Gares de chemin de fer..........	6.128	4.718	
Viande de cheval	111.473	118.832	105.899
Triperies, abats...............	40.402	43.332	49.877
TOTAUX............	544.311	586.193	631.629

En banlieue, l'inspection a saisi en 1884 : 10,048 kilogrammes.

« Les motifs des saisies ont été, pour l'espèce bovine :

Le charbon, la septicémie, les accidents de parturition, la fièvre vitulaire, la paraplégie, les indigestions avec météorisation, l'hydrohémie, l'étisie extrême, la tuberculose, la péripneumonie et les accidents de toutes sortes avec vastes contusions et fractures.

Pour le veau : la trop grande jeunesse, l'entérite.

Pour le mouton : la cachexie aqueuse, le sang de

rate, la météorisation, quelques cas de clavelée confluente, l'asphyxie.

Pour le porc : l'apoplexie, la ladrerie, l'hydropisie.

Pour le cheval : la morve, le farcin, la mélanose généralisée, l'anasarque, la paralysie, l'étisie extrême, la fièvre typhoïde, l'infection purulente, la pneumonie gangréneuse et des fractures des membres ayant amené la fièvre. » (Voy. Villain, *loc. cit.*)

Nous énumérerons, dans le chapitre consacré à la pathologie, les mesures prescrites à l'égard de celles de ces maladies qui sont susceptibles de transmission à l'homme.

5° *Viande de cheval.* — La consommation de la viande de cheval, âne, mulet, a augmenté trop faiblement pour compenser le déchet constaté dans celle de la viande en général. Aux abattoirs hippophagiques (au nombre de deux, Villejuif et Pantin), les chevaux sont, d'après l'ordonnance de 1866, visités vivants et après leur abatage. En dehors des maladies aiguës graves qui peuvent altérer la viande, une plaie suppurante, même au sabot, est susceptible d'entraîner la saisie de l'animal entier ; le cheval dans un état de maigreur extrême est également refusé.

Une marque spéciale, variant chaque jour, est apposée sur la viande, et un bulletin du nombre des chevaux abattus est remis à l'octroi de Paris.

En voici le mouvement pendant les dix dernières années :

ANNÉES.	CHEVAUX.	MULETS.	ANES.	TOTAUX.
1874........	4.358	318	6	4. 82
1875........	4.267	234	»	4.5 1
1876........	5.698	297	»	5.995
1877........	6.764	330	1	7.095
1878........	7.829	296	27	8.152
1879........	7.491	336	22	7.849
1880........	6.658	230	25	6.913
1881........	6.487	261	25	6.773
1882........	7.546	233	22	7.801
1883........	9.485	307	40	9.832
1884........	10.323	306	25	10.654

Ainsi cette consommation a augmenté, en 1883, de plus de 2,000 têtes sur l'année précédente : ce qui, d'après les évaluations, généralement acceptées, d'un rendement en viande nette de 250 kilogrammes par cheval, 200 kilogrammes par mulet et 85 kilogrammes par âne, donne un total de 2,436,050 kilogrammes ; en 1884, ce total s'est élevé à 2,619,960 kilogrammes. Il importe de noter que la plus grande partie des chevaux livrés à la consommation passe aujourd'hui dans la fabrication des saucissons communs.

Enfin, un assez grand nombre des chevaux abattus à Paris sont employés par les pharmaciens pour la confection du sirop de peptone, fort prisé actuellement. En 1883, ce chiffre a représenté environ le huitième de la consommation totale de la viande de cheval. (Voy. Villain, *loc. cit.*)

Art. III. — Lait.

1° *Rôle dans l'alimentation parisienne.* — Ce qui fait l'importance de cet aliment à Paris, ce n'est pas seulement le chiffre de sa consommation quotidienne qui, chaque jour, atteint en moyenne 250,000 litres ; c'est, de plus, cette considération, qu'en dehors des personnes bien portantes qui en usent par goût, habitude ou nécessité, mais sans en faire la base de leur alimentation, il existe toute une série de consommateurs dont le lait constitue la nourriture exclusive.

La diète lactée est plus que jamais en honneur, et soit à l'hôpital, soit à la ville, ce ne sont plus seulement les convalescents, mais la série des malades atteints d'affections gastriques, intestinales, néphrétiques qui n'ont d'espoir de salut ou d'amélioration qu'en la pureté absolue d'un produit qui leur est donné aussi bien à titre de remède que d'aliment.

A côté de ces malades et convalescents, il est enfin une catégorie spéciale de buveurs de lait à qui importe au premier chef sa pureté : les nouveau-nés, ceux en particulier qui sont *exclusivement* nourris au biberon.

De tous les consommateurs, ce sont les plus intéressants, et c'est surtout à leur point de vue que nous examinerons cette question.

2° *Danger de son adultération.* — *Ecrémage.* — Je laisserai de côté toute démonstration théorique de la valeur plastique du lait pur, et de la nécessité de chacun de ses éléments pour correspondre aux besoins de réparation et d'accroissement de ces jeunes organismes.

Je demande à remplacer toute argumentation à cet égard par un simple aphorisme que me pardonnerait certainement le père de la médecine :

« L'adultération du lait, par simple soustraction de ses éléments nutritifs, est la cause la plus commune de la mortalité des enfants nourris au biberon. »

Paris m'en fournirait mille preuves ; il en est de plus convaincantes en province, notamment en ces régions demeurées longtemps honnêtes, où la fraude n'a pénétré que récemment, et où l'on peut comparer aisément la santé de l'enfant sous l'ancien et le nouveau régime.

Dans un *Rapport à l'Académie de médecine*, sur les épidémies de 1881 (1), j'eus occasion de citer en particulier certains districts de Normandie où la mortalité des nourrissons a pris récemment et subitement des proportions inouïes ; comment expliquer pareille calamité, en un des pays du monde où il semble que l'on soit le plus légitimement en droit, vu la qualité du produit, de substituer le lait de vache à l'allaitement maternel ?

Par la falsification. Nos bons paysans normands ont trouvé, eux aussi, qu'il y avait profit à écrémer le lait avant de le vendre.

En nous révélant ces faits, constatés au laboratoire municipal de Rouen, le docteur Pennetier ajoute :

« Deux intérêts opposés se trouvent en présence : celui du vendeur, qui cherche à écouler dans sa clientèle le lait qu'il a effleuré pour lui fournir la crème et le beurre qu'elle lui demande ; et celui du consommateur, qui ne peut accepter que du lait pur lorsqu'il le destine à l'alimentation de ses enfants. Le lait écrémé et surtout le lait additionné d'eau n'est plus propre, en effet, à la nourriture de l'enfant au biberon ; il finit par déterminer ces entérites qui en enlèvent un si grand nombre.

_____

(1) Léon Colin, *Rapport général sur les épidémies qui ont régné en France en 1881.*

« Il serait donc urgent que les Administrations municipales missent l'enfant, ainsi que le malade, à même de se procurer sûrement du lait naturel, et pour arriver à ce résultat, nous voudrions voir ôter aux laitiers tout prétexte à la fraude. S'il est juste qu'ils écoulent le lait qu'ils ont écrémé, du moins qu'ils le débitent comme produit secondaire de leur industrie. »

Il se pourrait que les propositions si légitimes de notre confrère aient, en Normandie, quelque chance de réussite.

Mais le temps est loin encore, pour nous pauvres Parisiens, où nous verrons circuler, en des bouteilles de forme ou de couleur différentes, le lait suivant qu'il sera complet ou écrémé.

Il faudrait même singulièrement varier les récipients si chacun, par son aspect, était destiné à nous indiquer les différences de ce liquide, suivant les doses de crème prélevées et celles d'eau introduites.

3° *Mouillage.* — L'écrémage, en effet, c'est-à-dire la suppression de la partie la plus légère du lait, impose aux fraudeurs son remplacement par un liquide susceptible de maintenir la densité normale du produit ; c'est un appel à l'eau, le plus maniable, le moins onéreux de tous les agents de la falsification.

Aussi en use-t-on à chacune des étapes parcourues par le lait, entre le producteur et le consommateur.

Le fermier prélève d'abord la crème formée sur la traite de la veille ; l'opération se continue par les soins du collectionneur, vulgairement le *ramasseur*, qui va chercher le lait à la campagne ; dès ce moment, il est déjà fait, souvent, une première addition d'eau ou de petit-lait. Le laitier qui reçoit, à la ville, les arrivages de la campagne, fait un mouillage pour son compte, et les débitants, propriétaires de crémeries, où l'on consomme sur place, continuent la série des manipulations. On pourrait ajouter à cela l'opération particulière des garçons laitiers : le lait, on le sait, voyage la nuit « et arrive à Paris vers deux ou trois heures du matin ; il est reçu en gare par les voitures des diverses Compagnies. C'est alors que les garçons laitiers, après avoir reçu livraison de leur marchandise, décachètent les bidons à lait, et transvasent le lait, dans des pots qui contiennent de l'eau. Ces bidons sont préparés d'avance... En général, toutes les voitures de laitier contiennent plusieurs bidons remplis d'eau destinés, dit-on, à équilibrer la charge de la voiture, ou à faire boire le cheval. Le lait est donc refroidi, écrémé, chauffé, mouillé, transvasé cinq à six fois au moins avant d'être bu. » (GIRARD.)

L'échelle du prix de revient des différentes catégories de lait indique, et pourrait servir à mesurer le degré et l'étendue des falsifications.

On a d'abord le lait qui se vend de 65 centimes à 1 franc le litre ; il est livré en vases cachetés ; il est généralement bon, mais ce lait présente de grandes variations ; d'après les renseignements personnels, recueillis par notre collègue Ernest Besnier, l'embouteillage se fait souvent à Paris, par les soins des dépositaires, ce qui rend la fraude au moins possible : son prix élevé et la quantité restreinte de ce liquide livrée au commerce ne permettent pas d'ailleurs au plus grand nombre d'en faire usage.

« La deuxième catégorie de lait est le lait à 40 centimes le litre ; les personnes qui peuvent aller le recueillir directement chez les nourrisseurs de Paris et de la banlieue, aux heures de la traite, ont au moins la certitude d'avoir un lait qui n'a subi aucune manipulation, ni aucun mouillage direct, à la condition de surveiller attentivement *tous les actes* du garçon laitier.

La troisième catégorie se vend 30 centimes le litre. Le lait est à peu près, à l'origine, de même nature et de même qualité que le précédent ; mais il est de nouveau exposé à des manipulations qui n'ont d'autres limites que la loyauté des intermédiaires ; il peut contenir, ou il contient, du bicarbonate de soude, et il est ou peut être mouillé.

La quatrième catégorie, laquelle fournit la majeure partie du lait consommé (Girard), se vend 20 centimes.

« Ce lait n'est jamais pur et contient toujours de l'eau. Il est écrémé presque à fond, sa saveur est plate et rappelle celle de l'eau de mauvaise qualité. » C'est celui, par conséquent, qui est livré aux classes peu fortunées, celui notamment que débitent les laitières des portes cochères et des crémeries populaires. M. Girard ajoute même que le lait vendu par adjudication à certains établissements est fourni à un prix tellement bas, qu'on ne peut le supposer pur (1). »

Il est un mode de mouillage d'une exécution complètement différente, révélant, une fois de plus, jusqu'où peut pénétrer le génie inventif des falsificateurs, puisque c'est dans le corps de la vache elle-même que se réalise cette adultération.

Pour ce faire, il suffit d'activer la lactation au moyen d'un régime spécial, peu dispendieux, comme

_____

(1) Voy. E. Besnier, in *Bull. de l'Acad. de médecine*, janvier 1885.

la drèche (résidu de l'orge fermentée); le résultat est un liquide aqueux, à peine nutritif, tout aussi dangereux que le lait artificiellement mouillé. Le nourrisseur en hâte et en multiplie d'autant plus la production que d'une part ce lait se vend aussi cher que s'il était bon ; que de l'autre, les vaches ainsi nourries s'épuisent fatalement, deviennent bientôt phthisiques, et qu'il faut dès lors que chacune d'elles arrive à faire réaliser avant sa fin, à son propriétaire, les bénéfices voulus pour se rembourser largement du prix d'achat.

4° *Autres falsifications.* — La facilité de la falsification par l'eau élimine heureusement la plupart des fraudes par apport de substances étrangères : huile, amidon, dextrine, cervelle d'animaux, etc., dont notre laboratoire municipal n'a que bien plus rarement occasion de constater la présence.

En 1876, le Conseil d'hygiène publique et de salubrité de la Seine, appelé à se prononcer sur l'addition au lait du bicarbonate de soude, décida de continuer à cette méthode la tolérance dont elle jouit depuis longtemps sur les marchés de Paris ; indiquée par d'Arcet, ayant pour but de saturer les acides et d'empêcher ainsi le lait de se cailler, la solution employée par les laitiers, et qu'ils nomment *liquide conservateur*, est ainsi composée :

Eau............................... 905 grammes.
Bicarbonate de soude............. 95   —

J'ajoute et je demande que l'on tienne compte de cette recommandation trop fréquemment négligée, que la tolérance du Conseil se limite à 1 centilitre de ce mélange pour 2 litres de lait, soit au maximum 48 centigrammes par litre.

5° *Surveillance du vendeur.* — Paris est certainement l'une des villes où le lait est aujourd'hui le plus surveillé. On a renoncé, sur l'avis du Conseil d'hygiène publique, à l'emploi des divers *lactomètres, lactoscopes*, etc., qui, suivant les inventeurs, devaient fixer à la seconde les personnes les plus étrangères à la science, sur le genre de falsification de ce liquide; et c'est au laboratoire municipal qu'est confié le soin d'analyser chimiquement les échantillons prélevés chez les vendeurs. La circulaire préfectorale relative à cet examen et dont nous reproduisons les principaux articles (Voy. *pièce annexée*, n° 11) donne tous les détails de la procédure administrative à suivre.

6° *Surveillance du producteur.* — Il importe également à Paris de veiller à l'installation des animaux producteurs qui, à mesure que la population a augmenté, ont subi, eux aussi, des conditions parallèles d'accroissement et d'encombrement.

Les vacheries constituent l'une des industries les plus fréquemment visitées, et pour cause, par les membres du Conseil d'hygiène et les inspecteurs des établissements classés ; on ne saurait croire combien il est difficile d'obtenir des pétitionnaires la stricte exécution des conditions imposées, surtout en ce qui concerne la limitation du nombre des animaux et la ventilation des locaux.

Nous avons vu de ces établissements pouvant contenir au plus dix ou douze vaches, et qui en renfermaient le double, de façon que ces animaux étaient étroitement pressés les uns contre les autres, et que l'atmosphère de l'étable était remplie en permanence de buées étouffantes.

7° *Beurre.* — Je tiens également à rappeler aux

consommateurs parisiens que le Conseil d'hygiène s'est opposé constamment à la mise en vente, sous le nom de *beurre*, de tout produit non composé exclusivement de ce corps gras qui se trouve en suspension dans le lait. Il ne s'est pas borné, par conséquent, à condamner l'addition d'eau, de borax, d'amidon, de craie, de fromage, etc. ; il a demandé que le *beurre artificiel*, c'est-à-dire la substance qui sert aujourd'hui le plus à frelater le beurre, ne fût mis en vente sous aucun nom, de nature à induire le public en erreur sur sa véritable composition.

C'est ainsi qu'en 1873 il a décidé qu'il convenait de laisser vendre le beurre artificiel sous les noms de *margarine* et de *simili-beurre de la Grande-Ferme*; et qu'en 1875 il n'a pas admis qu'on le désignât sous le nom de *beurre de la Couronne*. (Voy. *pièce annexée*, n° 12.)

ART. IV. — ALIMENTS DIVERS.

La consommation annuelle moyenne de volaille, gibier, poisson, œufs, légumes, fruit, etc., suit une marche ascendante.

D'après l'*Annuaire statistique* pour 1882, elle serait pour chaque habitant de : 12 kilogrammes de poisson, 10 kilogrammes de volaille et gibier, 3 kilogrammes de triperie, 7 kilogrammes de beurre, 2 kilogrammes de fromage et environ 180 œufs.

Quant aux fruits et légumes, n'étant pas soumis à l'octroi et arrivant à Paris par tant de voies différentes, il est à peu près impossible d'en estimer la quantité. On s'est alors lancé dans des approximations fantaisistes. On a parlé de 200 millions de kilogrammes. C'est le chiffre indiqué par un spécialiste. Un économiste célèbre n'a pas reculé devant le chiffre de 460 millions de kilogrammes. Mais ni notre spécialiste ni l'économiste n'expliquent comment ils ont obtenu cette solution du problème; ce qui est incontestable, c'est que les apports du pavillon des Halles ne constituent qu'une minime partie de l'ensemble (Morillon, *loc. cit.*).

Le raisin seul paye l'octroi et donne, en moyenne, comme entrée annuelle, 7 à 8 millions de kilogrammes.

ART. V. — ALCOOLIQUES.

Il entre annuellement à Paris 4 à 5 millions d'hectolitres de vin, 160,000 hectolitres d'alcool, 6000 de bière, 20,000 de cidres, poirés, hydromels, etc.

Ces chiffres démontrent une fois de plus que, de toutes les capitales de l'Europe, Paris est celle où les liqueurs fermentées sont absorbées le plus particulièrement sous forme de vin; c'est la véritable boisson nationale en France; elle domine assez toutes les autres pour que l'on puisse, d'après les quantités introduites à Paris, estimer approximativement le chiffre et les variations de la consommation générale des alcooliques.

La consommation du vin augmente notablement d'année en année : de 1 hectolitre 91 par an et par individu en 1876, elle est montée à 2 hectolitres 16 en 1872, 2 hectolitres 19 en 1876, 2 hectolitres 27 en 1881. Même progression sur les autres alcooliques.

Cette augmentation a un caractère d'autant plus

grave qu'elle cadre avec une série d'années où la production du vin naturel a été singulièrement réduite par la pauvreté des récoltes, et où la fabrication artificielle n'a cessé de compenser cette pénurie par l'augmentation parallèle des vins et alcools frelatés.

Dans la manière même dont on procède à l'octroi surgit, pour le consommateur parisien, une chance nouvelle de pénétration de ces derniers produits et de diminution d'accès de nombre d'excellents vins récoltés en France, mais qui ne pèsent que 7 ou 8 degrés d'alcool. Actuellement, en effet, on examine le vin, et, s'il ne dépasse pas 15 degrés 9/10 d'alcool, on lui applique une taxe unique ; s'il atteint 16 degrés, on lui applique une surtaxe, et, au-dessus de 20 degrés, il est passible d'un droit encore plus élevé.

Ce qui est fâcheux, c'est la taxe unique au-dessous de 16 degrés, car il est bien évident que, tant qu'elle existera, le commerçant aura intérêt à faire entrer en ville du vin alcoolisé dans les conditions les plus rémunératrices. Celui qui consentirait à introduire, en grande quantité, du vin qui n'aurait qu'un faible degré, agirait évidemment contre ses intérêts. Introduit à l'octroi, le vin à 8 ou 9 degrés paye, en effet, exactement le même prix que s'il en avait 15 : or le marchand peut-il étendre son vin à 8 degrés comme il étendra son vin à 14 ou 15 degrés ? En retirera-t-il le même bénéfice ? Assurément non ; le second aura une valeur presque double de la valeur du premier.

Une grande partie de ces inconvénients serait évitée en abolissant le droit unique. Si, par exemple, comme on l'a proposé, on établissait un tarif par catégories, la première comprenant les vins qui pèsent jusqu'à 9 degrés, la seconde ceux de 9 à 12 degrés, la troisième ceux de 12 à 15°9, chacune des catégories payant le droit en raison directe du degré d'alcool, il y aurait beaucoup moins de profit à introduire des vins chargés d'alcools allemands ou de toute autre provenance.

De cette façon, on augmenterait les recettes en diminuant la fraude par une tarification graduelle, et on aurait satisfait aux intérêts des consommateurs et de l'octroi.

Quant aux falsifications des boissons alcooliques consommées à Paris, notamment celles des vins, bières et cidres, le lecteur pourra s'édifier complètement en parcourant les Rapports de M. Girard sur les travaux du *Laboratoire municipal.* (Voy. Deuxième Rapport, 1885.)

CHAPITRE IX

IMMONDICES DE PARIS.

Suivant un ingénieur très distingué et spécialement autorisé en la question, M. Durand-Claye, les détritus engendrés par le fait de l'agglomération parisienne peuvent être rangés en trois groupes principaux :

1° Matières de vidange qui, pour la population actuelle d'environ 2,300,000 habitants, et à raison de 1^{kg},30 par tête, peuvent représenter, en chiffres ronds, une masse quotidienne de 3000 mètres cubes.

2° Ordures solides comprenant les débris de toute sorte, ramassés sur la voie publique, et en particulier les ordures ménagères livrées chaque matin aux tombereaux de l'éboueur, puis les poussières, les neiges, les boues, les crottins des chevaux, etc., etc.; on peut estimer la masse totale de ces résidus solides à 1200 ou 1500 mètres cubes par jour.

3° Ordures liquides constituées par les eaux ménagères, les eaux des ruisseaux, qu'elles proviennent, avant leur souillure, des pluies ou des apports faits à la ville par l'administration des eaux.

L'évacuation de ces détritus constitue un problème dont la solution, cherchée de longue date, soulève actuellement l'une des plus vives préoccupations de tous ceux qui s'intéressent à la salubrité de Paris; la difficulté, accusée par la divergence des opinions les plus autorisées, croît chaque jour avec une rapidité correspondant à l'intensité actuelle du mouvement d'accroissement de la population parisienne.

Ce ne sont pas seulement les modes d'enlèvement et d'élimination de ces matières qui sont l'objet d'une telle divergence; c'est encore la détermination des points *terminus* de leur transport, de leur mode d'utilisation, de leur transformation industrielle et agricole en des conditions qui, sans cesser d'être rémunératrices, ne portent atteinte ni à la salubrité de l'atmosphère urbaine, ni à la pureté des cours d'eau.

Plusieurs des chapitres suivants sont consacrés à cette étude, à laquelle se rattachent étroitement diverses autres questions d'assainissement; et en particulier l'examen des circonstances dans lesquelles se fait ou devrait se faire l'épuration des divers objets (linge, literie, chiffons, tapis, etc.) contaminés par les organismes sains et malades, et des mesures hygiéniques (bains en particulier) qui sont ou devraient être mises à la portée de tous pour assurer la propreté personnelle et rendre, dans la mesure du possible, les individus réciproquement inoffensifs.

L'impulsion récemment donnée à l'étude de ces questions nous semble certainement rassurante; elle démontre que parallèlement à l'augmentation du nombre des détritus à éliminer ou à détruire croissent et le sentiment du danger et la disposition à la lutte. Le nombre des indifférents diminue de jour en jour.

Mais ce qui importe également au succès de l'œuvre d'assainissement, c'est d'écarter le découragement que peut inspirer la lenteur de sa réalisation, de ne pas céder surtout aux doléances de ces esprits inquiets ou trop exigeants qui s'imaginent que rien n'est fait si l'on n'arrive d'emblée à un degré de pureté idéale du sol, des eaux, voire même des égouts, oubliant en somme que la toilette d'une grande ville est plus difficile à faire que celle d'un laboratoire, et qu'il n'est point pratique de prétendre supprimer toute éclaboussure pour les champs qui l'entourent ou les cours d'eau qui la traversent.

CHAPITRE X

ÉGOUTS.

ART. Ier. — AUTREFOIS.

On peut dire que tout ce qui a été fait antérieurement au siècle actuel, en fait d'égouts parisiens, a été soit l'œuvre du hasard, soit la réalisation d'expédients imposés par des cas de force majeure.

A l'origine, les eaux de pluie n'avaient aucun réceptacle spécial ni sur la rive droite, ni sur la rive gauche du fleuve : la Seine et la Bièvre au sud, la Seine encore et le ruisseau de Ménilmontant au nord, recevaient les eaux pluviales, qui d'autre part s'écoulaient dans les fossés autour des murailles.

Ce ruisseau de Ménilmontant, dont le bassin est dessiné aujourd'hui par la légère dépression de terrain qui existe encore entre les boulevards intérieurs et la chaîne demi-circulaire de collines du nord-est, et qui suivait à peu près la direction des rues actuelles du Château-d'Eau, des Petites-Écuries, Richer, de Provence, coulait alors bien en dehors de Paris, et naturellement à ciel ouvert, comme d'ailleurs tous les ruisseaux de l'intérieur même de la Ville dans lesquels on projetait les immondices.

C'est en 1370 seulement que Hugues Aubriot, prévôt de Paris, fît recouvrir une de ces rigoles infectes, affluent du ruisseau de Ménilmontant ; le ruisseau lui-même ne fut voûté et ne reçut un radier en pierre qu'au commencement du dix-huitième siècle ; jusqu'en 1830, il ne cessa de constituer le grand égout collecteur qui, commençant rue Vieille-du-Temple et contournant le nord de Paris, entraînait toutes les eaux d'égout de la rive droite et allait se jeter en Seine au bas de Chaillot, situé alors au-dessous de Paris.

A cette époque il n'existait dans Paris, suivant Dulaure, que 26 000 mètres d'égouts, dont un grand nombre encore n'étaient pas voûtés ; en 1857, la construction du boulevard de Strasbourg, en supprimant l'extrémité de l'égout du Ponceau, faisait disparaître le dernier de ces ruisseaux infects coulant à ciel ouvert.

Malheureusement en 1830, lorsque les ingénieurs du service municipal voulurent donner un grand développement à la construction des égouts, au lieu de diriger la pente de ces ouvrages au nord vers le collecteur de Ménilmontant, ils la dirigèrent vers la Seine, et, par cette pollution du fleuve, on fit renaître les inconvénients qu'on avait voulu détruire dans les siècles précédents.

Art. II. — Aujourd'hui.

A Belgrand revient le mérite d'avoir proposé et commencé le rétablissement d'un système complet, en partie terminé aujourd'hui, basé sur l'établissement de Collecteurs qui partagent la ville en plusieurs bassins, et comprenant : 1° trois *Collecteurs généraux* (*collecteur d'Asnières* et *collecteur du nord* sur la rive droite de la Seine ; *collecteur de la Bièvre* sur la rive gauche) ; 2° un réseau d'affluents directs formant des *Collecteurs secondaires*, auxquels aboutissent tous les autres égouts.

Belgrand a adopté, pour la construction de ce système d'égouts, une série de types au nombre de 14, dont les trois premiers (section de $11^m,68$ à $17^m,76$) sont employés pour les collecteurs généraux ; les six suivants (section de 4,75 à 9,22), pour les collecteurs secondaires, et les autres ($1^m,63$ à $3^m,00$), pour les égouts de troisième ordre.

Belgrand estimait à 1040 kilomètres la longueur nécessaire, longueur presque atteinte, à la date actuelle, comme le démontrent les chiffres suivants :

	Mètres.
La longueur des égouts publics au 1er janvier 1883 était, y compris la Bièvre, de..................	728,815
Celle des branchements de bouches, de...........	45,202
Celle des branchements de regards, de...........	29,227
Les branchements particuliers abonnés au curage mesuraient en outre........................	218,216
Le total des galeries à nettoyer par le service municipal était ainsi de.................	1,021,460

ART. III. — LEUR ROLE.

Ces égouts, ainsi que les a définis le directeur actuel des travaux de Paris, ont pour objet de recueillir les eaux pluviales et ménagères, et de les conduire au-dessous de Paris, sur un point où l'abaissement du niveau de la Seine permet de les recevoir même au moment des crues. On débarrasse ainsi la Seine, dans la traversée de Paris, des eaux qui la souilleraient si elles y étaient versées directement ; et on arrivera à mettre les parties basses de la ville à l'abri des inondations quand le relèvement des quais sera terminé (Alphand, *Note sur la situation des services des eaux et égouts*. Paris, 1879).

Nous avons vu plus haut (voy. page 24) que cette pensée de mettre Paris à l'abri des inondations avait été pour Belgrand l'un des premiers motifs de l'entreprise de ces grands travaux.

Mais les égouts de Paris remplissent un rôle bien autrement considérable que celui que leur attribue la définition précédente. Non seulement les collecteurs recueillent les eaux de pluie qui ont circulé sur la

voie publique et dans les ruisseaux, les eaux de lavage
et d'arrosement des chaussées, les eaux ménagères
des habitations privées, mais encore les liquides des
urinoirs, les matières liquides de vidange fournies
par 22 000 tuyaux de chute, la totalité des déjections
de certains établissements : Hôtel des Invalides, Collège Monge, Chalets de nécessité nouvellement installés ; en outre, un certain nombre de matières solides,
recueillies dans la rue, descendent à l'égout et suivent
le torrent fangeux qui les mène au débouché des
collecteurs. A Londres et dans toutes les villes dont
les égouts dérivent du système métropolitain anglais,
les pluies, les boues et détritus divers de la voie sont
éloignés, autant que possible, des égouts, qui sont
de simples tubes circulaires servant à peu près exclusivement à la vidange, tandis qu'à Paris la boue, le
crottin de cheval et une partie des balayures sont
poussés au ruisseau d'où ils accèdent aux égouts par
de larges bouches.

Ce n'est pas tout encore : malgré leur rôle déjà si
multiple comme agents d'évacuation, les égouts collecteurs de Paris constituent, en outre, d'immenses
ateliers de distribution d'eau, de transmission postale
et télégraphique, etc., nécessitant la présence constante d'un personnel appartenant aux professions les
plus diverses, et prennent ainsi un caractère d'une
importance et d'une complexité toutes particulières,
qu'on ne retrouve dans nulle autre capitale.

ART. IV. — LEUR CONTENU.

D'après la manière dont elles sont pratiquement
formées sur la voie publique, on conçoit quelle com-

plexité de composition doivent présenter les eaux d'égout ; elles contiennent, en moyenne, par mètre cube, à leur arrivée en Seine :

	kil.	Total partiel.	Total général.
Azote..........................	0.045	0.723	
Autres matières volatiles ou combustibles (organiques en grande partie).	0.678		2.908
Acide phosphorique.................	0.019		
Potasse.......................	0.037		
Chaux	0.401		
Soude............................	0.085	2.185	
Magnésie	0.022		
Résidu insoluble dans les acides (silice spécialement)....................	0.728		
Matières minérales diverses.........	0.893		

Ainsi, d'une part, ces eaux sont chargées en matières organiques et azotées, et, par suite, susceptibles d'entrer en fermentation ; d'autre part, les éléments utiles à l'agriculture se trouvent réunis, dans des proportions relatives assez analogues à celles que présente le fumier. Les deux tiers environ des matières contenues dans les eaux d'égout (1^{kg},940 sur 2^{kg},908) sont solides et formées, pour la majeure partie, de sables ou débris divers enlevés à la voie publique. Les matières dissoutes (0^{k},968 sur 2^{k},908) comprennent la moitié de l'azote total des matières organiques et la presque totalité de la potasse.

Comme pour leur cube, des circonstances diverses peuvent influer sur la composition des eaux d'égout. C'est ainsi qu'à Paris, en 1868, époque où le macadam était très développé, mais où le balayage mécanique n'existait pas, le total des matières étrangères était de 5^{kg},077 au mètre cube. En 1875, après la substitution du pavage au macadam sur un grand nombre de voies, on tombe à 1^{kg},805. En 1876, 1877,

avec le développement du balayage mécanique et de
l'envoi des boues aux ruisseaux, on retrouve des
chiffres voisins de 3 kilogrammes.

L'extension actuelle du pavage en bois à un grand
nombre de chaussées macadamisées a eu pour conséquence de ramener une diminution considérable
de la proportion des matières lourdes, inorganiques.
(Voy. page 125.)

Art. V. — Une enquête dans les égouts.

Autre chose est suivre dans les principaux collecteurs l'itinéraire officiel qui fait partie du programme
de l'étranger à Paris, ou les parcourir, comme nous le
fîmes avec nos collègues de la Commission technique
d'assainissement, au point de vue de l'hygiène de la
cité, en recherchant, avec le même soin et la
même impartialité, leurs avantages et leurs imperfections.

Nous résumerons nos impressions sur l'ensemble
du système :

D'une part, en affirmant son caractère de grandeur
et d'utilité multiple, éclatant surtout dans l'aménagement des Collecteurs principaux qui non seulement
remplissent le but initial de leur édification : écoulement des eaux pluviales et ménagères, mais qui en
outre abritent et assurent, d'une manière remarquable, la canalisation des eaux distribuées à toute la
ville, la circulation souterraine des fils télégraphiques,
des téléphones, celle des lettres dans leurs tubes
pneumatiques, laissant ainsi derrière eux par leurs
dimensions, la multiplicité de leurs organes et de

leurs fonctions, les imitations qu'on a voulu en faire en tant d'autres grandes villes.

D'autre part, en reconnaissant un grand nombre d'imperfections de détail qui tiennent, pour une large part, à ce que les galeries d'égout qui existent maintenant n'ont pas été établies d'après un plan d'ensemble, mais par séries de travaux successifs, pour satisfaire aux besoins de chaque époque : de là des disproportions frappantes entre les sections du réseau.

Art. VI. — Desiderata.

Les principaux desiderata que nous ayions constatés en cette enquête de 1882, et que l'Administration de la ville s'est fait un devoir de signaler à l'attention de la Commission technique d'assainissement de Paris, dépendent de l'insuffisance de l'irrigation, des désaccords de niveau entre les diverses sections du réseau, de l'encombrement produit par les matières lourdes.

1° *Insuffisance de l'irrigation.* — Telle galerie renferme à peine un filet d'eau, et les matières projetées restent adhérentes aux parois; ce n'est pas là un fait particulier. D'une manière générale, quand il n'y a pas dans la rue d'établissements industriels, tels que bains, lavoirs, etc., le volume d'eau qui coule est très peu abondant; si des matières fécales y tombent, elles demeurent à nu.

En telle autre galerie il n'y a pas d'eau du tout; pour laver il faut faire regorger le Collecteur dont on interrompt le courant par la fermeture de vannes, moyen systématiquement appliqué à nombre de branchements.

L'insuffisance de l'eau d'irrigation force, en outre, à recourir au liquide même de l'égout pour le nettoyage de l'ensemble du réseau ; à cet effet, on retient le courant par des barrages, pour faire des *chasses* qui donnent lieu à un dégagement de gaz infects ; un exemple entre tous :

Pour nous montrer le jeu et la puissance de ces chasses, on ouvrit, au moment de la visite de la Commission, la vanne d'un réservoir placé dans le quartier Saint-Merry, et un torrent infect vint se briser devant nous, occasionnant, par ses émanations, de véritables malaises chez la plupart des assistants.

2° *Désaccords de niveau.* — Tel branchement est d'un niveau inférieur à celui du Collecteur qui reflue en ce branchement, y entraîne des immondices qui s'y déposent et y demeurent après le retrait des eaux.

La plus grande difficulté opposée aux curages des égouts, c'est leur submersion continuelle ou très fréquente par l'eau des Collecteurs dans lesquels ils se jettent. Il y a ainsi 16,800 mètres d'égouts souvent ou constamment noyés.

3° *Encombrement par les matières lourdes.* — Cet encombrement, lui aussi, se rattache pour une large part à l'insuffisance des conditions générales de pente : il dépend en outre de la nature des matières projetées.

La pente est très variable suivant les sections du réseau ; de 0^m,25 à 1 mètre par kilomètre dans les collecteurs, elle devrait toujours être notablement plus considérable dans les petites galeries.

La pente de 0ᵐ,001, qui est considérable pour un Collecteur où l'eau a une grande profondeur, devient beaucoup trop faible pour un égout ne recevant que peu d'eau. Il suffit en effet, avec une pente semblable, d'un amas d'ordures projetées par une bouche d'égout, pour occasionner une stagnation d'eau sur une grande longueur.

En revanche, la pente de 0ᵐ,05 est trop forte au point de vue de la sûreté de la marche des hommes dans les égouts : aussi, dans les nouveaux égouts que l'on construit, ne dépasse-t-on pas la pente de 0ᵐ,003.

La nature des matières solides projetées a ici également une grande influence : des expériences ont prouvé que telle immondice d'un certain poids, comme un cadavre d'animal, mettrait dix-huit jours à se rendre d'une extrémité du réseau à la sortie des Collecteurs, tandis que les matières légères, mélangées à l'eau, peuvent faire ce trajet en six heures.

Mais la grande difficulté du curage provient des sables qui se déposent dans la cuvette et dont la quantité était, il y a trois ans, évaluée à 80 millions de mètres cubes par an (Humblot). Cette question, au point de vue de l'hygiène de Paris, est plus sérieuse qu'on ne le soupçonne tout d'abord. L'encombrement des égouts par le sable, c'est non seulement le ralentissement sous la voie publique d'une masse d'eau infecte, c'est la création de dépôts demi-solides, imprégnés d'immondices et de détritus organiques de toutes sortes, et constituant un excellent terrain de culture pour tous les germes morbides.

On sait au prix de quelles difficultés, dans la partie même des égouts pourvue d'eau, on arrive, au moyen de barrages, à provoquer des chasses répétées, de façon à entraîner les masses des sables au Collecteur principal à partir duquel elles sont poussées, au moyen de vannes fixées à des chariots roulant sur rails ou adaptées à des bateaux.

Ces opérations ne suffisent pas encore pour amener jusqu'à la Seine tous les sables projetés en égout. Dans les petites galeries à faible pente, les chasses n'ont pas assez de puissance et les rabots ne réussissent qu'à remuer le sable sans en déterminer l'entraînement. Il devient alors nécessaire de l'extraire par les regards de l'égout. C'est une opération d'autant plus dispendieuse qu'elle doit être faite la nuit, afin de ne pas gêner la circulation et d'éviter que les passants soient incommodés par l'odeur infecte qui en résulte.

Dans les Collecteurs eux-mêmes, on est obligé de aire des extractions de sable, les vannes qui y circulent n'ayant, en moyenne, qu'une vitesse de 30 mètres par heure, vitesse qui descend parfois au-dessous de 20 mètres (Humblot).

En somme, il y a là une double question : 1° question d'économie, car, d'après les hommes compétents, les frais de curage s'élèveraient à plus de 20 francs par mètre cube de sable extrait (Vauthier, *Rapport sur l'application du pavage en bois*, etc., 21 avril 1884); 2° question d'hygiène, vu les inconvénients, au point de vue de la salubrité, du mélange de cette masse de sable aux immondices et détritus charriés; on comprend dès lors tout l'intérêt qu'il y a pour les égouts de Paris à réduire la proportion de sable qui peut y être projetée.

Art. VII. — Influence des orages et des crues du fleuve.

L'encombrement se produit parfois soudainement par le fait des orages qui, d'une part, remplissent d'eau les Collecteurs et les font refluer dans le réseau, et, d'autre part, entraînent de la rue à l'égout une grande quantité de sables ; mais il survient surtout à la suite des crues de la Seine.

Ces crues pénètrent d'abord dans le collecteur Marceau et, par là, dans celui de la rive gauche, puis dans le collecteur d'Asnières. En suspendant les manœuvres des bateaux, elles provoquent le dépôt des sables et même des vases.

C'est ainsi qu'à la fin d'une crue signalée par M. Humblot en 1882, il y avait jusqu'à la place de la Concorde de $0^m,40$ à $0^m,50$ de vase sur les banquettes du collecteur d'Asnières. Le cube des sables emmagasinés dans les grands Collecteurs et leurs principaux affluents s'était élevé, du fait seul de cette crue, à 20,000 mètres cubes.

Il fallut deux mois et demi pour faire disparaître cet encombrement, et une dépense supplémentaire de 85,000 francs pour remettre les Collecteurs dans leur état normal.

Art. VIII. — Améliorations proposées et réalisées.

On nous pardonnera de ne pas décrire en détail les précautions instituées de longue date pour assurer le curage, et de ne pas indiquer le jeu des divers appareils : bateaux-vannes, wagons à bascule, wagons-vannes, wagonnets, rabots, balais, destinés à combattre les ensablements et à remédier à l'insuffisance des pentes et de l'irrigation.

Nous ne voulons signaler que ce qui a été proposé, ou fait en ce sens, depuis l'enquête de 1882.

Grand nombre de publicistes avaient alors émis la pensée que la Providence se chargerait, pour une bonne part, de pourvoir à l'insuffisance de l'irrigation et qu'il serait facile, au moyen de ressources ainsi toutes créées, de remédier à cet inconvénient.

On a parlé de 40 millions de mètres cubes d'eau gratuite provenant des pluies chaque année et qui apporteraient leur contingent au lavage des égouts. Mais d'abord, sans tenir compte du notable déchet des eaux de pluie par le fait de l'évaporation et de l'absorption par le sol, une partie des égouts ne reçoit jamais d'eau pluviale, notamment la partie qui est située en amont des bouches. D'autre part, on ne saurait faire état, pour le lavage des égouts, d'une ressource aléatoire dont on n'est pas maître et qui peut faire défaut au moment où l'égout a le plus besoin d'eau. « On n'assure pas un service public avec des éventualités. Si le lavage de l'égout est bien fait, il doit l'être d'une façon absolue, en tous temps, avec ou sans le secours de la pluie » (Couche).

Il faut demander l'eau propre nécessaire, soit à la Seine, soit à l'Ourcq. Dans l'état actuel, il nous paraîtrait suffisant de placer un réservoir en tête : 1° de tous les égouts élémentaires ayant moins de 0^m,005 de pente; 2° de tous les collecteurs du premier degré ayant moins de 0^m,0025 de pente; d'après les calculs des ingénieurs, il faudrait ainsi 1035 réservoirs qui, à raison de 800 francs l'un, coûteraient 830,000 francs (Humblot).

Cette installation est en voie d'exécution. Dans une visite récente (7 février 1885) aux égouts des quartiers centraux de Paris, la Commission technique d'assainissement a constaté les bons résultats des chasses provenant des réservoirs récemment installés ; la dernière épidémie de choléra a inspiré de salutaires inquiétudes qui ont fait activer singulièrement ces travaux ; et aujourd'hui déjà 400 réservoirs environ, alimentés par les branchements d'eaux de rivières et d'une contenance moyenne de 10 mètres cubes, permettent un nettoyage intermittent de certaines galeries ; ce nettoyage est d'autant plus parfait, on le comprend, que ces galeries correspondent à des rues fournissant moins de sables et à des maisons n'envoyant pas leurs matières excrémentitielles à l'égout.

Quant à l'encombrement par les matières solides, on a songé tout d'abord à en empêcher la pénétration, en les arrêtant dans le caniveau même de la rue et en faisant donner des paniers aux cantonniers pour les détourner des bouches d'égout. L'expérience a démontré que mieux valait opérer automatiquement.

On a donc installé, sur divers points du réseau, des appareils destinés à recueillir, avant leur chute dans le courant même de l'égout, les débris solides qui échappent à l'enlèvement des tombereaux et sont projetés dans les bouches ; tel est le but de ces paniers de tôle, percés de trous larges et multiples, et qui, placés en arrière des bouches d'égout du quartier des Halles, retiennent les débris de paille, légumes, etc., projetés à travers ces orifices.

On a fabriqué, en outre, un certain nombre de ré-

cipients à sable, différents des précédents par l'extrême petitesse des trous qui permettent à l'eau seule
de s'écouler; nous les avons vus récemment fonctionner avenue de l'Opéra, seule voie où l'on ait placé
de ces récipients qui ne semblent pas, d'ailleurs,
appelés à un grand avenir.

Les chances les plus certaines d'atténuation de
l'encombrement par les sables sont, en effet, en voie
de réalisation du fait de la substitution actuelle du
pavage en bois au macadam des principales chaussées
d'où les balayeuses mécaniques projetaient à l'égout
des quantités de sable considérables. L'augmentation
de charges immédiates pour le budget de la ville sera,
d'après le rapport précité de M. Vauthier, largement
et rapidement compensée par la réduction des dépenses de curage. (Voy. page 212.)

Dans ce même ordre d'idées, la Commission a voté
la construction de portes de flot placées au débouché
des collecteurs pour empêcher l'arrêt du courant des
égouts et même leur refoulement par les crues de la
Seine. (Voy. *pièce annexée*, n° 13, art. 31.)

Ces améliorations, dont l'exécution, commencée en
de nombreuses galeries, nous garantit la prochaine
réalisation, suffiront-elles à rendre irréprochable désormais le réseau d'égouts de la capitale?

Il y a certainement plus à faire encore : suivant
nous, l'amélioration la plus urgente, la plus obligatoire, est celle qui aura pour résultat de régulariser
les pentes et niveaux de façon à interdire tout retour
des matières, entraînées par les Collecteurs ou égouts
principaux, vers les galeries d'ordre secondaire ou
tertiaire.

Maintenant que le réseau reçoit déjà une proportion notable de matières excrémentitielles, il n'est plus admissible que le cours de ces matières puisse être interrompu ou interverti, et qu'il y ait des galeries susceptibles, par leur infériorité de niveau, de recevoir semblable reflux.

D'autres grands travaux resteront à exécuter : car ce réseau, surtout lorsque ses Collecteurs, à peine suffisants aujourd'hui, auront à desservir toutes les galeries qui doivent le compléter, sera loin d'assurer également tout le drainage de Paris. Comme la Commission d'assainissement l'a reconnu dans l'article 29 de ses résolutions (voy. pièce annexée nº 13), il est nécessaire de créer sur la rive droite un troisième Collecteur destiné à soulager les deux autres ; création qui d'ailleurs figurait déjà dans les plans de Belgrand.

Ce n'est pas tout : les ingénieurs ont été toujours frappés de la difficulté d'amener, au débouché des Collecteurs actuels, les eaux des quartiers les plus éloignés, qui sont en même temps très bas, notamment les eaux des XIIe et XIIIe arrondissements (Bercy, Salpêtrière), riverains de la Seine à son entrée à Paris. Il y aurait donc intérêt à pouvoir évacuer directement ces eaux, en sens inverse de la Seine, vers les plaines situées au-dessus de Paris.

Or, nous l'avons dit plus haut (p. 55), on a compris la nécessité d'intercepter, par des collecteurs, les eaux industrielles projetées dans la Seine et la Marne en amont des vannes élévatoires de la Ville et qui corrompent l'eau montée par ces usines.

De là le projet de faire également converger sur un point situé en amont de Paris, au confluent de la Seine et de la Marne, soit à Charenton, soit à Ivry, les Collecteurs chargés des eaux des égouts des XIIe et XIIIe arrondissements; leur contenu, mêlé alors aux eaux industrielles qui souillent la Seine depuis Choisy, et la Marne depuis Nogent, serait de là dirigé sur des champs épurateurs. Tel est le plan actuellement soumis à l'adoption du Conseil général de la Seine, et dont la réalisation devra être rigoureusement surveillée, si l'on veut éviter la pollution du fleuve, en amont de la ville, par le voisinage de ces champs.

Il en est de même de certains autres quartiers bas, comme celui de Grenelle, dont il importerait, au même titre, de soustraire les eaux d'égout au grand réseau actuel, en les dirigeant sur un collecteur départemental.

Ces mesures peuvent avoir pour résultat de rompre l'unité du fonctionnement du réseau, en créant plusieurs portes de sortie aux matières d'égout de la ville, dont les Collecteurs actuels sont les seuls émissaires; quelques-uns de nos collègues de la Commission technique d'assainissement le regrettent, mais nous estimons que l'expérience impose ces modifications qui, loin d'atténuer la grandeur de l'œuvre de Belgrand, ne feront, suivant nous, qu'en assurer les bienfaits et la durée.

ART. IX. — ÉPURATION ET UTILISATION DES EAUX D'ÉGOUT.

Cette question, déjà si grave, va prendre une importance nouvelle par l'application, enfin décidée, des Ordonnances qui interdisent la pollution de la Seine. On sait qu'après avoir abandonné tous les procédés chimiques de désinfection reconnus insuffisants et ne produisant qu'un engrais le plus souvent sans valeur, les ingénieurs de la Ville appliquèrent, à Clichy d'abord (1867), puis à Gennevilliers (1869), la culture à l'eau d'égout. Interrompus par la guerre de 1870-1871, les travaux ont été repris en 1872.

L'essai a grandi et est devenu un service régulier. Des machines puissantes ont été installées.

Le cube d'eau d'égout envoyé dans la plaine de Gennevilliers, qui n'était que d'environ 1 700 000 mètres cubes en 1872, a décuplé et dépassait en 1883 17 millions de mètres.

La surface irriguée a parallèlement subi une progression croissante; partie de 51 hectares en 1872, elle atteignait 572 hectares le 31 décembre 1883.

Quant aux résultats obtenus, au point de vue de l'amélioration du sol et de la culture, ils se résument, suivant les ingénieurs, dans les faits suivants :

A. *La valeur locative* des terrains, qui était autrefois de 90 à 150 francs l'hectare, est aujourd'hui de 450 à 500 francs dans tout le périmètre irrigué. Quant à la valeur du fonds, elle est de 10 à 12 000 francs l'hectare ; elle a atteint, dans quelques ventes, 20 à 22 000 francs l'hectare.

B. Les rendements des diverses cultures sont des plus élevés : 20 à 40 000 têtes de choux à l'hectare, 60 000 têtes d'artichauts, 100 000 kilos de betteraves à bestiaux, etc.

Le produit brut obtenu à l'hectare par les cultivateurs varie entre 3 et 10 000 francs, et même au delà pour certaines cultures. Les légumes sont avantageusement vendus; près de 800 vaches sont nourries à l'aide des herbes et plantes irriguées.

Enfin la *nappe souterraine* est d'une pureté remarquable, renfermant à peine une douzaine de micro-germes par centimètre cube, tandis que l'eau de la Vanne en contient, dans le même volume, 62 ; l'eau de Seine à Bercy, 1 400, et l'eau d'égout, 20 000. D'autre part la population de Gennevilliers s'est accrue, entre les deux derniers recensements de 1876 et de 1881, de 34 p. 100, par suite de l'immigration d'un grand nombre de cultivateurs venus des communes voisines. L'état sanitaire ne laisse rien à désirer. Depuis plusieurs années il serait impossible de citer l'ombre d'une plainte à ce sujet (Durand-Claye, *Assainissement de la Seine*, Paris, 1885).

Il est question de porter prochainement à 2000 hectares cette surface d'irrigation, par l'adjonction de nouveaux terrains à ceux de Gennevilliers qui ne représentent que 600 hectares environ.

La Ville de Paris, à la suite des indications qui lui ont été données par la Commission d'assainissement de la Seine de 1874, s'est arrêtée, il y a plusieurs années déjà, aux terrains domaniaux d'Achères, situés dans la presqu'île de Saint-Germain. Le projet de loi à intervenir, pour la cession de ces terrains à la ville, doit, paraît-il, être prochainement soumis à l'approbation du Parlement.

Le programme des ingénieurs ne s'arrêterait pas là ; pour compléter l'entreprise, il faudra que la conduite maîtresse qui amènera les eaux en ce point, et qui naturellement sera fermée et couverte, soit tracée de manière à être au besoin continuée en descendant la vallée de la Seine, et à poursuivre sa route en créant l'utilisation agricole des eaux d'égout sur de vastes surfaces bien plus éloignées encore de Paris (Schlœsing et Durand-Claye).

N'est-ce pas cette dernière partie du programme qui constituerait le progrès? Ne serait-ce pas avec une certaine quiétude que la population verrait commencer loin, bien loin de Paris, l'épandage de ces eaux infectes ?·

Quoi qu'il en soit, les excellents résultats obtenus à Gennevilliers atténuent singulièrement à nos yeux la valeur des protestations formulées en divers points du département de Seine-et-Oise, notamment à Saint-Germain, contre la réalisation, appliquée progressivement, prudemment, par étapes pour ainsi dire, avec la ferme résolution de s'arrêter à la moindre alerte, des projets de la Ville sur les terrains d'Achères; mais sous la réserve formelle de se conformer à l'article 32 des conclusions votées par la Commission technique d'assainissement (Voy. pièce annexée, n° 13), et de ne pas augmenter, par le *système du tout à l'égout*, le degré actuel d'infection excrémentitielle des eaux destinées à l'épandage. C'est là pour nous une condition absolue de l'extension, si près de Paris, de ce mode d'épuration.

CHAPITRE XI

VIDANGES.

Cette question nous ramènera plus d'une fois au développement des Résolutions formulées, le 25 juillet 1883, par la Commission technique d'assainissement, et dont l'ensemble constitue, à la fin de ce livre, la pièce annexée n° 13. Le lecteur voudra bien nous pardonner de l'y renvoyer fréquemment.

ART. Ier. — SYSTÈME DES FOSSES FIXES.

En nombre d'immeubles parisiens la vidange s'effectue encore d'une façon bien primitive, l'opération consistant dans l'enlèvement direct de ces matières pour les transporter dans les voiries.

De là des inconvénients multiples : 1º dans la maison ; 2º dans la rue ; 3º dans le voisinage de la ville infecté par ces immondes dépôts. Ces inconvénients datent de loin. Nous les rappellerons en indiquant, en même temps, les remèdes proposés sur chacun des points où ils se produisent : *maison, rue, voirie.*

1º *Maison.* — Des lettres patentes de Louis XII, du 21 janvier 1510, des arrêts du Parlement et de nombreux édits imposèrent successivement, aux propriétaires d'immeubles, l'installation de locaux spéciaux, pour recevoir dans la maison même les matières excrémentitielles ; mais les premières mesures rigoureuses prescrites à cet égard le furent par le préfet de police la Reynie, qui, par ordonnance en date du 24 septembre 1668, « enjoint à tous propriétaires des maisons de la ville et des faubourgs de faire des foyers et latrines autant qu'il en serait nécessaire, eu égard à l'étendue et grandeur d'icelles » ; cette ordonnance, entre autres indications sur la manière dont les fosses devront être construites, oblige à « faire des ventouses qui seront conduites jusqu'au-dessus des combles des maisons où elles seront faites. »

Comme bien l'on pense, il ne pouvait encore entrer dans la pensée des édiles de préserver le sous-sol contre un pareil voisinage.

Ce dont on se préoccupait surtout alors, et certes

il y avait de quoi, c'était l'infection entraînée dans la maison par les dispositions vicieuses des cabinets d'aisance et dont on trouve malheureusement, aujourd'hui encore, tant d'exemples.

Aussi la Commission technique d'assainissement de 1882 s'est-elle trouvée avoir tout d'abord à lutter contre l'infection de nos lieux communs, en raison de leur promiscuité en tant de maisons, et de la pénurie d'eau de lavage. Après avoir, en ses résolutions, posé le principe salutaire du cabinet spécial à chaque logement, exigé l'emploi de l'eau à la dose suffisante pour entraîner toutes les matières, elle a démontré les défectuosités des tuyaux de chute qui conduisent les matières jusqu'au récipient commun, fosse ou égout. Trop souvent ces tuyaux sont peu ou point lavés ; leur diamètre est exagéré ; ils ne communiquent pas avec l'atmosphère et renferment une masse d'air infect, qui rentre dans les appartements par les sièges des cabinets, les pierres d'évier, les plombs, etc. Les articles 6 à 9 (Voy. pièce annexée n° 13) indiquent les principaux remèdes à opposer à ces dangereuses imperfections. Réunie à nouveau en 1885, la Commission a même formulé un projet de loi (annexe n° 14) qui affirme plus nettement encore ses convictions à cet égard.

Quant aux fosses elles-mêmes, il y a certainement, à notre époque, quelques progrès sur le passé ; à ces fosses anciennes, aux parois perméables, infectant les puits qui étaient presque autrefois l'unique source d'eau potable, on a substitué des récipients aussi étanches que possible, avec usage de l'eau pour diluer les déjections, double amélioration incontestable, mais presque compensée malheureusement par un double inconvénient : réplétion plus rapide des récipients, augmentation considérable de la masse des déjections à évacuer.

En somme, les fosses fixes actuelles constituent encore autant de petits dépotoirs, spécialement dangereux en une grande ville où l'accroissement quotidien de la population, en des maisons très élevées et très peuplées, en augmente parallèlement le nombre et le contenu.

Ne sait-on pas d'ailleurs combien est illusoire la prétendue étanchéité des parois de ces fosses, combien il est difficile de les protéger contre les fissures dues au tassement du sol, quelquefois même contre les ouvertures intentionnellement pratiquées par les propriétaires pour laisser passer les liquides et économiser les frais de vidange, d'où augmentation des dangers pour les habitants de l'immeuble, pollution des sous-sols, de l'eau des puits, etc. ? (Vallin.)

C'est pour parer à ces inconvénients que, dès 1835, une Commission administrative, reconnue par le Préfet de police, proposait l'emploi d'appareils séparateurs des solides et des liquides, avec faculté de rejet de ces derniers, après épuration, sur la voie publique.

Après de nombreuses hésitations et une application momentanée de 1852 à 1854, cette proposition devint le point de départ d'une autorisation accordée, en 1867, aux propriétaires de maisons bordant la voie publique, d'écouler directement les eaux vannes de leurs fosses d'aisance non plus sur la rue, mais dans les égouts de la ville. L'arrêté du 2 juillet 1867, pris à cet effet par le Préfet du département de la Seine, est encore en vigueur.

Les règlements administratifs exigent, d'autre part, et au point de vue de l'immeuble intéressé c'est un avantage, l'établissement de tuyaux d'évent partant du sommet de la fosse, s'élevant au delà du faîte des maisons et destinés à diminuer l'infection de cette fosse : mais n'en résulte-t-il pas la formation, à la surface des toits, de foyers d'infection aérienne dangereux, pendant les périodes de calme atmosphérique, pour les quartiers au-dessus desquels ils stagnent, et, en cas de translation par les courants aériens, venant heurter en pleine façade les maisons situées sur les altitudes avoisinantes ?

Une partie des inconvénients des fosses fixes a été conjurée en un certain nombre d'immeubles, par l'établissement de fosses mobiles permettant en général l'extraction, sans grande incommodité pour le voisinage, des matières renfermées en des récipients hermétiquement clos ; malheureusement ce système, peu favorable à l'usage de l'eau dans les cabinets, vu la rapidité de la réplétion de ces récipients, occasionne fréquemment des débordements qui en détruisent le bénéfice local ; et, d'autre part, il entraîne le maintien et le fonctionnement des dépotoirs à la périphérie de la ville.

Il s'écoulera d'ailleurs bien des années encore avant la suppression définitive de ces fosses, et il y a lieu, en attendant, de leur appliquer rigoureusement les principes votés par la Commission d'assainissement :

Ventilation simultanée par un tuyau d'évent et par le tuyau de chute ouvert à sa partie supérieure et prolongé au-dessus du toit.

Établissement dans le radier de la fosse, au-dessous

de l'ouverture d'extraction, d'une cuvette à plans inclinés pour rendre le travail de rachèvement plus facile et plus rapide.

Surveillance plus complète, grâce à un personnel suffisant, de l'étanchéité des fosses et des opérations de vidanges qui ne seront faites qu'à l'aide des appareils les plus perfectionnés, notamment de ceux qui comportent le vide fait dans les tonnes, avec désinfection des gaz.

2º *Rue*. — Au moment des vidanges, la rue a malheureusement sa part du redoublement d'infection subie par la maison elle-même durant cette opération, source non seulement d'odeurs nauséabondes, mais d'encombrement de la voie et de tapage nocturne.

Ici également on a cherché à réduire les inconvénients de ces manœuvres par l'édiction d'un certain nombre de mesures :

Désinfection préalable des fosses par des produits chimiques ; emploi de pompes aspirantes et foulantes ; fixation des heures de jour et de nuit pendant lesquelles la vidange peut être effectuée ; interdiction de toute projection de matières, soit sur la voie publique, soit à l'égout ; obligation d'employer des tonnes étanches ne laissant échapper ni liquides, ni gaz infects ; fixation des itinéraires, etc.

Les tonnes métalliques une fois pleines sont aujourd'hui autorisées à verser leur contenu dans des bateaux-citernes, complètement étanches, en station nocturne sur divers points de la Seine (pont de l'Alma et quai Saint-Bernard), ou du canal Saint-Martin (quai Jemmapes) ; ce qui évite le transport des tonnes pleines jusqu'aux dépotoirs ou usines placées hors de Paris.

Autant de mesures rationnelles, en somme, mais dont la stricte application exige une surveillance difficile, souvent impuissante, comme le démontrent trop souvent les graves accidents entraînés par leur négligence, et spécialement par la projection frauduleuse à l'égout des matières de vidange.

Un arrêté du préfet de la Seine, du 5 juin 1878, est venu en outre obliger le vidangeur à brûler les gaz qui se dégagent, pendant l'opération de la vidange, soit des pompes d'extraction, soit du récipient ; malheureusement tous les procédés essayés dans ce but ont l'inconvénient d'exiger l'emploi de machines à vapeur ou de foyers encombrant la voie publique, et créant une cause de danger pour la circulation des voitures, les appareils nécessaires ne pouvant se placer dans les petites cours et les corridors de la plupart des maisons de Paris.

3° *Voirie.* — La situation n'est pas plus favorable en ce qui concerne les voiries dont les modes successifs d'exploitation sont loin d'avoir amené le progrès ; c'est ce que nous allons tâcher d'établir :

A. *Période de la décantation.* — « Il existait au douzième siècle, à Paris, un certain nombre de voiries dans les faubourgs Saint-Marcel, Saint-Germain et Montfaucon. En 1781, elles furent toutes supprimées, sauf celles de Montfaucon. Les matières fécales y étaient reçues dans d'immenses réservoirs où s'opérait la séparation des solides et des liquides ; ces derniers s'écoulaient par un égout dans la Seine au-dessus du pont d'Austerlitz, ou s'infiltraient dans les puits des quartiers traversés, dont ils contaminaient les eaux. Les matières pâteuses étaient desséchées à l'air et livrées ensuite à l'agriculture au bout de quatre ou cinq ans.

Les inconvénients de ces procédés, la puanteur qu'exhalait Montfaucon et qui se répandait dans les quartiers avoisinants, firent renoncer à ce dépôt, et en 1817 la ville de Paris fut autorisée à disposer de 30 hectares de la forêt de Bondy pour y transporter la voirie. On créa plus tard, au moment où Montfaucon fut définitivement supprimé, le dépotoir de la Villette, dans lequel les matières sont apportées et refoulées par une conduite forcée placée le long du canal de l'Ourcq, qui réunit le dépotoir à la voirie de Bondy.

Les solides sont transportés directement, dans les vases clos qui les contiennent, sur des bateaux suivant la voie du canal.

Les premiers procédés d'exploitation employés à Bondy étaient à peu près ceux de Montfaucon. Les matières reçues de Paris étaient emmagasinées dans d'immenses bassins où elles se décantaient. Les liquides étaient rejetés dans la Seine près de Saint-Denis. Lorsque la couche solide était assez épaisse, c'est-à-dire après trois ou quatre ans en général, on vidait les bassins et on plaçait les matières solides dans un séchoir pour les convertir en poudrette.

En procédant ainsi dans tous les bassins, on perdait, par l'écoulement des liquides à la Seine, une grande partie des matières fertilisantes, et par l'évaporation et la fermentation on faisait disparaître les principes ammoniacaux qui, au lieu d'être utilisés, empestaient les localités voisines. Enfin, on avait en permanence, dans les bassins, un stock considérable, qui formait un foyer d'infection et qui, aujourd'hui encore, n'est qu'une cause d'embarras pour l'administration municipale qui, depuis 1872, n'a plus trouvé de fermiers pour l'exploiter. Anssi l'existence de la voirie de Bondy a-t-elle donné lieu de tout temps aux réclamations les plus vives et les mieux fondées de la part des habitants des localités voisines, pour lesquels cet établissement est une veritable calamité. » (*Note de la Direction des Travaux de Paris.*)

Cet état de choses ne s'est malheureusement amélioré qu'en ces derniers temps, plusieurs industriels ayant cherché à utiliser le stock de matières dont regorgent les bassins de Bondy.

B. *Période des transformations industrielles.* — Ce qu'il y a de plus fâcheux, c'est que cet abandon prolongé a été l'origine de l'édification, par des sociétés particulières, d'un nombre considérable d'usines ayant pour objet principal la fabrication, sur une grande échelle, du sulfate d'ammoniaque. Il s'est ainsi constitué autour de Paris un cercle de dépôts de vidange, à peu près également répartis au nord, au sud, à l'est, à l'ouest, d'où cette aggravation pour la Ville qu'elle est exposée à leurs émanations de quelque point que souffle le vent, tandis que lors du fonctionnement unique de la voirie de Bondy les vents du nord, rares à Paris, amenaient seuls les mêmes inconvénients.

En 1882, le chiffre de ces dépôts dans la banlieue de Paris, outre le dépotoir de La Villette et la voirie de Bondy, s'élevait à 21.

De ces 21 dépôts, 9 alimentaient des usines autorisées à distiller les eaux vannes et à les transformer, par cette distillation, en sulfate d'ammoniaque ; dans 6 de ces usines, les matières solides étaient traitées en outre par la dessiccation à chaud.

« Or, les conditions essentielles pour que l'emmagasinage des matières ne donne lieu à aucune émanation incommode ou même dangereuse sont, en général, absolument négligées dans ces usines, les réservoirs laissant échapper à travers les planches mal jointes de leur toiture ou les baies librement ouvertes de leurs parois, des gaz infects dont l'expansion au dehors atteint son maximum dans les cas de dépression atmosphérique.

« D'autre part, si la distillation des eaux vannes a été, dans les usines principales, l'objet d'améliorations sérieuses ayant surtout pour but d'assurer la combustion, dans un foyer spécial, du gaz mis en liberté par la saturation, ces améliorations sont à peine en voie de réalisation dans les usines de moindre importance, notamment en celles qui récemment se sont installées à Bondy même, et dans lesquelles on pratiquait récemment encore, *à l'air libre*, la saturation par l'acide sulfurique des produits distillés, sans aucun souci de la destruction des gaz mis en liberté.

« Quant à la troisième phase du travail, celle qui consiste dans la dessiccation des matières pâteuses, elle n'a, on peut le dire, été l'objet d'aucune amélioration. Quelques essais, à la vérité, ont été commencés dans le but de modifier l'ancienne manière de faire, mais ces essais n'ont eu aucune importance sérieuse; et aujourd'hui encore, comme il y a deux ans, c'est dans des séchoirs clos le plus souvent au moyen de couvercles en bois mal jointifs, quelquefois simplement recouverts de tuiles et non plafonnés, c'est, en un mot, dans des capacités ouvertes sur lesquelles tout appel serait fictif, que la dessiccation a lieu. Aussi voit-on, de ces séchoirs, se dégager des odeurs repoussantes, nauséabondes, qui, au premier chef, doivent être comptées au nombre des incommodités graves dont le traitement actuel des matières de vidange détermine la production. » (Aimé Girard, *Rapport à la Commission ministérielle de* 1880.)

C. *Améliorations proposées.* — Ces défectuosités ont fait la base des études d'une sous-commission prise dans le sein de la Commission technique d'assainissement et qui a voté, à leur sujet, les conclusions suivantes :

« 1° Toute usine à sulfate d'ammoniaque devra désormais satisfaire aux deux conditions : 1° n'émettre aucun dégagement gazeux odorant; 2° épurer complètement les eaux résiduaires, si ces eaux doivent être envoyées dans un cours d'eau, et tout au moins, si leur destination est autre, les refroidir et les désinfecter.

« Aucune nouvelle usine ne devra être autorisée sans que les dispositions projetées paraissent répondre complètement à ces deux conditions. En ce qui concerne les usines déjà existantes, les règlements en vigueur devront leur être strictement appliqués, sous peine de fermeture; un délai raisonnable leur sera accordé pour y opérer les perfectionnements nécessaires.

« 2° Les *dépotoirs* appartenant à des particuliers seront supprimés dans le plus bref délai; il ne sera toléré, auprès des usines, qu'un approvisionnement de matières très restreint dans un réservoir clos, couvert et étanche, et les dimensions de ce réservoir seront fixées dans chaque cas particulier par l'Administration.

« 3° Vu les nécessités présentes, le dépotoir de La

Villette continuera à fonctionner dans les conditions actuelles ; à la voirie municipale de l'Est (Bondy), l'exploitation du stock sera tolérée à l'air libre, de manière à arriver dans le plus bref délai possible à la suppression définitive de 8 hectares de bassins ; au contraire, pour les usines établies ou à établir à la même voirie pour le traitement des matières provenant journellement du dépotoir, l'Administration exigera des industriels l'observation de toutes les règles de salubrité qui seront imposées aux nouvelles usines, conformément aux paragraphes 1 et 2 des présentes conclusions.

« 4° Les liquides provenant des bassins ou des usines de la voirie municipale ne seront plus déversés dans la Seine par le collecteur de Saint-Denis et seront transportés par des tuyaux, conduites ou égouts, soit pour être répandus, comme à Gennevilliers, sur un sol propre à leur épuration, soit pour approvisionner de nouvelles usines situées loin de Paris et fonctionnant dans toutes les conditions désirables. »

Mais il est évident qu'il y a plus à faire encore. Il est urgent de chercher à diminuer le nombre de ces usines soit en éloignant immédiatement de Paris, et du département, la plus grande somme possible de matières excrémentitielles, soit en modifiant le traitement qui leur est appliqué.

Le transport par routes de terre et même par voies ferrées devient très coûteux pour une matière de peu de valeur, dès que la distance est quelque peu importante.

Aussi a-t-on dû renoncer à des essais de placement des eaux vannes en Champagne, pour lesquelles on avait commencé à créer un matériel roulant spécial (entreprise de M. Gargan de 1858 à 1870). C'est par eau que l'on peut espérer élargir le cercle d'application de ces matières à l'agriculture, soit que l'on remonte ou surtout que l'on descende le cours de la Seine, soit que l'on se serve des canaux de navigation.

D'après M. Mille, les compagnies de vidanges disposent déjà de tout un matériel de bateaux, de pompes et de tuyaux, qui pourrait très bien être appliqué au transport des matières excrémentitielles de Paris vers la campagne par les voies navigables.

De leur côté, les cultivateurs possèdent en général des tonneaux d'arrosage, auxquels on peut adapter à peu de frais des planches de distribution ou tout autre système simple pour l'épandage des eaux-vannes sur leurs champs.

Des deux parts, il existe donc un matériel presque suffisant, et il ne resterait à créer, comme intermédiaires, que des réservoirs ou des citernes que l'on établirait sur le bord des canaux et des chemins, afin d'y pouvoir aisément décharger les bateaux et remplir les tonneaux de distribution. La vente des matières au réservoir pourrait, suivant M. Mille, se faire sans grande peine par les compagnies de vidanges au moyen de leur service commercial actuel.

L'épandage sur les champs cultivés, et à grande distance, pourrait donc être un mode pratique d'utilisation des déjections parisiennes.

Mais cet épandage ne peut avoir lieu d'une façon rémunératrice qu'à certaines époques de l'année, à l'automne et au printemps. Il faut que, dans l'intervalle, les matières de vidange trouvent un placement, et comme on ne peut songer à les accumuler dans des réservoirs pendant la morte saison, c'est à des usines de traitement qu'il faut attribuer cette fonction régulatrice.

C'est ce qui a engagé M. Mille à proposer la création d'usines ayant pour objectif le traitement des vidanges à froid, c'est-à-dire en des conditions toutes différentes de celles (*distillation des eaux vannes et dessiccation des matières solides*) qui donnent principalement lieu au dégagement d'odeurs infectes; avec l'auteur, nous estimons qu'il y aurait avantage spécial pour l'Administration à favoriser tout essai ayant pour but de fixer dans des engrais les éléments utilisables des matières de vidange, et à mettre à cet effet à la disposition des industriels le domaine de Bondy, en se réservant le droit de contrôle et de surveillance du fonctionnement de leurs usines (Voy. Mille, *Rapport sur l'utilisation des matières de vidange par épandage sur le sol et par traitement à froid*). Aussi la Commission a-t-elle voté cette dernière conclusion :

« L'épandage, pour le traitement à froid des matières tout venant, peut fournir des ressources nouvelles pour la solution du problème de l'utilisation des vidanges de Paris, et l'Administration peut en autoriser et même en encourager les essais. »

ART. II. — SYSTÈME DU TOUT A L'ÉGOUT.

Ce qui répond le plus aux aspirations de l'hygiène, c'est la suppression de toute retenue locale, sous la maison, de matières excrémentitielles, et la soustraction immédiate de ces produits par des voies autant que possible sans communication avec l'atmosphère de la maison et de la rue.

Deux systèmes, répondant plus ou moins exactement à ce double but, ont été mis en présence au cours des travaux de la Commission technique d'assainissement : d'une part, projection totale à l'égout des matières de vidange, conformément à ce qui se pratique en plusieurs villes étrangères ; c'est ce mode que nous allons examiner dans le présent article ; de l'autre, enlèvement de ces matières par une canalisation spéciale, hermétiquement close, absolument étanche, où l'entraînement des produits serait facilité aussi bien par la pente des conduites ou par des chasses que par l'aspiration pneumatique ; nous en ferons l'objet de l'article suivant.

Nombre de savants ont estimé que devant les améliorations en voie de réalisation dans le fonctionnement des égouts, il n'y aurait pas grand inconvénient à augmenter le degré de leur souillure.

Un des arguments principaux formulés à l'appui du système du *tout à l'égout*, c'est qu'aujourd'hui déjà les égouts de Paris renfermeraient la plus grande partie des matières excrémentitielles de la population. MM. Marié-Davy, Durand-Claye, estiment qu'actuellement les matières extraites des fosses fixes ne représentent guère que le tiers ou le quart de la totalité des produits de la population, et que dès lors l'addition de ces matières n'occasionnerait pas, en la composition des eaux d'égout, un changement aussi radical qu'on l'a prétendu. Suivant les recherches de M. Durand-Claye, cette addition porterait le titre du mètre cube d'eau d'égout, en azote, de

$0^{kg},051$ à $0^{kg},073$; **M. Marié-Davy,** qui a pris pour base le dosage des phosphates neutres, arrive à un résultat analogue.

Il est difficile d'accepter ces chiffres sans s'être au préalable assuré que l'azote et les phosphates renfermés, tant dans les eaux ménagères, si riches, elles aussi, en azote, que dans les eaux industrielles et les eaux de lavage de la voie publique, ne contribuent point dès aujourd'hui, pour une certaine part, à augmenter la quantité de ces principes dans les eaux d'égout analysées par ces savants observateurs.

N'avons-nous pas, d'autre part, vu plus haut formuler à l'égard des fosses fixes le reproche de leur non-étanchéité, c'est-à-dire l'impossibilité d'estimer, d'après ce qu'on leur enlève, la quantité réelle des matières qu'elles reçoivent ?

Comment pouvoir dès lors déterminer la somme totale des matières excrémentitielles encore versées en ces fosses et qui, si le système était accepté, viendraient à l'égout en plus de celles qu'il reçoit déjà ?

Aussi des contradictions fort sérieuses ont-elles été formulées. Suivant **M. Combe,** les égouts, tels qu'ils fonctionnent actuellement, ne reçoivent peut-être pas le cinquième des matières excrémentitielles de la population; et nous avouons n'être pas en droit de contredire cette manière de voir, vu le nombre en somme encore restreint d'habitants dont les latrines se vident à l'égout, soit directement, soit par l'intermédiaire de tinettes filtrantes.

Nous reconnaissons que le système du *tout à l'égout* serait plus réalisable si les conditions de curage et de lavage, prescrites par la Commission, étaient pleinement exécutées; si les galeries étaient mécaniquement débarrassées de sables et autres matières lourdes; et si les chasses, au lieu d'être faites encore en grande partie à l'eau d'égout, étaient partout accomplies au moyen des réservoirs d'eau pure ; mais pour en venir là que de chemin encore à parcourir !

Il nous suffit de rappeler les desiderata déjà si dangereux de ces égouts en leur état actuel (*voy.* p. 209), pour faire pressentir combien à nos yeux serait imprudente l'application du *tout à l'égout* avant la réalisation préalable de ces conditions fondamentales d'un entraînement rapide, sans *retour* ni *stagnation* possibles.

Les résolutions de la Commission technique d'assainissement ont été fort sages à cet égard.

ART. 20. — L'écoulement total des matières excrémentitielles à l'égout peut être autorisé dans les égouts largement et constamment alimentés en eau courante, ne laissant pas s'accumuler de sables, et dans lesquels les matières seront entraînées sans repos jusqu'au débouché des collecteurs.

ART. 21. — *Il peut être autorisé également dans les égouts moins abondamment pourvus d'eau que les précédents, mais ayant la pente et l'eau nécessaires à l'écoulement des matières, à la condition qu'il soit procédé, dans ces égouts, aux travaux et au mode de curage indiqués dans les art. 23 et suivants* (Voy. pièce annexée n° 13).

Or, si l'on y regarde bien, il n'y a qu'une partie minime du réseau qui réponde aux exigences de l'article 20; quant à la réalisation, dans le reste, des principes formulés par l'article 21, elle est à peine à sa période d'inauguration.

Nous estimons, dit M. Humblot, ingénieur en chef du service, qu'il faudra au moins un réservoir en tête de chaque égout élémentaire, un en tête de chaque collecteur du premier degré ayant moins de $0^m,01$ de pente, et deux dans les collecteurs du deuxième degré n'ayant pas une pente supérieure. Le nombre des réservoirs serait ainsi de 3166.

Or, nous l'avons vu, le nombre actuel de ces réservoirs n'est que de quatre cents.

D'ailleurs la plupart des galeries et même des collecteurs ne suffiraient pas, comme dimension, à écouler la masse énorme d'eau exigée pour assurer le lavage en ces nouvelles conditions (1).

Et les portes à flot destinées à empêcher le refoulement par les recrues de la Seine sont-elles établies, et fonctionnent-elles régulièrement ?

Ce que nous ne saurions accepter, et ce que paraissent admettre la plupart des partisans de ce système, c'est que toutes les matières excrémentitielles de la ville entière dussent jamais s'écouler par les Collecteurs actuels; en sorte que ces Collecteurs, vu leur supériorité de niveau sur un grand nombre des galeries aboutissantes, serviraient à répartir dans l'ensemble du réseau les immondices de tout Paris dont ils seraient devenus le confluent.

Aussi, en ce qui regarde la projection totale, nous sommes-nous toujours associé aux réserves de M. Brouardel, et avons-nous peine à comprendre l'enthousiasme avec lequel ce système du *tout à l'égout* a été préconisé et proclamé immédiatement réalisable.

(1) Suivant l'un des membres les plus compétents de la Commission d'assainissement, le volume d'eau nécessaire serait de près de deux millions de mètres cubes (Voy. Vauthier, *Note sur la dépense d'eau de lavage des égouts qu'entraînerait la Résolution votée par la commission, dans sa séance du 28 juin* 1883).

Pour nous c'est l'inverse, et nous ne voyons pas de moyen plus efficace de compromettre immédiatement l'œuvre de Belgrand.

On serait forcé de destituer ce réseau des fonctions multiples (distribution des eaux, installation des fils télégraphiques, des tubes pneumatiques postaux, etc.), qui à Paris lui donnent un caractère tout spécial d'utilité et de grandeur, et le différencient des égouts de Londres et de Bruxelles, qui ne sont, nous l'avons dit, que des conduites de vidange où l'ouvrier lui-même ne descend et ne peut descendre que rarement, et dont le nettoyage se fait soit naturellement par l'effet du courant et de la pente, soit par quelque procédé mécanique. La vie souterraine y deviendrait d'autant plus difficile qu'il y aurait lieu, dans l'intérêt de la salubrité publique, d'intercepter, sinon totalement, au moins dans une large mesure, toute communication entre l'air de ces galeries et celui de la rue.

La généralisation du système, si jamais elle était appliquée, devrait être précédée d'une multiplication des Collecteurs généraux, et surtout de la dérivation, vers l'est et le sud de Paris, du contenu des galeries les plus éloignées de ces collecteurs, ou les plus basses de niveau, spécialement de celles des XIIe, XIIIe arrondissements; se figure-t-on les quartiers de Bercy et de la Salpêtrière envoyant à l'égout la totalité de leurs résidus excrémentitiels, qui auraient ainsi à parcourir tout Paris, de l'ouest à l'est, alors que dès maintenant on reconnaît la difficulté de circulation, de leur point de départ jusqu'aux Collecteurs, des liquides provenant de ces régions extrêmes ?

Il faudrait donc utiliser, pour la vidange de ces arrondissements, l'installation de l'usine élévatoire projetée en amont de la capitale, au confluent de la Seine et de la Marne, usine vers laquelle seraient dirigées toutes les eaux des égouts des plans supérieurs de Paris pour être amenées sur des terrains d'épuration (Voy. p. 217).

Mais ce ne serait pas tout. En amont comme en aval, les ressources actuelles en terrain seraient absolument insuffisantes, car d'après l'expérience faite en certaines villes d'Allemagne l'épandage total des matières excrémentitielles de Paris exigerait peut-être, pour sa population actuelle, une surface d'épuration de plus de 10,000 hectares, cinq fois plus que ce dont on dispose aujourd'hui; et ce n'est guère qu'en aval qu'on pourrait songer à augmenter ces surfaces, avec le minimum de danger pour la ville.

Art. III. — Système de la canalisation fermée.

La principale indication qui surgisse devant les conditions générales du réseau d'égouts de Paris, c'est la substitution, au moins partielle, au déversement direct des matières dans l'eau d'égout, de leur écoulement par des conduites spéciales, étanches, exclusivement destinées à cet écoulement. Il y aura naturellement avantage, partout où on le pourra, à disposer les conduites en question dans les galeries de ce réseau, de façon à les rendre toujours visibles, et à éviter, en cas de rupture, les dangers d'imprégnation du sol.

Il est juste, quoi qu'on en ait dit, de rapporter encore à Belgrand la paternité de cette idée, reproduite il y a trente ans dans le discours du préfet de la Seine dont, pour ces grandes questions d'hygiène, il était l'inspirateur.

« J'avais pensé à une combinaison radicale, qui supprimerait toutes les fosses et ferait aboutir les tuyaux de descente à des conduites spéciales de dimension assez forte pour qu'elles ne fussent jamais engorgées. Ces conduites trouveraient place dans les galeries d'égout, et leur réseau serait soumis à l'action de machines aspirantes et foulantes qui rassembleraient les matières dans des réservoirs lointains, comme celui de Bondy, pour qu'elles y fussent traitées par les procédés en usage » (Haussmann, *Mémoire sur les eaux de Paris*, 4 août 1854).

La deuxième sous-commission de l'assainissement de Paris, dont j'eus l'honneur d'être le président, eut précisément pour mission spéciale d'étudier l'écoulement des matières de vidanges par des conduites étanches sans communication avec l'eau d'égout ; elle avait en particulier à déterminer la possibilité et l'opportunité d'appliquer à Paris l'une de ces canalisations fermées qui fonctionnent en ce moment, soit à Paris même, soit en d'autres localités, sous les noms de systèmes Waring, Liernur, et Berlier.

Système Waring. — Le système du colonel Waring a été appliqué à Memphis et en d'autres villes des États-Unis. Il consiste essentiellement en une série de tuyaux qui reçoivent les produits des cabinets d'aisance et les eaux ménagères des maisons et les versent dans les grands cours d'eau. Des réservoirs interposés de distance en distance projettent, au moyen de siphons intermittents, des volumes d'eau suffisants pour former des chasses et entretenir la propreté des tuyaux ; la canalisation est reliée, en chaque maison, avec un tuyau d'évent qui s'élève au-dessus du toit et porte le plus haut possible les odeurs dégagées.

Le système Waring ne se prête donc pas, en raison de la dilution extrême des matières, à leur transformation en engrais : il ne comporterait dès lors, comme moyen d'épuration au sortir de la ville, que l'irrigation. D'autre part, ses communications par les tuyaux d'évent avec l'air extérieur ne répondent pas au programme de ceux qui veulent une canalisation entièrement fermée.

Ce système a été néanmoins, devant la Commission technique, l'objet d'un rapport intéressant dont l'auteur a démontré combien les drains hermétiquement clos du colonel Waring seraient supérieurs, pour assurer l'écoulement des matières, à nombre de galeries sans eau du réseau parisien, galeries déjà infectes aujourd'hui, et dont il serait imprudent d'augmenter les inconvénients par la projection totale des matières (Vauthier, *Notes sur les conditions dans lesquelles pourrait être appliqué à Paris le système Waring*). Les premières applications faites à Paris, depuis un an, au centre même de la ville, ont répondu à ces conclusions, et jusqu'ici, sauf quelques incidents légers, ont donné des résultats satisfaisants (1).

---

(1) Les essais ont été faits dans la rue Vieille-du-Temple, à l'école de la rue des Quatre-Fils, à l'école de la rue des Hospitalières-Saint-Gervais, aux latrines du marché des Blancs-Manteaux ; s'ils ne se sont pas étendus dans le voisinage, il faut l'attribuer au refus opposé par les propriétaires qui n'ont pas consenti à faire les frais d'une canalisation spéciale, dans l'incertitude des résultats. Ces essais ont été com-

Système Liernur. — Rien ne paraît devoir satisfaire plus complètement qu'un système dans lequel le transport des matières s'effectuerait, au moyen du vide et par une canalisation métallique hermétiquement close, de la maison à l'usine où elles seraient traitées. Le système Liernur répond à ces indications; appliqué à un quartier d'Amsterdam, il pourrait l'être sans doute aussi à un quartier de Paris ; mais il est trop compliqué pour pouvoir répondre anx besoins de la ville entière et deviendrait incompatible avec l'écoulement de la masse d'eau reconnue nécessaire pour l'entretien de la propreté des cabinets.

Système Berlier. — M. Berlier a été autorisé, par arrêté du préfet de la Seine, en date du 7 septembre 1881, et suivant'délibération conforme du Conseil municipal, à expérimenter, dans Paris, un système d'évacuation pneumatique, sans aucune communication avec l'air extérieur, qui diffère de celui du capitaine Liernur. M. Berlier ne rend point solidaires les vidanges de plusieurs maisons, comme le fait l'ingénieur hollandais ; chaque tuyau de chute aboutit, au contraire, à un récepteur spécial, lequel communique avec la cana-

mencés en juillet 1883 ; la première année, le fonctionnement a été régulier, mais il y a quelques mois, on a eu à constater des obstructions dans le tuyau de dix centimètres de diamètre desservant l'école de la rue des Quatre-Fils : les fouilles faites ont démontré que l'obstruction s'était produite à une certaine distance de l'origine de l'appareil ; il n'y avait cependant pas de coudes sur le parcours. Depuis, une autre obstruction a été constatée dans l'école de la rue des Hospitalières-Saint-Gervais, puis dans l'égout sous la voie publique. Dans ce dernier cas, les tubulures d'attente, existant sur le tuyau, et qui sont fermées par des tampons, ont été soulevées et l'eau s'est répandue dans l'égout; on a trouvé, à l'endroit de l'obstruction, des morceaux de bois mêlés à d'autres immondices (Humblot, *Communication à la Commission d'assainissement*, 31 janvier 1885).

lisation générale par l'intermédiaire d'une soupape, mue automatiquement par un flotteur. Une large maille métallique, placée à l'orifice du tuyau de chute, arrête les corps qui pourraient obstruer la conduite sans intercepter l'écoulement des matières. La vidange se fait ainsi par intermittences très rapprochées, et les matières ne séjournent qu'en petite quantité et que peu de temps dans le récepteur.

Nous avons constaté par nous-même le bon fonctionnement de ce système qui protège la rue contre les émanations fécales, et nous avons insisté pour la continuation des expériences commencées, il y a trois ans, dans l'une de nos casernes (Pépinière) et quelques rues adjacentes ; satisfaction a été donnée à cet égard à nos désirs et à ceux de la Commission par l'arrêté préfectoral du 7 décembre 1883, autorisant l'application de ce système pour 300 immeubles situés dans une zone déterminée.

Art. IV. — Conclusions.

Loin de nous la pensée de considérer ces types divers de canalisation étanche comme susceptibles de pouvoir suffire à eux seuls à l'enlèvement des vidanges de toute la population parisienne ; mais nous ne saurions trop répéter combien la visite des quelques galeries d'égout où circulent ces conduites hermétiquement fermées nous a laissé, en raison de leur propreté, de satisfaction après notre passage en plusieurs autres galeries infectées par la projection directe des vidanges. Nombre de collègues ont partagé cette impression, et nous considérons comme un des meilleurs résultats des travaux de la Commission d'assainissement de 1882 d'avoir amené l'Administration à substituer la formule du *tout par l'égout* à celle du *tout à l'égout*.

Nous dirons plus : plusieurs de nos collègues de cette Commission estiment qu'il suffirait d'emprunter à ces systèmes leurs tuyaux étanches, qui serviraient simplement de raccords, à travers les galeries de dernier ordre du réseau parisien actuel, entre les tuyaux de chute et les égouts principaux où ils déverseraient leur contenu. Telle n'est pas, suivant nous, l'application principale à faire de ces conduites ; nous estimons que ces systèmes de canalisation doivent surtout être appliqués dans leur entier, c'est-à-dire prendre à domicile et transporter hors de la ville les matières excrémentitielles ; nous voudrions qu'on leur attribuât le rôle complet de la vidange de quelques-uns des quartiers les plus éloignés du passage des Collecteurs, de façon à décharger encore ceux-ci d'une certaine somme de matières excrémentitielles.

En résumé, le système des fosses fixes et ses conséquences, au point de vue du transport et de la manipulation des matières excrémentitielles, constituent, en leur mode actuel, un procédé barbare, indigne d'un pays civilisé, et de plus offrant, dans une grande ville, son maximum d'inconvénients au point de vue de la salubrité de la maison et de l'hygiène générale de la cité ; mais l'étude consciencieuse et détaillée des autres modes de vidange proposés nous a de plus en plus éloigné de la préconisation exclusive de l'un d'eux pour le service de Paris.

C'est là une formule éclectique qui, à notre grand

regret, ne répond pas aux aspirations de la majorité désireuse d'une solution unique. Il est certain que si par l'ampleur de leurs galeries élémentaires, par l'abondance et la rapidité de leurs eaux, par leur immersion immédiate dans l'Océan, les égouts de Paris justifiaient complètement l'appellation de fleuves souterrains, nous leur confierions volontiers la totalité de la tâche ; de même que si, à cet égard, ils étaient notablement plus pauvres qu'ils ne le sont, nous poursuivrions l'accomplissement de l'œuvre en dehors d'eux, par un ou plusieurs systèmes de canalisation fermée spécialement installés pour la vidange.

Il n'en est point ainsi.

Il y a lieu de profiter, dans une certaine mesure, des ressources offertes par le réseau actuel, mais sous la réserve absolue de l'application préalable des modifications susceptibles d'assurer l'écoulement rapide des matières excrémentitielles projetées dans les sections principales du réseau ; de l'établissement dans les galeries sans pente ou mal irriguées, d'une canalisation étanche ; de la dérivation, par des canaux également étanches, d'une partie des matières dont le point de départ est trop éloigné du passage des Collecteurs et qui seraient amenées hors de l'enceinte, sans communication aucune avec ces Collecteurs.

CHAPITRE XII

ENLÈVEMENT DES ORDURES MÉNAGÈRES.

Le mode d'enlèvement des ordures ménagères, leur itinéraire et leur point d'arrivée importent singuliè-

rement à la salubrité de la ville et de sa banlieue.
Nous en empruntons les principaux détails à l'exposé
fait par M. Barabant à la Commission d'assainissement de Paris (séance du 13 février 1885) :

Un tombereau, à l'arrière duquel est adapté un
monte-charges, enlève chaque jour le contenu des
boîtes déposées le matin sur la voie publique.

Le chargement de ces véhicules est rendu difficile
par leur élévation ; mais on ne saurait guère leur
substituer de voitures d'un modèle plus bas, les
moyeux des roues devant être assez élevés pour ne
pas enfoncer en terre quand ces tombereaux entrent
dans les champs où ils doivent être déchargés.

Sur un grand nombre de ces voitures se tient un
chiffonnier qui aide au chargement et dont la rémunération consiste dans la récolte des chiffons qu'il
trie dans les récipients avant de les vider. L'Administration n'a pu trouver un assez grand nombre de
ces auxiliaires pour en doter tous les itinéraires.

Il est procédé tous les trois ans, pour l'enlèvement
des ordures, à une adjudication au rabais, et par
arrondissement. L'ensemble de l'opération qui, autrefois, donnait lieu à une recette au profit de la ville,
et qui, plus récemment, toute compensation faite,
s'effectuait au pair, entraîne aujourd'hui pour l'Administration municipale une dépense de 2,000,000 fr.
environ. Cet accroissement est inquiétant pour
l'avenir.

L'itinéraire achevé, c'est à l'entrepreneur qu'incombe le soin de se débarrasser du chargement. Les
dépôts de boues et immondices qui en résultent ont
toujours excité les réclamations les plus énergiques
de la part des habitants exposés aux émanations qui

s'en dégagent. On ne comprend que trop la légitimité de ces protestations, et le Conseil d'hygiène publique et de salubrité s'y est de plus en plus associé ; en ces trois dernières années, six demandes d'autorisation lui ont été soumises : quatre fois il s'est prononcé pour le rejet ; et dans les deux autres cas il n'a accordé que des autorisations temporaires.

Noùs avons, dans notre rapport à l'Académie sur les épidémies de 1881, signalé un fait de nature à éveiller davantage encore l'attention de l'autorité sur les dangers de semblables dépôts ; il s'agit d'une petite épidémie de diphthérie survenue brusquement à Goussainville, canton de Pontoise, et ayant frappé exclusivement les ouvriers d'une briqueterie ; il y eut vingt malades dont six succombèrent. Notre confrère, M. le Dr Broquet, attribue cette explosion locale à l'infection causée par des wagons chargés de gadoue, et qui, une fois débarrassés de ce produit, mais non désinfectés, venaient prendre des chargements de briques dans l'usine en question ; il estime que ces wagons ont été les véhicules des germes de la diphthérie, si commune alors dans la capitale.

Nous considérons donc comme légitime l'assimilation de ces dépôts aux établissements insalubres de première classe, conformément à l'Ordonnance du 14 décembre 1881 (voy. pièce annexée n° 15).

Les maires de quelques communes suburbaines ont été jusqu'à refuser le passage des rues de leurs communes aux tombereaux chargés de résidus ménagers. Il est certain que ces tombereaux émettent de mauvaises odeurs, d'autant qu'ils ne sont pas couverts, et qu'en raison de leurs dimensions ils offrent une grande surface exposée à l'air.

Ce n'est donc plus qu'à des distances relativement considérables que les entrepreneurs peuvent espérer trouver le débit de leurs produits, et il leur est indispensable de recourir à cet effet au transport par bateau ou par voies ferrées. Encore le transport par eau, qu'il s'agisse de rivières ou de canaux, présente-t-il, pour un service essentiellement journalier, le grave inconvénient des chômages résultant, l'été, de travaux obligatoires ou du manque d'eau, l'hiver, des crues ou des gelées. Quoi qu'il en soit, un service de bateaux a été organisé ; c'est au quai de Javel qu'est situé le point de départ. Les lieux de destination sont actuellement surtout Corbeil, en amont, et Pontoise, en aval.

Si le transport des ordures ménagères par eau n'est pas sans soulever, de la part des riverains, des plaintes qui créent à l'Administration de sérieuses difficultés dans le choix des embarcadères, leur séjour dans les gares et leur mise en wagon ont été l'objet de réglementations tellement sévères que, si elles étaient appliquées à la lettre, le transport par chemin de fer ne pourrait avoir lieu. C'est ainsi qu'un arrêté du Ministre de travaux publics du 14 janvier 1884 n'a accordé qu'une heure pour le transbordement des ordures, laps de temps insuffisant, et a prescrit des mesures de salubrité si onéreuses que, rigoureusement observées, elles éloigneraient tous les adjudicataires. Il est indispensable que des démarches soient faites auprès des ingénieurs du contrôle et qu'une entente intervienne, tant au point de vue des règlements à adopter, que des moyens à prendre en vue d'activer le chargement. Ces moyens consisteraient principalement dans l'installation de rampes qui permettraient aux tombereaux d'aborder les wagons en contre-haut et dans l'emploi, par les entrepreneurs, de voitures à bascule.

La question apparaîtra avec toutes ses difficultés, si nous rappelons qu'il s'agit d'un volume annuel de 800,000 à 900,000 tonnes et qu'il faut trouver pour cette quantité énorme de matières des lieux de dépôt assez vastes et assez éloignés des habitations pour que la gadoue puisse y séjourner de cinq à six mois, laps de temps nécessaire pour qu'elle fermente et devienne utilisable.

A un autre point de vue, l'envoi dans des contrées nouvelles des produits résiduaires permettrait d'en tirer un prix plus rémunérateur. Actuellement, cet engrais, dont la valeur réelle est de 3 francs par tombereau, ne trouve acquéreur dans la banlieue de Paris qu'à 0^{fr},50, et à certains moments, se donne gratuitement; aussi les entrepreneurs n'y trouvent-ils pas leur compte. Beaucoup, malgré les augmentations de prix récemment consenties par la Ville, ne tirant de leur entreprise qu'un bénéfice dérisoire, sont décidés à ne pas se présenter aux adjudications futures; d'autres ne s'acquittent point de leur tâche à la satisfaction de l'Administration.

Des renseignements fournis par M. Brouardel, il ressort que les viticulteurs de Champagne, et les raffineurs cultivant la betterave dans le Nord seraient disposés à utiliser ces engrais ménagers. Les prix de transport permettront-ils d'utiliser ces bonnes dispositions?

CHAPITRE XIII

ASSAINISSEMENT DU LINGE ET DES OBJETS DE LITERIE.

Art. Ier. — Lavoirs.

Dans une grande ville, les blanchisseurs doivent compter au nombre des agents susceptibles de disséminer les maladies épidémiques, surtout vu le sansgêne avec lequel ils opèrent aujourd'hui. L'enlèvement du linge se fait sans la moindre précaution; des mesures au moins devraient être prescrites dans les cas où ce linge provient d'une personne atteinte ou décédée de maladie contagieuse. Il n'en est rien; c'est toujours un employé, homme ou femme, qui monte à l'appartement, en descend avec un paquet, dont les poussières peuvent contaminer la maison et la rue.

Qui n'a vu, dans les quartiers pauvres, ces ballots ayant pour enveloppe une serviette, un drap plus ou moins sale et qui, descendus à travers d'étroits escaliers, ont dû laisser aux murs des traces de leur frottement, et peut-être des germes morbides?

Que le blanchissage ait lieu à Paris ou à la campagne, il est rare que le paquet ainsi enlevé ne soit pas immédiatement placé au contact de linge propre qui va être immédiatement distribué à d'autres clients;

l'époque viendra, nous l'espérons, où, comme pour les ordures ménagères, on se servira ici, pour le transport, d'une caisse hermétiquement close, ou d'une enveloppe imperméable.

Il serait désirable que toutes les opérations de blanchissage pussent se faire hors Paris; c'est impossible; le chiffre de personnes employées, celui des demandes d'autorisation en font foi.

Depuis 1870, plus de deux cents autorisations ont dû être accordées pour l'installation en ville soit de buanderies, soit de lavoirs publics. Ce sont ces derniers établissements qui offrent le plus d'inconvénients; ils sont en général plus importants que les buanderies; ils sont appelés à renfermer un personnel plus bruyant et plus nombreux (de 50 à 150 personnes en moyenne); et ceux qui les construisent choisissent de préférence les quartiers où la population est le plus dense.

C'est pour réagir contre cette tendance et ses dangers que le Conseil d'hygiène publique et de salubrité a émis le vœu que ces établissements fussent rangés dans la deuxième classe, ce qui conférait à l'Administration des droits plus efficaces d'intervention et de surveillance; cette proposition eût dû, en ce qui concerne Paris, où les dangers sont autrement importants qu'en n'importe quelle autre ville de France, être suivie d'une approbation ministérielle immédiate.

Grâce à la sollicitude des délégués de ce Conseil, l'installation des lavoirs publics est l'objet de prescriptions tutélaires pour le voisinage : refus d'autorisation si les locaux sont encaissés par des maisons élevées, ou trop proches d'un lycée, d'une école, etc.; obligation d'écoulement souterrain à l'égout des eaux résiduaires, réalisation de toutes les conditions exigées pour parer aux chances d'incendie, et aux incommodités causées par les buées et la fumée, etc.

Le Conseil a dû en outre intervenir bien souvent dans l'hygiène même du personnel de ces lavoirs, plusieurs de ces établissements, par l'entassement des ouvriers, l'absence ou l'insuffisance des cabinets d'aisances, constituant des types d'insalubrité et de malpropreté, dont les conséquences pouvaient encore retentir sur leur clientèle.

ART. II. — BATEAUX-LAVOIRS.

On se figure qu'il en est autrement, à cet égard, des bateaux-lavoirs, et que leur isolement d'une part, leur installation en plein fleuve de l'autre, leur constitue des chances spéciales de salubrité intérieure et d'innocuité pour le voisinage. Presque tous les ans cependant des plaintes sont formulées sur la mauvaise tenue de ces bateaux, et récemment encore la Commission d'hygiène du Ier arrondissement faisait appel à l'Administration à l'occasion « des émanations malsaines provenant des bateaux-lavoirs du quai du Louvre ».

Le Conseil d'hygiène publique et de salubrité est actuellement saisi de la question même d'organisation de ces bateaux-lavoirs dans la traversée de Paris, question bien autrement importante qu'on ne se le figurerait d'abord. En veut-on la preuve?

Le nombre de ces établissements est de soixante-six, et ils sont desservis par dix mille personnes : femmes ou enfants.

Si l'on considère que le linge sale, provenant aussi

bien des malades, atteints ou non d'affections contagieuses, que des personnes saines, arrive, à bord de
ces lavoirs, à l'état sec, sans avoir été préalablement
lavé ni trempé, on comprendra les dangers de contamination qui peuvent en résulter pour un aussi nombreux personnel.

Et cependant le lavage préalable de ce linge occasionnerait nombre de réclamations, à cause de l'augmentation de son poids et par conséquent des fatigues imposées aux porteuses.

D'autre part une fois à bord, le linge sale est pour
commencer lavé à la rivière, d'où, surtout aux époques
de basses eaux, augmentation de la pollution du
fleuve ; et ici encore la réforme est difficile, car il y
a malheureusement une raison pratique d'en agir
ainsi ; livré avant ce mouillage à la vapeur d'eau
chaude, le linge, en effet, courrait risque d'être brûlé.

ART. III. — ÉTUVES A DÉSINFECTION.

Cette question des lavoirs nous conduit naturellement à l'étude des précautions prises à Paris pour la
désinfection des objets de literie : matelas, couvertures, draps, etc., qui ont été au contact de personnes
atteintes de maladies infectieuses ou contagieuses.

J'ai eu l'honneur de présenter au Conseil d'hygiène
et de salubrité, le 11 juin 1880, un rapport fait en
commun avec M. Pasteur, rapport aboutissant aux
deux principales conclusions suivantes :

A. Créer, sur deux points opposés de la capitale, des
étuves de désinfection chauffées par la vapeur d'eau
et munies de régulateurs qui en limitent la température intérieure à + 100 degrés.

Restreindre absolument l'emploi de ces étuves à la désinfection des effets contaminés par les affections contagieuses : fièvre typhoïde, fièvres éruptives, fièvre puerpérale, diphtérie, choléra, etc.

B. Déterminer par un règlement spécial :

1° La composition, les devoirs et les droits du personnel chargé du fonctionnement et de la surveillance ;

2° Les groupes de la population auxquels les établissements s'ouvriraient gratuitement ;

3° Le mode de rétribution des familles qui n'en bénéficieraient qu'à titre onéreux.

Ces conclusions ont été votées par le Conseil d'hygiène et de salubrité ; j'ai tout lieu de croire que le Conseil municipal est décidé à y donner suite ; mais je ne sache pas qu'on soit entré, depuis cinq ans que ledit rapport est fait et approuvé, dans la période d'exécution.

ART. IV. — ATELIERS D'ÉPURATION DE LITERIE.

En attendant, les effets de literie contaminés continuent soit à séjourner dans les appartements où s'est opérée cette contamination, soit à être traités dans l'une des deux conditions suivantes :

A. Ou bien on les envoie en l'un des établissements, au nombre de vingt environ, consacrés à l'épuration de la literie, et le transport, à l'aller comme au retour, a lieu sans séparation entre les objets désinfectés et ceux qui ne le sont pas. Malheureusement ces établissements ne reçoivent pas seulement la literie des malades. Il est vrai que lorsqu'on les visite, et que

l'on s'enquiert des conditions particulières dans lesquelles sont épurés les matelas provenant des personnes ayant été atteintes de maladies contagieuses,
l'industriel commence toujours par répondre qu'il
n'y fait que de la literie neuve, ce qui est absolument inexact dans la grande majorité des cas. Cette
observation de notre collègue au Conseil, M. Levraud,
nous avons pu maintes fois en vérifier la justesse.

La vérité est qu'on ne fait aucune distinction entre
les objets de literie susceptibles d'avoir été contaminés et ceux qui n'ont pu l'être, et qu'on voit souvent
des couvertures, matelas, etc., maculés, à côté d'amas
de laines qui viennent de subir la désinfection.

Le danger est d'autant plus sérieux que l'épuration
se fait en général au moyen de vapeur sans pression,
d'une température trop peu élevée pour tuer les
germes morbides, et que le cardage se pratique sans
aucun des appareils nécessaires à la concentration
et à la combustion des poussières qui en résultent.

Aussi le Conseil d'hygiène publique et de salubrité vient-il d'adopter la conclusion du rapport de
M. le Dr Levraud, concluant : au passage, dans la
deuxième classe des établissements surveillés, des ateliers consacrés à l'épuration et au cardage des effets
de literie ; à l'obligation de transport de ces effets en des
bâches hermétiquement closes ; à la désinfection des
voitures de transport ; à une séparation absolue entre
les locaux consacrés au traitement de la literie ordinaire ou neuve, et les ateliers où se fera la désinfection de la literie suspecte ; à la combustion obligatoire
des poussières produites par le cardage.

B. Ou bien ces divers objets, et notamment les
matelas, sont remaniés sur place. « Il est, dit M. Le-

vraud en ce même rapport, un danger aussi grand que celui qui peut provenir des établissements où s'exerce l'industrie de l'épuration de la literie et le cardage mécanique, c'est le simple cardage à la main qui se pratique journellement dans les cours des maisons, les allées, les impasses, la rue même, sans qu'on se soit préoccupé de la contamination possible du matelas par des germes contagieux. Les cardeurs et cardeuses à la main sont encore très nombreux dans Paris, et c'est à eux que s'adresse la population pauvre ou peu aisée, pour la réfection de la literie, aussi bien après une maladie contagieuse que dans les circonstances ordinaires. » Le danger est d'autant plus évident qu'il n'y a eu aucune désinfection préalable. Les parents ne doivent-ils pas frémir, en cas d'épidémie, à la pensée des affections que leurs enfants peuvent ainsi contracter du fait de la dissémination des germes morbides dans les cours, escaliers de la maison qu'ils habitent ?

Si l'on peut songer à signaler et même à imposer aux familles aisées l'obligation d'une épuration complète de la literie contaminée, il n'en est pas de même des familles nécessiteuses ; et c'est pour ces familles que nous invoquons à nouveau la construction des étuves dont nous avons obtenu, M. Pasteur et moi, la déclaration de nécessité de la part du Conseil d'hygiène publique et de salubrité de la Seine.

Art. V. — Battage des tapis.

Cette industrie évoque, au point de vue de l'hygiène, des inconvénients analogues à ceux du maniement des objets de literie, bien qu'un peu moindres cependant. Mais elle est en outre le point de départ d'une grave incommodité pour les voisins ; les protestations adressées, à ce sujet, au Conseil sont parfois d'une vivacité qui témoigne de l'agacement occasionné par le bruit monotone, incessant, du battage, surtout quand l'opération se pratique à la main, et, vu sa lenteur, en ces conditions, dure toute la journée.

Aussi avons-nous toujours insisté, nos collègues et nous, pour faire reléguer les ateliers de battage aussi loin que possible des habitations, plaçant ainsi les inconvénients de cette industrie à un degré plus élevé que ceux de la troisième classe dans laquelle elle a été rangée.

Notre dernière visite d'un établissement de ce genre à Paris, nous a permis de constater un grand progrès ; l'industriel, après avoir suivi plusieurs années les errements ordinaires, opère aujourd'hui dans un manchon hermétiquement clos, renfermant les tapis, et à l'intérieur duquel tourne un axe muni de fléaux ; non seulement les poussières sont retenues dans le manchon pour être aspirées par des cheminées qui les brûlent ; mais le bruit est tellement assourdi que cette exploitation, qui auparavant motivait de fréquentes plaintes, n'en a plus occasionné depuis cette transformation.

ART. VI. — DÉPOTS DE CHIFFONS.

Nous ne parlerons pas ici des nombreux inconvénients inhérents à la mauvaise installation de ces dépôts ; à l'absence des soins de propreté indispensable et de précautions contre l'incendie ; à l'annexion à ces dépôts, par la plupart des exploitants, d'une quantité plus ou moins considérable d'os et de peaux de lapin encore fraîches, qui, avant d'arriver à dessiccation, deviennent pour le voisinage une source de puanteur insupportable; abus que peuvent refréner, en une certaine mesure, les visites des délégués du Conseil d'hygiène publique et celles des inspecteurs des établissements classés.

Il n'est question ici que des inconvénients de ces dépôts au point de vue de l'évacuation des immondices de Paris : situés à l'intérieur de la ville, ils y maintiennent des masses d'objets suspects, pouvant avoir été souillés par des malades atteints d'affections contagieuses; ils sont, de plus, par le va-et-vient des chiffonniers et des voitures de transport, des agents de dissémination de ces maladies. On sera suffisamment édifié sur les convictions du Conseil à cet égard, quand l'on saura qu'aujourd'hui même il étudie la question de leur interdiction en ville.

L'état numérique ci-après (page 260) indique par quartiers les dépôts de chiffons autorisés et actuellement en cours d'exploitation à Paris.

Il n'existe donc aucun dépôt de chiffons, du moins autorisé, dans les Ier, IIe, VIIIe et IXe arrondissements (Louvre, Bourse, Élysée, Opéra); mais en revanche, à partir du XIe arrondissement inclus jusqu'au XXe, ils deviennent de plus en plus nombreux. Ce sont les quartiers Saint-Gervais (IVe arrondissement), de la Maison-Blanche (XIIIe), de la Villette (XIXe), Charonne (XXe), qui ont le plus d'établissements de ce genre; condition qui, elle encore, viendra nous donner pour sa part la raison de la prédominance des maladies transmissibles en ces divers quartiers de Paris.

ARRONDISSEMENTS.	DÉSIGNATION DES QUARTIERS.	DÉPÔTS AUTORISÉS.	ARRONDISSEMENTS.	DÉSIGNATION DES QUARTIERS.	DÉPÔTS AUTORISÉS.
3e	Arts-et-Métiers......	1		*Report*......	68
3e	Enfants-Rouges....	1	14e	Montparnasse.......	2
4e	Saint-Merri........	2	14e	Plaisance	6
4e	Saint-Gervais.......	9	15e	Saint-Lambert......	4
4e	Arsenal...........	2	15e	Necker...........	3
5e	Jardin-des-Plantes ..	3	15e	Grenelle	4
5e	Sorbonne	4	15e	Javel	5
6e	N.-D.-des-Champs...	1	16e	Auteuil	1
6e	St-Germain-des-Prés.	3	16e	Bassins	2
7e	Gros-Caillou.......	5	17e	Batignolles........	3
10e	Hôpital St-Louis....	1	17e	Epinettes.........	1
11e	Folie-Méricourt	2	18e	Grandes-Carrières...	5
11e	Saint-Ambroise.....	2	18e	Clignancourt	4
11e	Roquette..........	6	18e	Goutte-d'Or.......	1
11e	Sainte-Marguerite...	4	18e	La Chapelle.......	2
12e	Picpus...........	4	19e	La Villette	8
12e	Bercy............	3	19e	Pont-de-Flandre....	3
12e	Quinze-Vingts	2	19e	Combat	7
13e	Salpêtrière	1	20e	Belleville.........	6
13e	Gare.............	1	20e	Saint-Fargeau......	1
13e	Maison-Blanche.....	7	20e	Père-Lachaise	6
13e	Croulebarbe........	4	20e	Charonne	8
	A reporter...	68		TOTAL.......	150

CHAPITRE XIV

BAINS.

La population de l'antique Lutèce était, sans doute, à cet égard, plus favorisée que celle d'aujourd'hui. Suivant Girard (*Recherches sur les établissements de bains publics à Paris*), les Romains avaient non seulement laissé trace de leur habitude des bains ordinaires, dans les monuments dont aujourd'hui l'existence est affirmée par des ruines grandioses (Thermes de Julien); mais ils avaient transmis à leurs successeurs l'usage des bains de vapeur qui étaient encore assez fréquentés sous Saint Louis, pour qu'on pût réunir en corps de métier ceux qui exploitaient les étuves publiques. La mode des bains de vapeur passa peu à peu, et, sous le règne de Louis XIV, la *corporation des étuviers* se trouvait réduite à huit ou neuf individus.

Il semble que la mode en reprenne, mais dans un cercle fort restreint, car les étuves de notre époque (Hammam) sont, jusqu'ici, fréquéntées par une proportion bien minime de la population.

Quant aux bains ordinaires, les établissements particuliers se sont notablement multipliés depuis l'adduction à Paris des eaux d'Ourcq; en 1816, immédiatement avant la dérivation de ces eaux, on ne comptait à Paris que 500 baignoires à la disposition du public; actuellement, il y en a sans doute beaucoup plus, mais trop peu encore, s'il est vrai qu'il ne s'y trouve qu'un établissement de bains pour environ 10,000 habitants!

Beaucoup de ces établissements, même parmi les plus récents, offrent de graves défectuosités : insuffisance du cube de la pièce où se prennent les bains chauds et les bains de vapeur; absence de vasistas faciles à manœuvrer pour l'échappement des buées; réclusion forcée du baigneur dans sa cabine, dont il ne peut ouvrir lui-même la porte : d'où de sérieux dangers en cas de malaise, et surtout en cas d'accidents extérieurs, comme un incendie, le personnel affolé ou trop peu nombreux ne pouvant ouvrir à temps toutes les portes des cabines.

Les améliorations indiquées par ces *desiderata* ont été votées par le Conseil d'hygiène publique et de salubrité de la Seine.

Une prescription importante encore à observer : c'est que dans les établissements mixtes chaque genre de bains soit desservi par un générateur spécial, sans quoi la vapeur obtenue sous la plus haute pression possible arrive brûlante dans le bain de vapeur.

Depuis longtemps le Conseil a exprimé également le vœu de faire utiliser, pour le service des classes pauvres, la grande quantité d'eau chaude que répandent sur la voie publique les machines à vapeur dans les quartiers manufacturiers ; il eût désiré voir ces eaux recueillies dans des réservoirs, dans des piscines, où elles pussent servir à la balnéation. Il en serait résulté une diminution considérable du prix des bains chauds, qui sont restés trop coûteux pour que l'usage puisse s'en répandre autant qu'il serait désirable. Ne pourrait-on, dans les établissements industriels occupant beaucoup d'ouvriers, dans certaines écoles même, prendre encore pour modèle la garnison, où chaque homme est soumis, en moyenne deux fois par mois, à une balnéation par aspersion d'eau chaude, dont chacune ne coûte guère qu'un ou deux centimes ?

En été, il est vrai, les ouvriers et les personnes qui ne peuvent quitter Paris trouvent à l'intérieur de la Ville, sur la Seine, des établissements où elles peuvent se baigner moyennant une faible rétribution, 10 ou 15 centimes, mais encore faudrait-il que cette eau ne fût pas souillée, comme elle l'est aujourd'hui, par la masse de matières organiques qui, en été surtout, en compromettent la pureté.

CHAPITRE XV

ÉTABLISSEMENTS DANGEREUX, INSALUBRES OU INCOMMODES.

Les ateliers, usines, magasins, etc., classés, par application du décret du 15 octobre 1810, dans l'une des trois catégories des établissements dangereux, insalubres ou incommodes, sont astreints à l'obligation d'une autorisation préfectorale et à certaines mesures de sûreté et de salubrité.

La première classe comprend les établissements qui doivent nécessairement être éloignés des habitations particulières (abattoirs publics, fabriques d'acide sulfurique, dépotoirs, etc.).

Dans la deuxième classe sont rangés ceux dont l'éloignement des habitations n'est pas nécessaire, mais dont les opérations doivent être exécutées avec les précautions voulues pour supprimer les inconvénients et dangers de leur voisinage (amidonneries, fabriques de caoutchouc, etc.).

Enfin à la troisième classe appartiennent ceux qui peuvent être laissés près des habitations, mais qui sont soumis à la surveillance administrative (brasseries, buanderies, briqueteries, savonneries, etc., etc.).

Art. I. — Nombre.

Le nombre des établissements classés, autorisés dans le département de la Seine, s'élevait, le 31 décembre 1883, à 6032, en augmentation déjà d'environ 400 sur celui de l'année précédente, qui était de 5630 ; aujourd'hui (mai 1885) ce nombre s'élève à 6756, nouvelle augmentation de plus de 700 en moins de dix-huit mois !

Art. II. — Répartition en ville.

De ces établissements, 4017 sont situés à l'intérieur des fortifications ; en voici la répartition, d'après les documents qu'a bien voulu nous fournir l'Administration :

État statistique, par quartier et par classe, des établissements dangereux, insalubres ou incommodes existant à Paris.

ARRONDISSEMENTS.	QUARTIERS.	de 1re classe.	de 2e classe.	de 3e classe.	TOTAUX.
1er	1. Saint-Germain-l'Auxerrois.	»	1	1	2
	2. Halles...............	»	7	16	23
	3. Palais-Royal.............	»	»	3	3
	4. Place Vendôme	»	»	2	2
2e	5. Gaillon.................	»	1	5	6
	6. Vivienne	»	»	»	»
	7. Mail	»	7	6	13
	8. Bonne-Nouvelle.........	»	2	18	20
3e	9. Arts-et-Métiers..........	»	20	36	56
	10. Enfants-Rouges.........	1	15	39	55
	11. Archives	»	15	42	57
	12. Sainte-Avoie...........	»	27	48	75
4e	13. Saint-Merri.............	»	21	11	32
	14. Saint-Gervais...........	»	17	23	40
	15. Arsenal	»	6	15	21
	16. Notre-Dame	»	2	4	6
5e	17. Saint-Victor.............	»	6	17	23
	18. Jardin-des-Plantes.......	»	38	21	59
	19. Val-de-Grâce	»	6	25	31
	20. Sorbonne..............	»	9	18	27
6e	21. Monnaie	»	4	3	7
	22. Odéon	»	»	5	5
	23. Notre-Dame-des-Champs..	»	8	25	33
	24. Saint-Germain-des-Prés...	»	2	5	7
7e	25. Saint-Thomas-d'Aquin....	»	1	3	4
	26. Invalides..............	»	1	2	3
	27. Ecole-Militaire..........	»	2	10	12
	28. Gros-Caillou...........	»	7	29	36
8e	29. Champs-Élysées..........	»	2	4	6
	30. Faubourg-du-Roule......	»	1	»	1
	31. Madeleine	»	»	4	4
	32. Europe...............	»	3	4	7
9e	33. Saint-Georges	»	»	7	7
	34. Chaussée-d'Antin........	»	»	»	»
	35. Faubourg-Montmartre....	»	2	2	4
	36. Rochechouart...........	»	8	9	17
10e	37. Saint-Vincent-de-Paul	»	12	13	25
	38. Porte-Saint-Denis........	»	3	8	11
	39. Porte-Saint-Martin	»	15	46	61
	40. Hôpital-Saint-Louis	»	37	62	99

ARRONDISSEMENTS.	QUARTIERS.	ÉTABLISSEMENTS			TOTAUX.
		de 1re classe.	de 2e classe.	de 3e classe.	
11e	41. Folie-Méricourt	»	46	68	114
	42. Saint-Ambroise	»	43	102	147
	43. Roquette	»	42	106	148
	44. Sainte-Marguerite........	2	24	63	89
12e	45. Bel-Air, ...	»	5	10	15
	46. Picpus	»	14	33	47
	47. Bercy	»	5	11	16
	48. Quinze-Vingts...........	1	14	61	76
13e	49. Salpêtrière	»	8	10	18
	50. Gare..............	2	22	37	61
	51. Maison-Blanche........	1	38	52	91
	52. Croulebarbe	»	25	36	61
14e	53. Montparnasse...........	»	7	23	30
	54. Santé	1	9	11	21
	55. Petit-Montrouge.........	2	8	28	38
	56. Plaisance.	»	13	28	41
15e	57. Saint-Lambert...........	1	23	64	88
	58. Necker.............	1	15	41	57
	59. Grenelle.............	»	20	59	79
	60. Javel...............	11	22	22	55
16e	61. Auteuil	»	4	32	36
	62. La Muette............	1	7	19	27
	63. Porte-Dauphine.........	»	9	19	28
	64. Bassins..............	»	7	12	19
17e	65. Ternes.............	»	9	17	26
	66. Plaine-Monceaux.........	»	3	13	16
	67. Batignolles	»	7	18	25
	68. Epinettes..............	»	6	21	27
18e	69. Grandes-Carrières........	1	14	43	58
	70. Clignancourt	1	9	43	53
	71. Goutte-d'Or.............	»	16	24	40
	72. La Chapelle	»	13	22	35
19e	73. La Villette.............	»	38	63	101
	74. Pont-de-Flandre	2	15	26	43
	75. Amérique	2	11	38	51
	76. Combat	»	14	38	52
20e	77. Belleville.............	»	13	40	53
	78. Saint-Fargeau..........	1	12	9	22
	79. Père-Lachaise...........	»	20	39	59
	80. Charonne	2	35	49	86

Au total, pour Paris, 4017 établissements dont :

33	de 1re classe.
905	de 2e —
3 079	de 3e —

Soit un établissement de première classe sur 123.

Un coup d'œil sur ce tableau permet de constater l'inégalité de répartition de ces établissements, nuls ou presque nuls en quelques quartiers (des Ier, IIe, VIIIe, IXe arrondissements), s'élevant à cent ou cent cinquante en certaines autres (notamment dans les XIe XVe et XIXe arrondissements); le lecteur doit pressentir le rôle d'une telle inégalité sur les différences de fréquence et de gravité des maladies dans les diverses régions de Paris (Voy. ch. xviii, *Pathologie*).

Si nous n'avions l'honneur d'appartenir au Conseil d'hygiène publique et de salubrité de Paris, nous dirions avec quel soin et quelle compétence sont établis les rapports des membres délégués à l'examen de chaque nouvelle demande d'exploitation, avec quelle scrupuleuse attention leurs conclusions sont discutées en séance.

Devant les dangers tout spéciaux de certains établissements insalubres du seul fait de leur présence au milieu de l'agglomération parisienne, le Conseil a maintes fois insisté sur la nécessité d'élever les garanties imposées à ces établissements, en les faisant passer de la classe où les place la loi à une classe plus élevée. Il en a été ainsi des lavoirs, des dépôts de cuirs et *tout récemment* des ateliers d'épuration de literie.

Il importe à la salubrité de Paris que l'autorité centrale se pénètre à son tour plus complètement de l'opportunité de ces déclassements qui, à Paris, s'imposent bien plus impérieusement que sur l'ensemble du territoire.

Il est évident que les divers quartiers de la Ville ne sauraient être mis sur le même plan au point de vue des inconvénients de ces industries ; ces inconvénients atteindront leur maximum dans les régions complètement bâties, où la population est agglomérée ; au contraire, en ces parties de Paris qui ne lui appartiennent pour ainsi dire que d'une façon nominale, n'ayant rien de l'aspect de la ville, et où les habitations déjà éparses confinent à la campagne ouverte, la tolérance semble s'imposer d'elle-même. Mais encore en ce cas est-il sage de n'accorder que des autorisations temporaires, sous peine de voir ces quartiers actuellement déserts devenir, souvent du fait même de ces appels industriels, des centres de population qui auront, par la suite, tout à souffrir du voisinage de ces établissements.

Il semble au premier abord que les enquêtes *de commodo et incommodo*, soulevées par toute demande d'autorisation d'exploiter un établissement classé, doivent fournir aux délégués des Commissions d'hygiène d'arrondissement et du Conseil de salubrité, des éléments d'appréciation de la plus haute importance. Qui est mieux placé que l'habitant du voisinage pour apprécier les inconvénients et dangers à venir de la nouvelle industrie ? Ne semble-t-il pas qu'il n'y ait qu'à accorder lorsqu'il n'a été formulé aucune opposition ? à refuser lorsqu'au contraire le dossier vous apporte des séries de feuilles couvertes de la kyrielle des signatures d'innombrables protestataires ? Oui, dans nombre de cas ; non, dans beaucoup d'autres.

Telle demande ne soulève nulle opposition à l'enquête ; ce n'est point, croyez le bien, les preuves de l'innocuité de l'établissement projeté ; l'expérience vous apprendra que, bien souvent, cette approbation tacite repose sur l'infection préalable du quartier par d'autres ateliers ou industries insalubres, dont l'exploitation entraîne, pour leurs propriétaires et employés, l'obligation morale de se montrer tolérants à leur tour.

L'enquête au contraire soulève-t-elle des protestations parfois signées de tous, maison par maison, étage par étage ? Appréciez encore avant de vous décider à un refus que paraît imposer cette expression de la réprobation publique. Et assurez-vous bien que le mouvement d'opposition, souvent fomenté par la presse, n'a eu pour mobile aucune jalousie de quartier à quartier, et surtout aucune rivalité industrielle. Il suffit de quelques années de pratique au Conseil d'hygiène publique et de salubrité de Paris pour en apprendre beaucoup sur ces questions.

La liste précédente des établissements classés, est loin de résumer tout ce qui, dans Paris, touche à l'industrie de chacun d'eux.

Exemples : Bien que les porcheries soient rangées dans la première classe, on tolère en certaines maisons l'élevage d'un ou deux porcs sans exiger d'autorisations régulières ; il en est de même des volailles nourries dans nombre de propriétés privées, dans la plupart des vacheries, chez presque tous les loueurs de voitures, malgré les prescriptions d'une ordonnance rappelée page 142.

N'en est-il pas de même du commerce des chiffons, dont nombre de petits dépôts échappent à la surveillance administrative ; et l'industrie du cardage des matelas, dont nous avons également signalé tous les dangers, n'est-elle point, à vrai dire, éparpillée dans l'ensemble de la Ville, l'autorisation ne lui étant imposée que lorsqu'elle se pratique en grand dans des établissements spéciaux ?

L'activité industrielle et commerciale est telle à Paris qu'elle y enfante souvent des périls que n'ont point prévus les règlements et dont le premier signal est parfois un désastre.

Telle a été, le 14 mai 1878, l'explosion du dépôt d'amorces de la rue Béranger, qui tua quatorze personnes, fournissant cruellement la preuve du danger, en général peu soupçonné, de l'explosion *simultanée* d'amorces renfermant chacune une quantité minime de fulminate, alors même qu'elles sont isolées les unes des autres par diverses enveloppes en papier, et réparties en outre dans des caisses différentes ; contrairement à ce qui a lieu pour la poudre de chasse, la moindre vibration peut agir ici instantanément. De là un projet d'ordonnance établi en Conseil d'hygiène publique (décembre 1878), concernant *les matières détonnantes, explosibles ou inflammables*, et soumettant à de rigoureuses prohibitions tous les composés nitrés solides ou liquides, les fulminates, mélanges détonnants de chlorates nitratés, etc., bien autrement dangereux que la poudre de chasse. Il était urgent de modifier en ce sens la loi du 8 mars 1875, relative à la *dynamite*, et dont l'article IV commence ainsi :

« Tous fabricants ou débitants de dynamite sont assimilés aux débitants de poudre. Les mêmes règlements leur sont applicables. »

Telle fut également, en 1883, la catastrophe de la rue Saint-Denis (explosions successives dans une cave, quatre victimes) due sans doute à l'absence ou à la mauvaise installation de récipients de matières inflammables, d'où imprégnation dangereuse des parois et du sol des caves; catastrophe qui fut, au Conseil d'hygiène publique, l'objet d'une proposition de réglementation nouvelle relative aux *débits d'huile et essence de pétrole et autres hydrocarbures.*

Parlerons-nous de certaines industries souverainement incommodes, voire même dangereuses, qu'il est impossible de faire disparaître le jour où elles surgissent, parce qu'on n'a jamais songé à les *classer,* et dont, en une grande ville, les inconvénients éclatent tout à coup par la multiplicité des plaintes dont elles sont l'objet?

Tel est, pour n'en citer qu'une, l'élevage des abeilles dans Paris qui était devenu pour certains particuliers une source de revenus au détriment des raffineurs de sucre. A tous égards le sujet est piquant. Sans parler de ce que cette manière de faire a de malhonnête, il en résultait des inconvénients sérieux et même des dangers que vinrent révéler en 1880 l'enquête de Delpech et son rapport au Conseil d'hygiène publique :

Pénétration des abeilles dans les ateliers de raffinerie en masses tellement compactes que les cours en sont jonchées, qu'on les ramasse par hectolitres dans des sacs, qu'on les met sous des cloches à vapeur dont on extrait des quantités importantes de matière sucrée.

En une seule de ces raffineries on estime à une somme annuelle de vingt à vingt-cinq mille francs le dommage ainsi causé !

Malgré toutes les précautions prises, les insectes pénètrent dans les ateliers où les ouvriers travaillant à peu près nus, vu l'élévation de la température (32° environ), et toujours plus ou moins enduits de sucre, sont couverts de piqûres !

Invasions du même genre dans les confiseries, les fabriques de glycose, etc.

Mais ce n'est pas tout ; différents industriels, boulangers, entrepreneurs de menuiserie, marchands de vin durent suspendre leurs travaux et fermer leurs ateliers ou magasins ; les inconvénients étaient plus nombreux encore pour diverses écoles placées, soit au voisinage des ruches, soit sur le trajet que les abeilles avaient à faire pour aller butiner ; de là des piqûres sans nombre pour les enfants. Dans une école de la rue de Tanger, il n'était pas possible de poser le pied sans écraser quatre ou cinq de ces insectes ; on les ramassait par pelletées !

La réponse faite jusqu'à ce jour aux réclamants avait toujours été la même :

Il n'existe aucune loi ni aucun règlement de police concernant la présence des ruches dans l'enceinte des villes et communes ; les réclamations relatives au préjudice que pourrait causer le voisinage des abeilles doivent être portées devant les tribunaux.

Or si l'on songe que les piqûres d'abeilles ont parfois entraîné les accidents les plus graves ; que la mort a même été le résultat d'une seule piqûre, surtout si elle a pour siège la face ou la gorge, on comprend la nécessité qu'il y avait de *classer* cette industrie, classement qui une fois décrété permettra de faire disparaître les ruches, dès qu'elles seront nuisibles, ce qui est jusqu'à ce jour absolument impossible, quelque justes et bien fondées que soient les plaintes qu'elles provoquent.

N'est-il même pas évident que dans la plupart des quartiers de Paris la prohibition devrait être absolue? Ne doit-elle pas l'être surtout au voisinage des écoles, des asiles, et en général des établissements d'enseignement? auprès des raffineries, des usines où se préparent des produits alimentaires sucrés : fabriques de chocolat, de sirop, de confitures, etc.

Aussi, conformément aux conclusions du rapport de Delpech, le Conseil d'hygiène publique et de salubrité a-t-il, en sa séance du 20 février 1880, proposé au préfet de police de provoquer, auprès du ministre compétent, le *classement* des dépôts de ruches d'abeilles dans les villes, et leur inscription au nombre des industries rangées dans la première classe.

ART. III. — RÉPARTITION DANS LA BANLIEUE.

Nous n'avons parlé jusqu'ici que des établissements classés situés dans l'enceinte de Paris.

Mais ce qui est le plus redoutable peut-être pour l'ensemble de la ville, ce sont les 2739 établissements installés dans la banlieue immédiate et offrant une somme bien autrement considérable de dangers.

Ils sont ainsi répartis :

État statistique par commune et par classe des établissements dangereux, insalubres ou incommodes existant dans les arrondissements de Sceaux et de Saint-Denis.

COMMUNES.	ÉTABLISSEMENTS			TOTAUX.
	de 1re CLASSE.	de 2e CLASSE.	de 3e CLASSE.	
1º *Arrondissement de Saint-Denis.*				
Asnières............	»	5	26	31
Aubervilliers........	58	36	39	133
Boulogne...........	4	50	366	420
Bagnolet...........	3	5	12	20
Bobigny...........	1	2	1	4
Bondy.............	»	3	3	6
Le Bourget........	4	1	3	8
Clichy............	10	30	66	106
Colombes	3	9	25	37
Courbevoie........	5	10	33	48
Drancy...........	3	»	1	4
Dugny...........	1	»	2	3
Epinay...........	2	7	4	13
Gennevilliers	2	3	2	7
La Courneuve.......	7	6	2	15
Les Lilas.........	3	14	17	34
Levallois-Perret......	7	18	87	112
Nanterre..........	5	13	6	24
Neuilly..........	1	7	27	35
Noisy-le-Sec.......	1	7	1	9
Pantin..........	15	36	33	84
Pierrefite........	1	1	1	3
Prés-Saint-Gervais ...	2	10	17	29
Puteaux..........	6	26	36	68
Romainville.	1	8	2	11
Saint-Denis	47	68	86	201
Ile Saint-Denis	»	3	»	3
Saint-Ouen.........	12	16	40	68
Stains	3	2	3	8
Suresnes..........	»	5	34	41
Villetaneuse........	1	7	»	6
TOTAUX......	208	408	975	1591

COMMUNES.	ÉTABLISSEMENTS			TOTAUX.
	de 1re CLASSE.	de 2e CLASSE.	de 3e CLASSE.	

2° Arrondissement de Sceaux.

COMMUNES.	de 1re CLASSE.	de 2e CLASSE.	de 3e CLASSE.	TOTAUX.
Antony	»	6	8	14
Arcueil	2	9	19	30
Bagneux.............	2	5	3	10
Bourg-la-Reine	»	6	6	12
Bry-sur-Marne.......	1	1	4	6
Champigny..........	»	7	1	8
Charenton..........	»	11	36	47
Chatenay............	»	»	3	3
Chatillon...........	2	4	2	8
Choisy-le-Roi........	3	9	18	30
Clamart.............	»	3	38	41
Créteil..............	2	5	10	17
Fontenay-aux-Roses..	»	3	5	8
Fontenay-sous-Bois...	2	3	»	5
Fresnes	»	3	2	5
Gentilly.............	7	30	94	131
Issy	8	16	41	65
Ivry	25	38	78	141
Joinville............	»	4	8	12
Maisons-Alfort.......	4	18	18	40
Malakoff	8	16	22	46
Montreuil	15	58	56	129
Montrouge	3	10	34	47
Nogent-sur-Marne....	»	8	30	38
Plessis-Piquet........	»	1	»	1
Rosny	»	2	1	3
Rungis	»	»	1	1
Saint-Mandé.........	»	2	9	11
Saint-Maur..........	»	7	30	37
Saint-Maurice	1	5	5	11
Sceaux..............	»	1	7	8
Thiais	2	1	8	11
Vanves..............	8	24	46	78
Villejuif	9	9	13	31
Villemomble	»	5	»	5
Vincennes...........	4	11	27	42
Vitry	2	9	5	16
TOTAUX.........	110	350	688	1148

En résumé, ils comprennent :

Établissements de 1re classe...............		318
— de 2e —		758
— de 3e —		1 663

C'est-à-dire qu'autour de Paris il y a 1 établissement de 1re classe sur 7 au lieu d'un sur 123 en ville. Bien que la région du nord (plaine Saint-Denis, Aubervilliers, Clichy, la Villette, etc.) renferme, à elle seule, à peu près la moitié de ces établissements, ils constituent, par leur ensemble, une redoutable ceinture d'infection compromettant la salubrité de toutes les résidences suburbaines, et contaminant tous les courants d'air dirigés sur Paris, quelle qu'en soit l'orientation.

L'influence des industries insalubres de Paris s'aggrave donc singulièrement du concours des établissements analogues dont s'est couverte en ces dernières années la banlieue immédiate et qui prennent si large part à la pollution de l'atmosphère de la capitale ; d'autant que les industries redoutables qui appartiennent à la première classe : dépotoirs, fabriques de produits chimiques, fonderies de graisse, etc., en représentent une proportion notablement élevée.

Nombre des communes de la banlieue sont, en outre, dépourvues d'abattoirs publics, ce qui permettrait la suppression de ces tueries particulières qui sont autant de foyers d'infection ; et je ne parle pas seulement des plus pauvres, des plus deshéritées de ces communes ; qui croirait qu'à Saint-Cloud, à Courbevoie, Asnières, on en soit encore là ? Dans un rapport lu en 1883 au Conseil de salubrité, qui en a voté les conclusions, j'ai obtenu gain de cause à cet égard pour la commune de Neuilly qui, je l'espère, sera sous peu munie de son abattoir municipal.

Bien des lecteurs se demanderont comment l'autorité peut laisser ainsi s'accumuler et augmenter chaque jour, autour de Paris, de semblables dangers.

Ce qui rend malheureusement ces efforts parfois inefficaces, c'est l'impossibilité de refouler à distance suffisante des établissements autorisés de longue date, qui, situés, lors de leur fondation, en dehors des quartiers habités, sont actuellement entourés de constructions particulières, et dont quelques-uns sont même devenus le noyau de centres populeux.

Dans une de ses dernières séances (29 octobre 1884), le Conseil municipal a émis le vœu : « Que les dépotoirs et fabriques annexées à ces dépotoirs soient rejetés hors du département de la Seine ; que les industries dégageant des odeurs incommodes et insalubres, telles que les fabriques de graisses, de bougies, dépôts de boues et ordures, d'engrais, les porcheries, les boyauderies et les féculeries, soient l'objet d'une surveillance rigoureuse ; que de nouvelles autorisations ne soient accordées qu'avec une extrême réserve, et que, dans tous les cas, on tienne compte des oppositions des populations directement intéressées. »

Que de temps il faudra pour réaliser ce vœu si légitime !

ART. IV. — INSPECTION DES ÉTABLISSEMENTS CLASSÉS.

L'inspection de ces établissements est assurée par un service qui fonctionne suivant les prescriptions du règlement du 20 décembre 1881 (Voy. Annexe n° 16).

Le personnel de ce service (12 inspecteurs sous la direction d'un inspecteur principal) est nommé au concours; le nombre et la valeur des candidats garantissent l'excellence de ce recrutement.

D'après le rapport général annuel sur le service des établissements classés, pendant l'année 1883, ce service a fourni 15,350 rapports, qui se décomposent de la manière suivante :

Visites périodiques d'établissements classés...........	10 669
— chez les débitants d'huiles minérales.........	3 292
— d'établissements en formation...............	470
— faites à la suite de plaintes ou de réclamations.	919
Total...................	15 350

156 procès-verbaux ont été dressés, en cette même année, contre les industriels qui n'avaient pas obtempéré aux injonctions de l'Administration.

CHAPITRE XVI

LES MORTS A PARIS.

Art. Ier. — Dépôts mortuaires.

A M. du Mesnil revient le mérite d'avoir signalé en 1879 l'opportunité de la création à Paris de *maisons* ou *dépôts mortuaires*, mesure utile surtout quand il s'agit de familles occupant un logement resserré, parfois une seule pièce, et qui, en cas de décès de l'un de leurs membres, sont obligées de vivre au contact du cadavre pendant 24 heures au moins : promiscuité spécialement dangereuse en cas de décès par maladie contagieuse.

Des installations de ce genre existent en plusieurs villes étrangères, notamment en Allemagne. Afin de dominer la répugnance des familles on a écarté successivement la pensée d'édifier ces dépôts soit dans les cimetières, soit dans les hôpitaux.

Depuis lors, contrairement à la pensée dominante qui avait guidé les auteurs des premières propositions, le conseil municipal a décidé que les décédés contagieux ne seraient pas transportés en ces dépôts (Voy. Pièce annexée nº 17).

Cette exclusion a eu pour raison la crainte de la propagation de ces affections par le fait du transport en des bières non fermées ; c'est cependant en pareille circonstance que le transport importerait le plus aux autres membres de la famille.

D'autres moyens permettent de conjurer ces dangers.

Les médecins vérificateurs du décès sont en effet chargés de signaler aux mairies les cas où la mise en bière d'urgence doit être prescrite, par suite soit de décomposition rapide des corps, soit d'épidémie, soit de l'exiguité des logements et du danger d'infection cadavérique dans la famille des décédés.

Une circulaire plus récente, du 21 avril 1881, a facilité l'exécution de ces mesures. Au moment de la déclaration du décès, le déclarant désigne une maladie épidémique (choléra, diphthérie, variole, fièvre typhoïde), le médecin de l'état civil est immédiatement averti : il fait sa visite sans tarder, et s'il reconnaît que la mort est due à une des maladies ci-dessus, il demande, sur son certificat de constatation de décès, la mise en bière d'urgence. Ce même droit appartient aux inspecteurs de la vérification des décès. Grâce à ces mesures, approuvées par le parquet, et appliquées rigoureusement lors de la dernière épidémie cholérique, sur l'avis du Conseil d'hygiène et de salubrité, le nombre des mises en bière d'urgence s'est élevé à 70 en certains jours du mois de novembre 1884 (Pasquier, un *Compte rendu de la séance de la commission d'assainissement*, 9 mars 1885).

Cette promptitude pourrait alarmer le public, faire renaître l'effroi qui surgit à la pensée des inhumations précipitées. De semblables craintes, qui peuvent avoir encore leur raison d'être en telle localité privée de toutes ressources de contrôle médical, n'ont à Paris, grâce à la régularité des vérifications de décès, aucune chance de se réaliser.

ART. II. — CIMETIÈRES.

1° *Historique*. — Depuis un siècle le nombre des cimetières parisiens a été diminuant au rebours du chiffre de la population. Il en est ainsi d'ailleurs de bien des grandes villes où il existait, il y a quelques années à peine, autant de nécropoles que d'églises.

A la fin du xviiie siècle, il y en avait à Paris dix-huit pour trente-deux paroisses, et tous, à peu près, au centre des quartiers alors les plus populeux (1).

Le plus important et le plus ancien d'entre eux

_____
(1) Tels étaient notamment les cimetières de la Charité, rue des

était le cimetière des Innocents, dont nous résumons l'historique d'après M. Du Mesnil, et qui, consacré aux inhumations dès le XIIe siècle, « avait été primitivement établi, dit Raoul de Presles (*Comment. sur la cité de Dieu*, liv. V, ch. XXV), hors et loin de la ville, si comme on le faisait anciennement, car l'on faisait et les boucheries et les cimetières tout hors des cités, pour les punaisies et les corruptions eschiever. »

Pendant longtemps le cimetière des Innocents fut ouvert aux passants et même aux animaux, et ne fut clos de murailles qu'en 1186, sous Philippe-Auguste. La mesure était bien nécessaire.

« C'était, dit Guillaume le Breton, un dépôt général d'immondices et de saletés, qui servait de lieux d'aisance à la plupart des habitants et, qui pis est, de lieu de débauche aux femmes publiques. »

Peu à peu cette étroite nécropole devait être surchargée de cadavres; pour économiser la place on avait dû recourir au système des fosses communes, dont Fourcroy nous a donné la description :

« On appelait fosses communes, des cavités de 30 pieds de profondeur et de 20 de largeur dans leurs deux diamètres, dans lesquelles on plaçait par rangs très serrés les corps des pauvres renfermés dans leurs bières.

Saints-Pères, de la Pitié, rue de Seine; de la rue Saint-André-des-Arts; de l'église Saint-Benoist; de Saint-Étienne-du-Mont; du quartier Saint-Avoie, place Saint-Jean; de Saint-Joseph, rue Montmartre; de Saint-Nicolas-des-Champs, vis-à-vis des Carmélites de la rue Chapon; de Saint-Nicolas-de-Chardonneret rue des Bernadins et rue Traversière; de Saint-Séverin, rue de la Parcheminerie; de l'Hôtel-Dieu, rue de la Croix-Clamart, au faubourg Saint-Marcel; de Saint-Eustache, près de la chapelle Saint-Joseph et hors de la Carrière de la porte Montmartre, etc.

« La nécessité d'en entasser un grand nombre obligeait les hommes chargés de cet emploi de placer les bières si près les unes des autres, qu'on peut se figurer ces fosses remplies comme d'un massif de cadavres séparés seulement par des planches d'environ six lignes d'épaisseur; ces fosses contenaient chacune 1,000 à 1,500 cadavres. »

Le sol gonflé par ces dépôts si nombreux excédait de plus de 8 à 10 pieds le niveau des rues, avec lequel il fallait parvenir à l'accorder.

Pour compléter les causes d'insalubrité qui existaient sur ce point de Paris, une rigole, qui recevait toutes les immondices des habitants, avait été creusée autour du cimetière. Comme il n'y avait de latrines qu'au cinquième étage, chaque matin cette rigole était remplie et, pour la nettoyer, on transportait les immondices dans la rue voisine, d'où elles étaient enlevées. Ces manipulations, dans l'été surtout, étaient une source d'émanations infectes. C'est à la fin du siècle dernier qu'on décida la suppression de ce dangereux foyer.

« Pendant le cours des travaux, dit Thouret, une
« couche de 8 à 10 pieds de terre infectée, pour la plus
« grande partie, soit par des débris de cadavres, soit
« par les immondices des maisons voisines, a été en-
« levée de toute la surface du cimetière sur une étendue
« de 2,000 toises carrées; plus de quatre-vingts ca-
« veaux funéraires ont été ouverts et fouillés; qua-
« rante à cinquante des fosses communes ont été creu-
« sées à 8 ou 10 pieds de profondeur, quelques-unes
« jusqu'au fond, et plus de 15 à 20,000 cadavres ap-
« partenant à toutes sortes d'époques ont été exhumés
« avec leurs bières. Exécutées principalement pen-

« dant l'hiver et ayant eu lieu aussi en grande partie
« dans les temps des plus grandes chaleurs ; commen-
« cés d'abord avec tous les soins possibles, avec toutes
« les précautions connues, et continuées presque en
« entier, sans en déployer pour ainsi dire aucune, nul
« danger ne s'est manifesté pendant le cours de ces
« opérations. Nul accident n'a troublé la santé pu-
« blique. » Aucun des contemporains de Thouret n'a
protesté contre l'authenticité des faits contenus dans
cette relation, que nous avons donc le droit de considérer comme absolument sincère. » (Du Mesnil, *Rapport de la commission des cimetières*, Paris, 1881.)

Qui pourrait affirmer cependant que de telles opérations aient été sans rapport avec les épidémies de
typhus, variole, etc., si communes alors dans la
population parisienne ?

2° *État actuel.* — L'emplacement des cimetières
actuels de Paris, qui sont au nombre de dix dont trois
principaux (Père-Lachaise, Nord, Montparnasse), a
été déterminé par Napoléon Ier ; situés d'abord en
dehors de la zone habitée, ils ont été peu à peu gagnés
par les habitations qui, sur plusieurs points, les
enserrent aujourd'hui. Depuis longtemps ils sont
devenus insuffisants ; outre la création de trois nou
veaux cimetières périphériques (Pantin, Bagneux,
Charonne), l'Administration a l'intention d'établir à
Méry-sur-Oise une nécropole dans laquelle ne seraient
délivrées que des concessions perpétuelles, de façon
à désaffecter définitivement, dans une période donnée,
les cimetières qui se trouvent dans l'intérieur de
Paris. Ce serait certainement un progrès pour l'hygiène
de la cité.

M. Du Mesnil a cependant pris à tâche d'atténuer les

inconvénients reprochés aux cimetières actuels de Paris et d'en prouver l'exagération :

« Belgrand, dit-il, avait accusé les eaux d'infiltration d'infecter à grande distance la nappe souterraine. Pour établir d'une manière catégorique la part d'action que peuvent exercer sur l'infection de la Seine, soit les liquides putrescibles qui s'y déversent de tous les points de Paris, soit les eaux des cimetières qui atteignent la nappe souterraine avant son entrée dans le fleuve, Belgrand aurait dû analyser l'eau de cette nappe sur plusieurs points de son trajet au-dessus des cimetières d'abord, puis dans l'intervalle qui sépare les cimetières de la Seine, et suivre ainsi les modifications progressives survenues dans sa composition. La question n'est donc pas résolue. »

D'autre part, il résulte d'une note, fournie à M. Du Mesnil par la Sous-Direction des affaires municipales, que jamais il n'est résulté d'inconvénients pour les agents qui ont fait usage de la consommation, en quelques rares circonstances, de l'eau de puits de ces cimetières.

Après des expériences multiples et très ingénieuses, portant sur l'air recueilli et examiné simultanément à Montsouris et au milieu du cimetière Montparnasse, Micquel est arrivé aux conclusions suivantes :

1º L'air du cimetière Montparnasse est chargé d'un nombre de spores de moisissures très voisin du nombre des spores de même nature trouvées en suspension dans l'air du parc de Montsouris.

2º Par les temps de pluie, les atmosphères du cimetière Montparnasse et de Montsouris sont d'une égale richesse en germes de bactéries; en temps de sécheresse, les bactéries sont plus fréquentes au cimetière, ce qui paraît dû au roulage et aux autres causes qui tendent à restituer à l'air des grandes villes les poussières finement pulvérisées qui recouvrent les voies publiques.

3º Parmi les bactériens récoltés au cimetière du Sud, il n'en est pas un qui, injecté par millions dans le sang des animaux vivants, se soit montré capable de produire des désordres pathologiques, même légers.

Enfin l'enquête de la *Commission des cimetières* a également prouvé :

1º Que, si dans le voisinage des anciens charniers, et surtout alors que les inhumations se faisaient dans les églises, on a pu observer des accidents résultant du dégagement des gaz produits de la putréfaction, ces dangers sont devenus absolument illusoires aujourd'hui qu'ils se répandent à l'air libre, bien que les prescriptions des articles 4, 5, 6, du titre Ier du décret du 23 prairial an XII, ne soient pas strictement observées ;

2º Que les gaz délétères ou gênants, produits de la décomposition des cadavres inhumés à 1^m,50, n'arrivant pas à la surface du sol ;

3º Que dans l'espace de cinq ans la presque totalité de la matière organique a disparu et a été brûlée ; que par conséquent, dans les conditions actuelles des inhumations parisiennes, la terre des cimetières ne se sature pas, pourvu que le sol soit suffisamment perméable ;

4º Que par un drainage méthodique des terrains consacrés aux inhumations on accélérera la rapidité des rotations, qui pourrait être vraisemblablement abrégée ;

5º Que dans l'état présent de nos cimetières il n'y

a pas lieu de craindre l'infection des puits du voisinage, alors que ces lieux d'inhumation sont à la
distance réglementaire des habitations (Voy. Du Mesnil, *loc. cit.*).

ART. III. — INHUMATION DES EMBRYONS.

D'après les instructions du Parquet visées dans une
lettre préfectorale du 21 novembre 1868, tous les
produits de la conception à partir de six semaines
doivent être déclarés à l'officier de l'état civil; mais,
si le médecin vérificateur reconnaît que le produit de
la conception a moins de quatre mois, il n'y a pas
lieu de l'inscrire sur le registre de l'état civil comme
mort-né, il suffit de transcrire le certificat du médecin sur un registre spécial, simple livre de police
purement administratif; les familles sont dispensées
en principe de l'obligation d'inhumer les embryons;
mais elles peuvent les faire inhumer dans les conditions ordinaires, en payant la taxe d'inhumation.

Par suite de ces instructions, il arrivait qu'en fait
beaucoup de familles, se refusant à payer les frais
d'inhumation des embryons, les enfouissaient dans
les caves, les jardins, les terrains vagues ou les je-
taient dans les fosses d'aisances. Outre l'inconve-
nance de ces pratiques, il en résultait le grave inconvénient de provoquer des recherches judiciaires dans
le cas où la découverte fortuite des restes faisait
croire à des actes criminels. Pour faire cesser cet état
de choses, l'Administration a institué un service d'enlèvement gratuit à domicile des embryons pour lesquels les familles ne demandent pas de service d'in-

humation (Pasquier, *Communication à la Commission supérieure de l'assainissement de Paris*, 25 février 1885).

ART. IV. — CRÉMATION.

Il y a douze ans, M. le Dr de Pietra-Santa, prenant texte du patronage accordé à la crémation par le congrès médical international de Florence, publiait un mémoire intitulé : *De la crémation des morts en Italie* ; il racontait les expérimentations de Polli, Garini, Brunetti, et fournissait déjà les meilleurs arguments à opposer aux principales objections formulées, au nom de la religion, de l'économie et de la médecine légale, contre l'incinération des morts.

Ce plaidoyer se heurtait alors à l'indifférence du public, au silence de la presse, à l'insouciance absolue des municipalités et du parlement.

Quelques années plus tard la question de la crémation prenait à Paris une actualité réellement envahissante, consacrée par les vœux du Conseil municipal, par des propositions de loi au Parlement, par la fondation de Sociétés de propagation ; n'est-ce pas là un nouveau témoignage de l'importance acquise en ces derniers temps par toute question touchant à la salubrité publique ? Ne serait-ce même pas un titre tout spécial pour l'hygiène moderne que le renouvellement d'une méthode qui, loin de répugner à l'esprit humain, constituait jadis un suprême honneur rendu aux grands hommes, et qui répond aux aspirations de la science en prévenant l'infection du sol, de l'air, et des eaux par les germes contagieux ?

Un premier pas a été fait ; conformément aux

conclusions d'un rapport de M. Brouardel, le Conseil d'hygiène publique et de salubrité a autorisé l'an dernier (mars 1884) la crémation des corps ayant servi à des études anatomiques; cette incinération s'appliquant à une moyenne annuelle de trois ou quatre mille cadavres supprimerait environ le douzième des corps à inhumer dans la capitale, et diminuerait d'autant l'encombrement des cimetières parisiens.

Quant à la crémation des autres cadavres, le même Conseil a formulé, à deux reprises, des conclusions qui diffèrent notablement des précédentes; voici le résumé de celles qu'il adoptait le 25 février 1876, sur le rapport de M. Troost :

« La Commission a constaté la possibilité d'obtenir l'incinération des corps sans dégagement de gaz insalubres; elle a reconnu l'avantage de cette incinération sur l'inhumation dans la fosse commune, au point de vue de l'hygiène; mais elle a trouvé dans la crémation de très sérieux inconvénients au point de vue de la médecine légale, et, par suite, au point de vue de la sécurité publique. »

Ces difficultés médico-légales, les seules, on le voit, qui aient motivé des réserves de la part du Conseil d'hygiène, ne surgissent pas en général du fait des empoisonnements entraînant des accidents bruyants et rapides; car alors l'enquête, si elle est jugée utile, est immédiatement ordonnée; peu importe que le corps soit ensuite inhumé ou soumis à la crémation.

Il en est autrement des empoisonnements réels ou soupçonnés qui n'attirent l'attention du public et de la justice que des semaines, des mois, parfois des années après le décès. Si la crémation a fait disparaître le cadavre, il ne reste alors nulle trace permettant d'affirmer la réalité de l'intoxication, et, chose au moins aussi grave, il ne reste aucun moyen d'écarter d'un individu les soupçons qui pèsent sur lui, de démontrer qu'il n'y a pas eu intoxication.

Telle a été la base de l'argumentation de M. Brouardel, en un rapport adopté par le Conseil d'hygiène publique le 17 août 1883. Le Conseil, à cette date, était saisi de la question de l'utilité de la crémation en temps d'épidémie, et en particulier d'épidémie de choléra, affection qui alors régnait en Égypte et menaçait l'Europe.

En ce même rapport, l'éminent professeur faisait observer combien certains empoisonnements rappellent la physionomie du choléra, combien par conséquent le moment serait peu opportun pour enlever à la justice toute possibilité de contrôle ; sans parler de la difficulté matérielle d'incinérer par jour un chiffre élevé de corps, et de la garantie, en somme suffisante pour la santé publique, que confère l'inhumation d'urgence avec application des mesures de désinfection prescrites.

Nous estimons, pour notre compte, que c'est en temps normal, en dehors des difficultés créées par tout surcroît soudain de mortalité, que la crémation pénétrera peut-être en nos habitudes et en nos lois ; elle nous paraît constituer un progrès au point de vue de l'hygiène ; quant à l'influence qu'elle pourra avoir un jour sur la mortalité et la morbidité parisiennes, nous ne saurions affirmer qu'elle doive les réduire en une proportion considérable ; nous sommes simplement en droit de l'espérer.

ART. V. — MORGUE.

Grâce encore à l'initiative du professeur Brouardel, les services de la Morgue ont été réorganisés, en ces dernières années, sur la base principale de la conservation du corps par le froid, méthode permettant d'arrêter complètement la putréfaction sans qu'il en résulte d'inconvénients pour l'expertise.

Mais l'établissement actuel est insuffisant ; lorsqu'il a été édifié, on ne prévoyait que le dépôt d'un certain nombre de cadavres et l'autopsie de quelques-uns de ceux-ci en vue d'une opération judiciaire.

M. Brouardel a démontré (*Projet de déplacement de la Morgue*, Paris, 1882) combien ces prévisions avaient été dépassées : « Il y a vingt ans, on recevait à la Morgue 500 corps par an ; l'année dernière, 1,000 environ y ont été déposés. Pendant que le nombre des cadavres progressait ainsi et que l'insuffisance de l'installation s'accusait de plus en plus, le nombre des autopsies judiciaires augmentait considérablement, et chacune de ces opérations, grâce aux récentes conquêtes de la science médico-légale, se compliquait de plus en plus de recherches accessoires, soit chimiques, soit microscopiques, et d'expériences physiologiques pour lesquelles rien n'a été prévu dans l'ancienne Morgue. »

Au point de vue municipal, et à part les nécessités d'un enseignement pratique autrefois trop négligé, la Morgue actuelle est également insuffisante. Le greffe où sont reçus les parents ou amis des individus dont on recherche les corps, ne comprend qu'une pièce constamment envahie par des familles auxquelles on doit fournir tous les renseignements.

Lorsqu'une autopsie exige un examen microscopique, et il en est presque toujours ainsi, il faut actuellement porter les pièces à examiner dans un laboratoire quelconque. « Ces recherches, continue M. Brouardel, doivent être faites les unes à côté des autres, sous une même direction, les résultats d'un de ces examens étant nécessairement le contrôle de la valeur des autres.

« Mais si, au lieu de concentrer ces recherches, on les dissémine, on aboutit à l'incertitude : transports multiples des bocaux, des pièces anatomiques, travail isolé, sans direction. De plus, ces déplacements entraînent forcément, pour les expertises, des lenteurs très regrettables pour les inculpés souvent détenus.

« Ces deux arguments nous semblent suffisants pour démontrer que la Morgue doit posséder tous ses organes essentiels et que, tant qu'ils ne seront pas groupés, les intérêts de la justice pourront être sérieusement compromis. »

Ces justes observations ont porté leurs fruits, et décidé la construction d'un nouvel établissement.

CHAPITRE XVII

DÉMOGRAPHIE.

ART. Ier. — MOUVEMENT GÉNÉRAL DE LA POPULATION.

Le chiffre des habitants de Paris n'a pas suivi, depuis l'origine, une marche régulièrement ascendante.

Souvent cette population a été compromise par les guerres ou la misère, tombant parfois à un abaissement numérique assez inquiétant pour inspirer des expédients dont la pensée ne peut surgir que dans les cas désespérés.

Il en fut ainsi, par exemple, après la peste de 1466 : D'après la Chronique de Jean de Troyes pour l'an 1467, Louis XI fut obligé en ladite année d'ordonner, « pour bien repeupler cette ville, qu'il disait avoir été dépopulée tant par les guerres, mortalités ou autrement, que quelques gens, de quelque nation qu'ils fussent, pussent, de là en avant, venir demeurer en ladite ville, et qu'ils pussent jouir de toutes franchises de tous cas par eux commis, comme meurtres, vols, larcins, et de tous autres cas, réservé le crime de lèse-majesté ». D'après Dulaure, la population parisienne ne s'élevait qu'à environ 150,000 habitants. Cette mesure de Louis XI rappelle les anciens édits destinés à peupler, en les ouvrant à tout venant, les villes insalubres de certaines régions d'Italie (Voy. Léon Colin, *Traité des fièvres intermittentes*, p. 486).

Il fut longtemps difficile, sinon impossible, de supputer le nombre des habitants de Paris. Ce n'est que sous Louis XIV que furent établis les registres de naissance, de mariage et de décès. Quant aux recensements de la population, ils ne furent opérés qu'au commencement du siècle actuel, en 1817.

Comment opérait-on auparavant ? On se basait sur divers calculs, reposant sur le nombre des naissances, celui des mariages, des maisons habitées, le chiffre des consommations, etc. ; en procédant ainsi, il a semblé admissible que le nombre des habitants de Paris atteignait à peu près 500,000 à la fin du règne de Louis XIV, et que cent cinquante ans plus tard, au commencement du siècle actuel, il s'était élevé à 600,000 environ.

L'*Annuaire statistique de la ville de Paris* a résumé dans le tableau ci-après le mouvement de la population de 1700 à 1881, dernière année de recensement ; nous rappelons encore que ces données n'offrent de certitude mathématique que pour le siècle actuel.

Population de Paris à diverses époques.

ANNÉES.	POPULATION.	CROIT D'UN CENSUS au précédent.	INTERVALLE D'UN CENSUS à l'autre.	CROIT ANNUEL.
1700........	720 000*	»	»	»
1762........	600 000*	»	»	»
1784........	620 000*	»	»	»
1789........	525 000*	»	»	»
1800........	547 756	»	»	»
1811........	623 000*	»	»	»
1817........	713 966	166 210	17 ans.	9 800
1831........	785 862	71 896	14 ans.	5 140
1836........	868 438	82 576	5 ans.	16 513
1841........	935 261	66 833	—	13 366
1846........	1 053 897	118 636	—	23 700
1851........	1 053 262	»	»	»
1856........	1 174 346	121 084	5 ans.	24 089
Janvier 1861. — Annexion de la banlieue jusqu'aux fortifications.				
1861........	1 696 741	»	»	»
1866........	1 825 274	128 533	5 ans.	25 707
1872........	1 851 792	26 518	6 ans.	4 440
1876........	1 988 806	137 014	4 ans.	30 445
1881........	2 239 928	251 122	5 ans.	50 225

Tous les nombres suivis du signe * sont le résultat d'une estimation des auteurs contemporains.

D'après le croît annuel des dernières années (50,000 par an, de 1876 à 1881), on pourrait estimer que la population parisienne dépasse actuellement (1885) 2,400,000 habitants ; mais nous pensons que ce chiffre est aujourd'hui loin d'être atteint ; la diminution, des consommations et le nombre des logements vacants (Voy. p. 159) démontrent que nous avons subi au moins un temps d'arrêt, sinon une diminution en ces deux dernières années.

En somme il s'est produit une augmentation de près de 1,800,000 habitants depuis le commencement du siècle ; ce mouvement d'augmentation s'est accentué surtout à partir de 1841, époque à dater de laquelle la construction des chemins de fer n'a cessé de multiplier les facilités de communication. Les recensements auxquels correspondent les minima d'accroissement sont ceux qui englobent des périodes de guerre ou de troubles politiques (1846-1851, 1866-1872).

ART. II. — MOUVEMENT DE LA POPULATION PAR QUARTIER.

En l'année 1866, le recensement par arrondissements permettait déjà de constater que, depuis le census antérieur fait en 1861, il s'était produit un mouvement très marqué de la population vers le pourtour : ainsi, en 1861, les 10 premiers arrondissements, qui occupent l'intérieur de la ville, contenaient 567 pour 1000 de la population totale, et les 10 derniers 433. En 1866, on ne trouve plus que 514 dans les 10 premiers arrondissements et 486 dans les 10 derniers (*Voy. aussi* p. 132).

Ce déplacement de la population parisienne, conséquence naturelle de son augmentation et de son refoulement périphérique par l'élargissement des grandes voies centrales, n'a cessé de se confirmer pendant les périodes suivantes : le recensement de 1881 établit que dans les 9 premiers arrondissements l'accroissement a été faible depuis 1876 ; que la population s'est accrue davantage dans les Xe, XIe et XIIe arrondissements, mais qu'elle a pris une extension considérable surtout dans les quartiers excentriques. Les dénombrements comparés de la population en 1876 et en 1881 mettent ces propositions en évidence. (Voy. *Annuaire statist. de la ville de Paris.*)

Ainsi 1000 habitants en 1876 sont remplacés, en 1881, par :

1023 dans le Ier arrondissement (Louvre).
 996 dans le IIe — (Bourse).
1057 dans le IIIe — (Temple).
1051 dans le IVe — (Hôtel-de-Ville).
1108 dans le Ve — (Panthéon).
1014 dans le VIe — (Luxembourg).
1021 dans le VIIe — (Palais-Bourbon).
1095 dans le VIIIe — (Élysée).
1075 dans le IXe — (Opéra).
1138 dans le Xe — (Enclos Saint-Laurent).
1169 dans le XIe — (Popincourt).
1106 dans le XIIe — (Reuilly).
1269 dans le XIIIe — (Gobelins).
1224 dans le XIVe — (Observatoire).
1300 dans le XVe — (Vaugirard).
1226 dans le XVIe — (Passy).
1237 dans le XVIIe — (Batignolles-Monceaux).
1186 dans le XVIIIe — (Buttes-Montmartre).
1212 dans le XIXe — (Buttes-Chaumont).
1286 dans le XXe — (Ménilmontant).

Donc le développement demeure faible, nul ou même négatif, dans les quartiers du centre, qui ont atteint de longue date leurs populations *maxima*, où la surface disponible est bâtie depuis longtemps et dont les larges avenues, substituées aux voies étroites de l'ancien temps, ont diminué l'agglomération des habitations. Il atteint son *maximum* au pourtour de la ville.

Il y a plus : cette tendance à l'accroissement périphérique de la population se manifeste au delà de l'enceinte ; tandis que, pour Paris, le chiffre proportionnel des habitants, de 1876 à 1881, est monté de 1000 à 1141, il s'est élevé, en la même période, de 1000 à 1261 pour le département de la Seine en général, à 1207 pour l'arrondissement de Sceaux, et à 1295 pour celui de Saint-Denis, soit pour ce dernier près de 300 pour 1000 !

M. Durand-Claye, enfin, a même fait ressortir, dans une carte spéciale, l'accroissement simultané de population des parties limitrophes du département de Seine-et-Oise, surtout vers le nord, où ce département est contigu à la partie de la banlieue de Paris dont le chiffre des habitants s'est particulièrement accru.

Art. III. — Sa composition comme nationalité.

1° *Infériorité de la population autochtone.* — La population parisienne diffère de celle de la France par la proportion considérable des individus vivant à Paris et qui n'y sont pas nés.

Tandis que, dans les autres départements, les neuf dixièmes des habitants sont originaires du département lui-même, dans celui de la Seine cette proportion tombe au tiers environ et tend à diminuer de plus en plus ; en 1865, sur 100 habitants de Paris, 38 étaient nés à Paris même ; en 1881, il n'y en a plus que 36.

C'est là d'ailleurs une condition commune à la plupart des autres capitales, mais qui, en Europe, sauf à Rome peut-être (1), n'atteint nulle part un pareil degré.

2° *Immigration française.* — La majeure partie de la population parisienne est constituée par les Français nés en d'autres départements ou dans les colonies françaises, et dont la proportion : 56 p. 100, se retrouve identique à dix-huit ans de distance (recensements de 1866 et de 1882).

3° *Immigration étrangère.* — Ce ne sont pas seulement les Français des départements qui abondent à Paris.

Peu de grandes villes en Europe comptent une proportion d'étrangers aussi considérable, et sous ce rapport le département de la Seine n'est dépassé en France que par deux départements : M. Lagneau (*De l'immigration en France*, Paris, 1884) en a fourni les preuves les plus convaincantes ; il a établi que le département de la Seine, dans sa population présente de 2,762,537 habitants, comprend 193,046 étrangers, soit 69 étrangers pour 1000 habitants, alors que le département des Bouches-du-Rhône, sur 584,962 habitants, comprend 75,738 étrangers, soit 129 étrangers pour 1000 habitants ; et que le département du Nord, sur 1,594,080 habitants, comprend 277,711 étrangers, soit 174 étrangers pour 1000 habitants. Ainsi, quand la proportion des étrangers dans la France entière est de 27 sur 1000 habitants, cette proportion dans les départements de la Seine, des Bouches-du-Rhône et du Nord, s'élève à 69, à 129, et à 174 pour

(1) Léon Colin, Art. Rome, in *Dict. encycl. des sciences médicales.*

1000; conséquemment elle est une fois et demie, trois fois et demie et cinq fois et demie plus forte.

Mais il y a cette différence importante entre ces trois centres d'attraction que les étrangers du département des Bouches-du-Rhône sont, pour les cinq sixièmes, des Italiens (plus de 61,000 sur 75,000 étrangers), que ceux du département du Nord sont presque exclusivement des Belges (plus de 244,000 sur 277,000 étrangers), tandis que Paris est un centre d'immigration cosmopolite.

A l'époque du dernier recensement (1881), les étrangers résidant à Paris étaient ainsi répartis par nationalité :

Anglais	10 799	Russes	5 786
Américains	5 927	Suédois et Danois	1 034
Allemands	31 190	Grecs	379
Autrichiens	4 982	Turcs, Égyptiens	771
Belges	45 281	Roumains, Serbes,	
Hollandais	9 250	Bulgares	640
Italiens	21 577	Chinois, Japonais	214
Espagnols	3 616	Autres étrangers	356
Portugais	247	Nationalités inconnues	760
Suisses	20 810		

Soit au total............ 164 038 étrangers.

Ce sont donc les Allemands, Belges, Italiens et Suisses, qui représentent les chiffres les plus élevés d'immigrants. Voyez, en outre, comme l'accroissement en est rapide :

De 27 097 en 1866, les Allemands sont en 1881....... 31 190
22 782 — les Belges — 45 281
6 707 — les Italiens — 21 377
6 622 — les Suisses — 20 810

Les populations italiennes et suisses, à Paris, ont, par conséquent, triplé en dix-sept ans.

Il suffit d'un coup d'œil sur les tableaux de recensement officiel de répartition dans Paris de cette population cosmopolite, pour voir, en outre, combien, en cette immigration, chaque peuple a obéi à ses instincts, et combien sont divers les motifs d'entraînement des différentes nationalités vers notre capitale : les unes cédant à l'attrait du plaisir ou du négoce, les autres aux nécessités du travail ou de la misère, les uns arrivant pauvres ou besoigneux, les autres venant jouir d'une fortune acquise, ou chercher à l'amplifier. C'est au point que telle nationalité étrangère, qui constitue une proportion notable de la population d'un de nos arrondissements, semblerait absolument déplacée en tel autre.

Les Anglais, les Américains, les Russes, qui appartiennent pour la majeure partie aux classes aisées de leurs pays, viennent à Paris occuper à peu près constamment soit les arrondissements du centre : Ier (Louvre), VIIe (Élysée), IXe (Opéra); soit, parmi les arrondissements excentriques, ceux qui ne sont accessibles qu'à la fortune, les XVIe et XVIIe (Champs-Élysées, Plaine-Monceaux).

Les immigrants travailleurs ou peu aisés, comme la majorité des Allemands, Belges, Italiens, Suisses, occupent, au contraire, soit les quartiers commerçants du centre (IXe, Xe, XIe), soit les arrondissements industriels (XVIIIe et XIXe) du nord de Paris.

Art. IV. — Sa composition comme age et comme sexe.

1º *Age*. — L'étude générale de la composition de la population parisienne, au point de vue de l'âge, démontre qu'en cette ville la proportion des adultes, relativement aux catégories d'âge extrême, dépasse la moyenne, ce qui tient aux conditions nomades de cette population et spécialement à l'influence des facteurs suivants : émigration dans la jeunesse et dans la vieillesse, immigration dans la période mixte.

Ely, en son *Etude démographique et médicale* de Paris, en avait fourni la preuve évidente en analysant le dénombrement par âge de la population recensée en 1866.

Bertillon a singulièrement étendu le cercle de ces recherches, et a pu démontrer que la prédominance des âges moyens avait été constamment la règle depuis le premier recensement fait à Paris, c'est-à-dire depuis 1817; il a établi que la composition si spéciale, à cet égard, de la population parisienne, non-seulement se maintient, mais se prononce de plus en plus; que jusqu'à l'annexion de la banlieue (1861) la population continue à voir croître les nombres relatifs de ses adultes, et diminuer celui de ses enfants et de ses vieillards; que ces mouvements, un instant arrêtés par l'annexion de la banlieue, qui restitua un grand nombre d'enfants, ne tardent pas à reprendre, sauf en ce qui concerne les adultes, éclaircis par les événements de guerre en 1871-1872. Le tableau suivant, de l'*Annuaire statistique* pour 1881, met en présence les groupes d'âges de la population parisienne établis par les deux derniers recensements de 1881 et de 1876, et ceux de la France pendant cette dernière année 1876 seulement :

Sur 10 000 habitants présents à Paris, combien à chaque groupe d'ages.

GROUPES D'AGES.	PARIS.		FRANCE.
	1881.	1876.	1876.
De 0 à 5 ans.........	663	711	976
5 à 10	690	642	867
10 à 15	645	671	869
15 à 20	848	849	858
20 à 25	1186	1118	874
25 à 30	952	1010	709
30 à 35	954	966	707
35 à 40	858	901	682
40 à 45	776	800	641
45 à 50	666	675	604
50 à 55	554	554	546
55 à 60	422	391	483
60 à 65	324	297	415
65 à 70	204	186	517
70 à 75	127	119	222
75 à 80	75	67	140
80 à 85	28	22	62
85 à 90	12	9	18
90 à 95	2.6	2	7
95 à ω	0.7	0	3
Age inconnu..........	12.2	»	»

Ce tableau est très démonstratif.

Considérons d'abord la population française en 1876 (dernière colonne) : elle nous présente les caractères d'une population normale ; le nombre des vivants va en diminuant d'âge en âge à mesure qu'ils appartiennent à une génération exposée depuis plus longtemps aux coups de la mort.

Au contraire, à Paris, ville d'immigration, on voit le nombre des vivants augmenter notablement à partir de l'âge de 15 ans. C'est le fait des adultes qui affluent dans la grande ville pour lui demander du travail. C'est à partir de 20 ans qu'ils paraissent surtout y accourir.

Ainsi, et le tableau précédent permet de faire facilement ce calcul, avant 20 ans, on compte en France une proportion de 35 pour 100 habitants, population urbaine ou rurale, sans distinction; c'est un peu plus du tiers. A Paris, on n'a pour cette catégorie d'âge que 27, un peu plus du quart.

Dans l'âge adulte, au contraire, les conditions sont inverses : de 20 à 50 ans, on a 43 pour 100 en France et 56 à Paris : la population parisienne est donc adulte pour plus de moitié.

Cependant, à partir de 55 ou de 60 ans, on voit le nombre des vivants décroître à Paris plus vite qu'en France. C'est qu'en effet les immigrés sont rares à cet âge; au contraire, beaucoup de personnes âgées quittent Paris pour aller jouir dans quelque campagne de la fortune qu'ils ont amassée dans la grande ville.

Au-dessus de 50 ans, la supériorité du nombre revient donc à la population totale de la France : 21 pour 100, Paris n'ayant que 16.

En résumé, la population adulte, à Paris, est plus forte que la population d'âges extrêmes d'une quantité de 13 pour 100.

Faisons remarquer, en passant, combien seraient erronées les déductions que l'on voudrait tirer, au point de vue des chances de vie moyenne, de la comparaison des catégories d'âge de la population de Paris; les conditions nomades de cette population enlèveraient toute exactitude à de semblables calculs.

Il en est de même des autres conséquences de ce groupement artificiel; ceux qui ne le connaissent pas ont parfois attribué à la population parisienne des privilèges de santé et de fécondité qui ne lui appartiennent point ; et nous demandons à anticiper ici sur la démonstration que va nous en donner chacun des articles suivants (*nuptialité, natalité, mortalité*) : « Si, dit Bertillon, on annonce à une personne qui n'a pas réfléchi à ces problèmes, que la nuptialité parisienne se mesure par 90 à 100 mariages annuels par 10,000 habitants, alors qu'on en compte à peine 80 en France ; que la natalité parisienne se traduit annuellement par 29 à 30 naissances vivantes par 1000 habitants, et que l'on n'en compte que 26 en France, elle sera portée à trouver très satisfaisante une telle abondance de mariages et de naissances, alors qu'en réalité cette apparente fécondité des légitimes amours cache une grande parcimonie et d'association et de fécondité conjugales ; de même, lorsque l'on verra que la mortalité parisienne se mesure dans les années ordinaires par 23 à 24 décès par 1000 habitants, à très peu près comme en France, on sera tenté de s'émerveiller qu'une population si agglomérée, si surmenée par les excès de travail et de plaisirs, qui offre une proie si facile aux contages épidémiques, etc., jouisse pourtant d'une vitalité presque égale à celle de nos campagnards. La connaissance de la composition si spéciale de la population parisienne, exposée ci-dessus, peut faire soupçonner que ces résultats si flatteurs sont peut-être artificiels. L'étude impartiale des documents va nous montrer en effet que ces premières appréciations, quoique ayant été longtemps en usage dans les régions officielles, sont absolument fallacieuses, et qu'au fond ces rapports de mouvements sociaux à la population qui les a produits, en apparence si favorables, cachent une énorme dilapidation annuelle de la vie humaine, tant par la stérilité voulue, qui empêche de procréer, que par les méphitismes de toute nature qui, chaque année, et en dehors des fatalités organiques, livrent à une mort prématurée de formidables contingents » (Bertillon, in *Annuaire statistique de la ville de Paris* pour 1880, p. 141).

2° *Sexe.* — D'après les années antérieures au census de 1866, sur 100 habitants de Paris, il y en a 50,2 du sexe masculin et 49,8 du sexe féminin. Sous ce rapport il n'y a pas grande différence entre la population parisienne et celle de l'ensemble du territoire.

En France, en effet, on comptait, avant la guerre franco-prussienne, à très peu près autant d'hommes que de femmes. Ainsi, en 1866, le census trouve 1005 hommes pour 1000 femmes; en 1876 il n'y en a plus que 993, ou 1007 femmes pour 1000 hommes, conséquence, momentanée sans doute, de la guerre de 1870-1871.

ART. V. — NUPTIALITÉ.

La Seine vient au troisième rang des départements pour la nuptialité, immédiatement après la Charente-Inférieure, où il y a 9,61 mariages annuels sur 1000 habitants, et l'Allier, où il y en a 9,62. La proportion pour le département de la Seine est de 9,38, celle de la France en général étant de 8. Mais il faut se rappeler qu'à Paris, et nous l'avons établi dans l'article précédent, d'après la composition par âge de la population, le nombre des individus aptes au mariage est notablement plus élevé qu'en province

(33 au lieu de 23 pour 100, suivant Lagneau); et
alors on arrive à constater que, proportionnellement
au nombre de ses jeunes gens mariables, la nuptialité du département de la Seine est une des plus
minimes, 4 départements seulement venant après lui
à cet égard.

Sur 1000 hommes (veufs ou célibataires) de 18 à
65 ans, 65 se marient annuellement en France, 62,4
seulement à Paris ; sur 1000 femmes de 15 à 50 ans,
66 contractent mariage en France ; 62 à Paris (voy.
Annuaire statistique de la ville de Paris pour 1880) ;
cette infériorité peut tenir pour une large part aux
conditions d'isolement d'un grand nombre d'adultes
qui, venant des départements ou de l'étranger, ne
trouvent point, pour aider à leur mariage, les relations
de famille qui en province en constituent le plus
ordinairement les préliminaires.

L'immigration dans les villes entraîne d'ailleurs
partout l'ajournement des mariages ; c'est la même
raison qui augmente considérablement, à Paris, le
nombre de ces *Associations libres*, qui échappent absolument aux enquêtes statistiques, mais parmi
lesquelles Bertillon s'est efforcé de circonscrire un
groupe moralement supérieur aux autres et jusqu'à
un certain point comparable à celui des mariages
légitimes ; « groupe où les conjoints, spontanément
unis pour échapper aux exigences et aux conséquences de l'association de la famille, témoignent
d'un certain degré de solidarité conjugale, par leur
attachement à leur foyer, l'empressement du père
à reconnaître les enfants issus de cette union et
souvent à les légitimer par un mariage régulier ».
Bertillon estime à plus de 80,000 le nombre des per-

sonnes, tant hommes que femmes, ainsi associées : il paraît disposé à ajouter aux mariages officiels ces associations durables qui se passent de la consécration de la loi ; grâce à cette addition, on trouverait à Paris un nombre de ménages proportionnellement égal à celui du reste de la France.

Il faut se garder, suivant nous, de rapprocher trop étroitement du mariage cette situation qui, en somme, n'est qu'un des degrés du concubinage, et où les conjoints redoutent, en général, la réalisation d'une des principales espérances des unions légitimes, la naissance des enfants, contribuant ainsi à l'amoindrissement de la population, eux qui habituellement ne se sont associés qu'à la période de la vie la plus productive et sous l'impulsion des besoins sexuels qui devraient rendre leur union spécialement féconde.

Art. VI. — Natalité.

Le nombre annuel moyen des naissances, qui était de 56,000 environ pendant la période décennale 1872-1881, dépasse actuellement 60,000 ; il a été :

En 1881.................................. de   60 856
   1882..................................   62 581
   1883..................................   64 190

Ces naissances, de 5000 en moyenne par mois, sont un peu plus nombreuses pendant l'hiver, atteignant leur maximum en février ou mars, pour descendre à leur minimum mensuel pendant les mois de septembre et d'octobre. La conception est dès lors plus fréquente durant la saison vernale, et elle est dimi-

nuée durant la saison d'hiver, de décembre à mars.
« Il est donc certain, dit Ély, que, même dans ce centre
de plaisir et de vie factice, l'élévation de la température est plus puissante pour la multiplication de l'espèce que ne peuvent l'être les excitations artificielles
auxquelles s'abandonnent pendant l'hiver toutes les
classes de la population. »

Cette augmentation progressive du chiffre des naissances n'a de valeur réelle qu'autant qu'elle est en
proportion avec le chiffre de la population.

Or l'examen de la question ainsi envisagée révèle
un fait très grave : la diminution réelle et constamment progressive de la natalité parisienne :

Natalité générale de la population parisienne.

	Naissances sur 1 000 habitants.
Tandis qu'en 1826 on en constate.........	33,7
Dans le recensement de 1831 il y en a.....	38,1
— 1836 —	31,8
— 1841 —	32,0
— 1846 —	31,6
— 1851 —	30,7
— 1856 —	32,1
— 1861 —	32,2
— 1866 —	30,2
— 1876 —	28,1
— 1881 —	27,7

et l'on voit de combien ce dernier chiffre est inférieur
à ceux des périodes antérieures; peut-être se relè-
vera-t-il au census de 1886, la dernière année 1883
ayant fourni une proportion de 28,3 naissances pour
1,000 habitants. Néanmoins cette natalité proportionnelle au chiffre général des habitants est supé-

rieure à celle de la France, et l'on pourrait croire
que tout est pour le mieux. Il n'en est rien.

Cet état de choses a été parfaitement exprimé par
Bertillon :

« La *natalité générale* de la population parisienne
est élevée ; elle oscille entre 27,7 et 30 naissances vivantes annuelles par 1000 habitants, au lieu de
26,3 pour la France en général ; mais cette supériorité n'est qu'apparente et tient au plus grand nombre
de femmes nubiles : aussi disparaît-elle lorsque l'on
ne considère que les nubiles diminuées de celles qui,
par leur âge, ne sont plus aptes à la maternité
(c'est-à-dire seulement les femmes âgées de 15 à
50 ans). En effet, on trouve alors que 1000 femmes
nubiles (mariées ou non mariées) dans ces conditions d'âge, au lieu de fournir annuellement comme
en France 102 naissances vivantes (et les femmes
anglaises et prussiennes en ont 140), n'en donnent
que 88 à Paris, soit un déficit de 14 par an et par
1000 femmes nubiles de 15 à 50 ans ; et comme il y a
à Paris environ 630 000 de ces femmes, c'est une perte
annuelle de près de 9000 petits enfants qui devraient
naître et qui ne naissent pas ! Et pourtant ce rapport
masque encore une partie de notre misère reproduc-
tive *légitime*, c'est-à-dire la meilleure et la plus solide.
En effet, si l'on prend notre population parisienne telle
qu'elle se comporte (1876) avec ses 339 000 épouses
de 15 à 50 ans, et que l'on réclame de ces femmes
mariées les 174 naissances par 1000 épouses que
donne la France dans son ensemble, on trouvera que
nos épouses parisiennes devraient chaque année
fournir à la capitale environ 59 000 naissances légitimes, tandis qu'elles n'en livrent que 40 500, c'est-à-

dire produisent un déficit annuel de 18 500 naissances *légitimes.* »

Il est vrai que la natalité hors mariage vient combler, *au point de vue du nombre,* la moitié de cette perte, mais c'est en y substituant des nouveau-nés hors mariage dont la mortalité est double de celle des autres.

La natalité illégitime atteint en effet son maximum dans le département de la Seine, où chaque année, pour 1000 femmes de 15 à 50 ans, naissent 65 enfants illégitimes au lieu de 17 pour le reste de la France.

Cette proportion énorme des naissances illégitimes qui constituent, à Paris, plus du quart de la totalité des naissances, nous explique le nombre considérable en cette ville des enfants mort-nés, qui représentent le dixième du total des décès, alors qu'il n'en est que le vingtième pour toute la France. C'est que sur 100 enfants légitimes 71,6 naissent vivants, tandis que sur 100 enfants illégitimes il n'y a que 66 vivants.

Nous avons déjà donné une première raison de cette diminution si inquiétante des naissances : c'est la rareté des mariages.

Il en existe une autre : c'est l'*infécondité* volontaire, la *stérilité voulue,* habitude passée dans les mœurs du ménage parisien, ou plutôt du ménage français, à un degré qu'elle n'atteint dans aucune autre capitale, dans aucune autre nation ; sans parler des manœuvres abortives qui ne sont peut-être pas plus communes ici qu'en nombre d'autres grandes villes, mais qui, à Paris, appauvrissent d'autant plus gravement la population que le chiffre des naissances y est particulièrement si faible.

A cet appauvrissement consenti, comploté pour

ainsi dire, par nombre de ménages, viennent se joindre, pour ceux qui, au contraire, désirent des enfants, les obstacles involontaires, parfois insurmontables, créés par une éducation trop factice, par les fatigues imposées à la jeune mariée, soumise au traditionnel voyage de noces qui souvent inaugure pour elle des prédispositions à l'avortement dont elle ne se relèvera jamais (1). Aussi est-ce dans la classe aisée, dans les arrondissements riches, où cette coutume est surtout en usage, que la stérilité acquiert son maximum.

En résumé, comme l'a dit Bertillon le résultat du milieu parisien, c'est d'abord de réduire considérablement la natalité française, *déjà si réduite;* ensuite, pour une partie de ses enfants, de changer les bonnes conditions des enfants légitimes pour les mauvaises conditions des enfants nés hors mariage.

Art. VII. — Mortalité.

D'après le chiffre des décès de la population parisienne en chacune des quatre dernières années (1880-1883) nous constatons qu'en cette période il est mort annuellement à Paris un peu plus de 57,000 personnes dont :

En 1880	57 466
1881........................	56 066
1882	58 702
1883	57 024

(1) Voy. J. Rochard, *in Bull. de l'Acad. de méd.*, p. 129, 1885.

L'*Annuaire statistique* de 1880 a résumé, dans le tableau suivant, la mortalité proportionnelle de la population parisienne pendant une période, toute moderne, de soixante ans, 1820 à 1880; dans l'établissement de ce tableau, pour les années intercalaires à celles des recensements, la population a été augmentée d'un croît proportionnel à l'augmentation annuelle indiquée par les dénombrements antérieurs :

Mortalité générale de la population parisienne.

Années.	Nombre de décès par an et par 1000 habitants.		
1821-1825	31.15		
1826-1830	32.74		
1831-1835 (Choléra en 1832)	34.65		
1836-1840	23.2		
1841-1845	27.5		
1846-1850 (Choléra en 1849)	31.65		
1851-1855 (Choléra en 1854 et 1855)	29.75		
1856-1860	30.22		
1861-1865	25.52		
1866-1870 (Choléra en 1865)	27.9		
1871	?		
1872	21.41		
1873	22.15	Moyenne..	26.5
1874	21.20		
1875	23.3		
1876	24.42		
1877	23.55		
1878	23.4	Moyenne..	24.28
1879	24.0?		
1880	26.0?		

Nous voilà certainement loin des siècles précédents; sans remonter bien haut dans l'histoire, nous nous bornons à rappeler qu'au commencement du quatorzième siècle, suivant Villermé, il mourait annuellement à Paris un habitant sur 22, soit près de 50 sur 1,000, le double d'aujourd'hui.

Dans son ensemble, le tableau ci-dessus accuse en outre une tendance à la diminution du chiffre annuel des décès au cours du siècle actuel ; tendance manifeste surtout si l'on compare les années extrêmes (1825 et 1880), d'après lesquelles il semble que cette mortalité soit actuellement d'un sixième inférieure à ce qu'elle était il y a cinquante ans.

Mais, ici encore, il faut analyser ; et d'abord il importe de noter qu'en ces chiffres il n'est question que des morts survenues à Paris et nullement de ces nombreux décès des Parisiens en province, et spécialement de la mortalité des enfants de 0 à 1 an, mortalité due à l'industrie toujours croissante des nourrices et qui se réalise dans les 15 ou 16 départements qui environnent celui de la Seine.

Dans ces départements, en effet, la mortalité infantile (0 à 1 an) varie de 230 à 300 sur 1000, le chiffre moyen en étant de 179 pour la France entière.

Nous y revenons ci-dessous. D'autre part le tableau précédent démontre que, malgré les chances de résistance d'une population où dominent les adultes, la mortalité générale moyenne de Paris est à peu près identique à celle de la France entière (22 à 25 pour 1000 vivants).

Pourquoi cette mortalité parisienne n'est-elle point réduite en raison de la vitalité apparente de sa population et de la rareté relative des existences les plus fragiles, enfants et vieillards ?

C'est qu'il n'est pas une période de la vie qui ne subisse à Paris, relativement à l'ensemble du territoire, une augmentation des chances de mort.

Que de vies seraient épargnées si les Parisiens pouvaient troquer le danger de mort qui leur incombe contre celui de la moyenne des Français.

Bertillon en a fourni la preuve en établissant, dans un tableau, la mortalité de la population parisienne par âges, durant la période quinquennale 1874-1878, et en démontrant ce que chaque catégorie d'âges a perdu de plus que les catégories correspondantes sur le reste du territoire.

C'est d'une part le premier âge, 0 à 5 ans, période où l'on meurt à Paris deux fois et demi plus qu'en France, et, d'autre part, les âges de 30 à 50 ans, qui ont payé les plus gros excédents ; pour tous les âges pris ensemble, la population parisienne, si sa mortalité eut été conforme à celle du reste de la France, n'aurait dû donner, bon an, mal an (en cette période 1874-1878), que 35 046 décès, et elle en compte 45 931, soit annuellement un excédent d'environ 11 000 décès que lui coûte le milieu parisien.

« Quant à l'excédent déjà si considérable de la mortalité de la première enfance, il est bien loin, ajoute Bertillon, de représenter le formidable tribut mortuaire que les enfants de Paris payent à la mort prématurée, car un très grand nombre d'entre eux (15 à 20 000), confiés à des nourrices demeurant *extra muros*, quittent la capitale, et leurs nombreux décès, inscrits (selon les prescriptions de la loi) dans les communes où ils décèdent, n'ont pu jusqu'à ce jour faire retour aux registres mortuaires de Paris. En outre, parmi les nombreux adultes parisiens qui sont mortellement atteints par la maladie, il y en a aussi un nombre notable, surtout parmi les classes riches ou aisées (principalement pour les phthisiques), qui

s'en vont à la recherche d'un climat estimé meilleur
et dont par suite les décès échappent absolument à
nos registres. Ainsi, les excédents rigoureusement
constatés de la mortalité parisienne, si prononcés à
chaque âge, et dus exclusivement aux conditions de la
vie parisienne, ne sont qu'*un minimum*, et ce minimum
conclut d'une part à un excédent annuel de 11 000
personnes de tout âge, et d'autre part à une omission,
dans la comptabilité des décès, des nombreux nourrissons dits « petits Parisiens » envoyés hors Paris, et
que d'après un ancien travail sur ce sujet nous avons
estimés devoir être d'environ 9000 chaque année : c'est
donc d'après nous un excédent *annuel* d'environ 20 000
décès. »

« En résumé, tant par l'excès de sa mortalité que par
l'excès de sa stérilité, on peut dire que le milieu parisien supprime chaque annnée *certainement* plus de
30 000 existences, et *vraisemblablement* (en estimant
à 9000 les décès des nourrissons qui échappent à ses
registres) plus de 39 000 ! formidable déficit que vient
incessamment combler, et bien au delà, l'immigration
du reste de la France et de l'étranger » (Bertillon,
Annuaire statistique, 1880).

Répartition saisonnière. — D'après la répartition
mensuelle des décès, il ressort que la mortalité atteint actuellement son maximum pendant les premiers
mois de l'année. En voici la preuve :

Mortalité par mois à Paris,
durant la période triennale 1880-81-82.

MOIS.	1880.	1881.	1882.
Janvier	5 635	5 433	5 331
Février	5 653	4 551	5 292
Mars...........	5 332	5 192	5 563
Avril	4 909	4 896	5 261
Mai............	5 059	4 760	4 899
Juin...........	4 300	4 202	4 303
Juillet	4 436	5 043	4 052
Août...........	4 372	4 331	4 282
Septembre	3 846	3 695	3 984
Octobre.........	3 883	4 154	4 692
Novembre.......	4 009	4 160	4 379
Décembre	4 272	4 686	4 816
Totaux......	55 706	55 103	56 854

Un coup d'œil sur ce tableau démontre que les *maxima* des décès ont constamment appartenu aux quatre premiers mois de l'année, de janvier à avril ; que les *minima* ont correspondu à la fin de l'été et au commencement de l'automne, le mois de septembre étant celui qui, en chacune de ces trois années, en a offert le moins.

Cette répartition répond à la généralité des faits observés non seulement sur l'ensemble du territoire français, mais dans la plupart des régions de climat analogue.

J'en ai réuni les preuves les plus convaincantes :

Tels sont les résultats fournis par la statistique officielle de l'armée française, statistique qui, depuis douze ans, établit invariablement que, dans nos garnisons de l'intérieur, le maximum de la mortalité correspond au premier trimestre de l'année.

Si nous consultons l'influence des saisons sur la mortalité dans la Grande-Bretagne, nous arrivons à des conclusions analogues.

Les documents statistiques établis sur le mouvement de la population de l'Angleterre, pendant une période de trente-quatre ans (de 1838 à 1871 inclus), ont démontré que le minimum de la mortalité correspondait au troisième trimestre de l'année, le maximum au premier trimestre ; quant aux deux autres trimestres, le second est un peu plus chargé de décès.

Dans son Annuaire de la mortalité de la ville de Bruxelles pour l'année 1875, qui peut être considérée comme normale, vu l'absence de toute épidémie accidentelle, Janssens établit que sur 5,331 décès survenant en cette année, il y en eut 1,492 dans le premier trimestre, 1,339 dans le deuxième, 1,293 dans le troisième, 1,207 dans le quatrième ; en somme, mortalité prédominante et avec un excès relativement considérable durant le premier trimestre de l'année.

Ces recherches confirment de tout point celles de Quételet. Mais c'est particulièrement à deux savants médecins de Genève, Marc d'Espine et Lombard, que l'on doit les travaux les plus complets sur cette question.

En consultant les tableaux des décès du canton de Genève pendant treize ans, Marc d'Espine a établi que les saisons devaient être classées dans l'ordre suivant, d'après l'élévation du chiffre des décès afférent à chacune d'elles : hiver, printemps, été et automne. Les résultats qui attribuent le premier rang

à l'hiver et le dernier à l'été sont extrêmement caté-
goriques : en effet, durant cette période de treize
ans, l'hiver a été douze fois la saison la plus meurtrière, l'été a été dix fois la saison la plus salubre.
Quant aux deux saisons intermédiaires, le printemps
et l'automne, leurs chiffres respectifs de mortalité se
ressemblent singulièrement; et si l'automne figure
comme moins salubre que le printemps, c'est en raison d'une différence très minime : sur ces treize ans,
en effet, l'automne a été sept ans plus meurtrier que
le printemps, qui l'a emporté, à cet égard, durant
les six autres années. Les quatre mois les plus insalubres ont été : mars, janvier, avril, février. Les
quatre mois les plus sains par ordre de salubrité :
août, juillet, septembre, juin.

Lombard, qui a consacré une partie de sa vie aux
mêmes recherches, expose aujourd'hui les résultats
de ses travaux. Il démontre que la répartition de la
mortalité entre les différents mois et saisons est un
fait permanent pour chaque pays, et qu'il est sous la
dépendance immédiate de la fixité du climat, et par
conséquent de l'uniformité des influences atmosphériques. Il établit qu'en nos climats, et dans l'Europe en
général, la mortalité atteint son maximum pendant
la saison froide et tombe à son minimum en été.
Quant aux preuves fournies à cet égard par l'auteur,
elles constituent, par leur nombre et leur concordance,
une argumentation sans réplique.

Un caractère particulier et fort intéressant de cette
prédominance hibernale de la mortalité, c'est qu'elle
constitue un fait absolument moderne. Autrefois les
Parisiens mouraient surtout en automne, pendant

les mois d'août et de septembre qui, d'après les anciens tableaux officiels, publiés mensuellement sous le titre de *Mortuaires de la ville de Paris*, comptaient invariablement, surtout après les étés chauds, le plus grand nombre de décès.

Villermé s'est imposé la tâche de faire le dépouillement de ces *Mortuaires* depuis la fin du xviie siècle jusqu'au commencement du siècle actuel ; et il a tiré les éléments du tableau suivant (page 319) qui donne l'ordre des mois rangés entre eux, par rang de mortalité, à diverses époques de ce long intervalle et donne la preuve évidente des changements survenus à cet égard à Paris.

L'époque du maximum des décès s'est donc déplacée, passant de l'automne au printemps ; le mois d'avril est devenu le plus dangereux ; tandis que les mois, jadis néfastes, d'août et de septembre figurent parmi les plus salubres.

Mais ce qu'il importe surtout de bien mettre en relief, à l'honneur de l'hygiène et de la civilisation, c'est que ces changements tiennent, non à un accroissement de mortalité pendant la saison qui en offre aujourd'hui le *maximum*, mais à une diminution durant la saison qui comptait autrefois le plus de décès.

C'est donc là bien moins un déplacement qu'une réduction de la mortalité, qui d'ailleurs pour Paris, en cette période de deux siècles, est tombée de 40 environ à 24 sur 1,000 habitants.

Ici encore nous avons la contre-épreuve de cette affirmation dans les modifications parallèles de la mortalité automnale de certains pays voisins.

Ainsi, en Angleterre, d'après les écrits d'Huxham

Ordre des mois suivant leur mortalité à Paris.

1687-1700.	1700-1722.	1723-1742.	1743-1762.	1763-1782.	1806-1817.	1817-1826.
Septembre.	Février.	Avril.	Avril.	Avril.	Avril.	Avril.
Décembre.	Septembre.	Mars.	Mars.	Mars.	Mars.	Mars.
Janvier.	Avril.	Mai.	Février.	Février.	Février.	Mai.
Novembre.	Janvier.	Février.	Mai.	Janvier.	Janvier.	Janvier.
Mars.	Mars.	Janvier.	Janvier.	Mai.	Mai.	Février.
Mai.	Mai.	Décembre.	Juin.	Décembre.	Décembre.	Juin.
Août.	Octobre.	Juin.	Décembre.	Juin.	Juin.	Septembre.
Février.	Novembre.	Septembre.	Novembre.	Octobre.	Septembre.	Décembre.
Octobre.	Décembre.	Août.	Octobre.	Septembre.	Novembre.	Août.
Avril.	Août.	Octobre.	Septembre.	Novembre.	Octobre.	Octobre.
Juin.	Juin.	Novembre.	Juillet.	Juillet.	Août.	Novembre.
Juillet.	Juillet.	Juillet.	Août.	Août.	Juillet.	Juillet.

MORTALITÉ.

et de Sydenham, l'époque de prédilection des maladies graves et mortelles, c'était l'automne.

Cette gravité des maladies automnales était principalement, sans doute, le résultat d'une intoxication plus fréquente alors en Europe, et à laquelle les progrès de l'hygiène ont imposé en tant de localités une barrière absolue : l'intoxication palustre qui sévit surtout en automne et dont Paris et Londres, avec leurs marais d'autrefois, subissaient, chaque année, à sa période d'élection, les redoutables atteintes.

ART. VIII. — RAPPORTS DES NAISSANCES AUX DÉCÈS.

La prédominance des naissances sur les décès constitue cependant la règle à Paris, règle dont l'application, il est vrai, ne se révèle malheureusement que par de minimes différences.

Nous mettons en regard, ci-dessous, les chiffres annuels de naissance et de décès depuis 1870 :

Années.	Naissances.	Décès.	Différences.
1871	37 410	86 760	— 49 350
1872	56 894	39 650	+ 17 244
1873	55 905	41 732	+ 14 173
1874	53 786	40 758	+ 13 027
1875	53 878	45 544	+ 8 334
1876	55 016	48 579	+ 6 437
1877	55 041	47 509	+ 7 532
1878	55 324	47 851	+ 7 473
1879	56 329	51 095	+ 5 234
1880	57 075	57 466	+ 391
1881	60 856	57 066	+ 3 790
1882	62 581	58 702	+ 3 879
1883	64 190	57 024	+ 7 166

La mortalité exceptionnelle subie par Paris

en 1871, année de siège et de guerre civile, a été, on le voit, suivie d'une période de trois ans, où les naissances l'ont notablement emporté ; cette ascension immédiate rentre dans la règle générale d'accroissement des populations après les désastres qui les ont décimées.

A partir de l'année 1876, époque du retour des conditions normales, l'excès des naissances est demeuré dans des limites peu considérables, le croît annuel qui en résulte pour la population n'étant environ que de 2 pour 1000, chiffre encore exagéré, si l'on se rappelle le grand nombre d'individus, notamment les jeunes enfants, qui quittent la capitale pour aller mourir en province, cas où la statistique enregistre leur naissance sans enregistrer leur décès.

Sans être donc au nombre de ces villes qui, comme Rome, se dépeupleraient complètement et même à courte échéance par l'excès constant de leur mortalité, Paris est de celles dont l'accroissement est bien moins dû à la faible supériorité du chiffre de naissances qu'à l'immigration qui fait refluer vers le centre les extrémités du pays, et contribue pour la plus large part (80 pour 100 environ) à l'accroissement de la population.

Art. IX. — Particularités suivant les arrondissements.

Il importe de connaître, ne fût-ce qu'au point de vue de leurs conditions morales et pathologiques respectives, les différences réciproques des arrondissements, comme provenance de leur population, proportion des sexes, des divers groupes d'âge, natalité, mortalité, etc.

Si l'on doit attribuer l'augmentation de la population parisienne à l'immigration venue du dehors, ce serait une erreur évidente que de généraliser cette conclusion, et d'attribuer l'accroissement de la population de tel arrondissement à des immigrés venus de la province ou de l'étranger. Il en est beaucoup, tels que le XVIIe, qui se sont accrus principalement parce que des Parisiens, habitant déjà depuis longtemps dans la ville, ont quitté leur quartier pour s'y établir.

Les arrondissements les plus riches, VIIIe et IXe, sont ceux qui ont le moins d'enfants ; ils en ont bien moins que les XIIIe, XIXe, XXe, qui sont au contraire les plus peuplés sous ce rapport. (*Ann. stat.*, 1882.)

C'est encore en ces derniers que les enfants illégitimes sont le plus fréquemment reconnus, preuve du nombre plus élevé en ces quartiers des *associations libres* qu'on a voulu considérer comme d'un degré plus élevé que le concubinat.

En revanche, comme l'a démontré Bertillon, les arrondissements riches possèdent une proportion de femmes considérable, spécialement de femmes non mariées, et comprises néanmoins dans la période de 15 à 50 ans ; dans les VIIIe et IXe arrondissements, il y a plus de 3 femmes pour 2 hommes !

« Inversement les arrondissements où il y a un notable déficit de femmes mariables, moins de *deux femmes* pour *trois hommes*, sont précisément ces arrondissements où abonde la population besoigneuse, comme dans le Ve et le XIIe où il n'y a que 660 femmes mariables pour 1000 hommes mariables ; et les XVe et XIVe où il n'y en a que 686 et 760 ; ainsi de suite.

« Il résulte donc de ces investigations que ce ne sont pas indistinctement toutes les femmes qui se rencontrent nombreuses dans les arrondissements les plus riches, mais que ce sont exclusivement les jeunes femmes libres, c'est-à-dire mariables, qui s'entassent dans des arrondissements où elles ne trouvent pourtant que peu d'hommes mariables, mais beaucoup d'hommes riches.

« Inversement, ce ne sont pas indistinctement les femmes de toute catégorie qui font défaut dans les arrondissements pauvres, mais tout particulièrement les jeunes femmes mariables.

« Ces résultats pouvaient être sans doute soupçonnés des Parisiens expérimentés, mais il nous semble qu'on ne pouvait les croire aussi prononcés. Nous les livrons aux moralistes, pour lesquels ils nous paraissent avoir un intérêt tout particulier » (Bertillon, *Annuaire statistique*, etc., pour 1880).

Ce qu'il nous importe surtout de connaître, ce sont les différences de ces arrondissements comme mortalité; ces différences sont énormes et l'étude de leurs causes a donné lieu aux appréciations les plus diverses.

Villermé constatait, en 1832, que le voisinage plus ou moins grand de la Seine, l'altitude plus ou moins considérable du quartier n'était pour rien dans les différences de mortalité des divers arrondissements, cette mortalité atteignant ses maxima dans tels arrondissements les uns bas et voisins de la Seine, les autres très élevés, et ses minima dans tels arrondissements absolument comparables sous ces deux rapports.

Le même auteur n'arrivait pas à des résultats plus probants en ce qui concerne l'exposition plus ou

moins complète aux courants atmosphériques, même,
ce qui est au moins étrange, en ce qui regarde les différences de densité de la population.

La seule cause des variations d'arrondissement à
arrondissement lui semblait être le degré d'aisance
de leurs habitants.

La rue de la Mortellerie, si bien nommée d'ailleurs,
l'une de celles où le plus de pauvres étaient entassés
dans des logements étroits, sales, obscurs, mal aérés,
tranchait par son excessive mortalité avec les quartiers
immédiatement voisins ; en 1832, en cette rue de la
Mortellerie, on mourait encore autant que deux siècles auparavant : 40 à 50 décès sur 1,000 par an. Il
en était de même de certaines autres rues spécialement habitées par les classes nécessiteuses. Dans la
rue Mouffetard, la proportion des décès avant l'âge
de 10 ans était le double de celle des faubourgs Saint-
Honoré et du Roule (1).

Les chiffres suivants que nous empruntons aux
Annuaires statistiques de la ville de Paris vont nous
permettre d'affirmer encore, pour notre époque et
d'une manière beaucoup plus générale et plus catégorique, les résultats auxquels est arrivé Villermé.

(1) Villermé, *De la mortalité dans les divers quartiers de la ville
de Paris, et des causes qui la rendent très différente dans plusieurs
d'entre eux*, in Annales d'hygiène publique et de médecine légale,
t. III, 1830.

Proportion des décès par quartier
et arrondissement.

QUARTIERS ET ARRONDISSEMENTS.	DÉCÈS POUR 1000 HABITANTS.		
	1880.	1881.	1882.
1. Saint-Germain-l'Auxerrois.	22.8	22.5	20.6
2. Halles.................	21.9	20.7	19.4
3. Palais-Royal............	15.1	16.5	15.7
4. Place Vendôme..........	16.6	13.5	15.7
1er arrondissement.....	**19.7**	**18.9**	**18.1**
5. Gaillon.................	15.6	12.6	12.6
6. Vivienne...............	14.5	15.5	14.7
7. Mail...................	19.1	18.6	17.8
8. Bonne-Nouvelle..........	23.0	22.5	20.8
2e arrondissement......	**19.4**	**19.0**	**17.9**
9. Arts-et-Métiers..........	22.8	22 2	20.1
10. Enfants-Rouges..........	23.5	21.2	20.9
11. Archives...............	22.4	20 3	19.2
12. Sainte-Avoye...........	25.3	20.8	20.9
3e arrondissement......	**23.5**	**21.2**	**20.3**
13. Saint-Merri............	25.4	27.2	24.5
14. Saint-Gervais...........	24.2	22.4	23.6
15. Arsenal...............	22.1	20.3	20.4
16. Notre-Dame............	28.4	20.8	25.7
4e arrondissement	**24.7**	**23.8**	**23.6**
17. Saint-Victor............	25.8	22.5	22.8
18. Jardin des Plantes........	30.5	23 8	28.5
19. Val-de-Grâce...........	30.0	24.7	23 9
20. Sorbonne..............	28.8	25 6	25.2
5e arrondissement......	**28.7**	**24.2**	**25.0**
21. Monnaie...............	23.4	21.5	24.1
22. Odéon................	22.6	19.3	20.9
23. Notre-Dame-des-Champs...	20 1	20.1	20.1
24. Saint-Germain-des-Prés....	20.4	20.8	19.6
6e arrondissement......	**21.4**	**20.3**	**21.0**

QUARTIERS ET ARRONDISSEMENTS.	DÉCÈS POUR 1000 HABITANTS.		
	1880.	1881.	1882.
25. Saint-Thomas-d'Aquin	19.1	18.1	19.1
26. Invalides.........	23.2	23.3	22.3
27. Ecole-Militaire...........	26.1	29.8	28.4
28. Gros-Caillou	32.5	28.8	23.8
7ᵉ arrondissement......	25.6	23.9	23.2
29. Champs-Élysées	16.5	19.2	15.9
30. Faubourg du Roule.......	17.6	20.7	19.9
31. Madeleine...............	17.1	12.8	13.9
32. Europe	15.2	13.6	13.6
8ᵉ arrondissement.......	16.5	15.4	15.3
33. Saint-Georges...........	17.9	14.8	15.8
34. Chaussée-d'Antin........	16.1	13.8	15.0
35. Faubourg Montmartre.....	18.0	14.3	14.4
36. Rochechouart	20.3	17.6	19.8
9ᵉ arrondissement......	18.2	15.3	16.5
37. Saint-Vincent-de-Paul.....	25.1	22.7	24.4
38. Porte-Saint-Denis.........	20.1	18.3	18.9
39. Porte-Saint-Martin.......,	23.8	20.8	20.0
40. Hôpital-Saint-Louis.......	31.5	28.2	26.1
10ᵉ arrondissement.....	25.4	22.8	22.5
41. Folie-Méricourt...........	29.4	26.0	24.9
42. Saint-Ambroise...........	30 2	26.1	24.9
43. La Roquette.............	31.9	27.7	26.1
44. Sainte-Marguerite........	36.5	28.1	28.8
11ᵉ arrondissement.....	31.7	27.0	26.0
45. Bel-Air	17.9	20.1	25.4
46. Picpus.................	33.7	27.9	28.8
47. Bercy.........	20 8	24.7	22.7
48. Quinze-Vingts...........	32.6	29.8	32.9
12ᵉ arrondissement.....	31.1	27.9	29.9
49. Salpêtrière.............	68.9	52.4	55.2
50. Gare	39.6	28 6	30.2
51. Maison-Blanche..........	39.0	32.0	31.7
52. Croulebarbe.............	39.4	30.9	35.4
13ᵉ arrondissement.....	45.5	34.5	36.3

QUARTIERS ET ARRONDISSEMENTS.	DÉCÈS POUR 1000 HABITANTS.		
	1880.	1881.	1882.
53. Montparnasse.............	39.7	34.3	35.9
54. Santé...................	29.1	32.0	38.8
55. Petit-Montrouge	33.0	29.7	30.1
56. Plaisance........	38.2	27.7	29.8
14ᵉ arrondissement	**36.6**	**30.3**	**37.8**
57. Saint-Lambert...........	32.5	29.6	26.6
58. Necker.................	32.7	27.4	31.1
59. Grenelle..............	37.4	32.2	30.0
60. Javel.................	39.1	29.1	31.2
15ᵉ arrondissement.....	**34.8**	**29.6**	**29.7**
61. Auteuil...............	31.7	24 5	25.1
62. Muette................	24.6	20.8	22.2
63. Porte-Dauphine..........	22.0	17.9	18.5
64. Bassins...............	22.4	19.8	18.9
16ᵉ arrondissement.....	**24.8**	**20.8**	**21.2**
65. Ternes.................	28.2	21.7	24.6
66. Plaine-Monceau	23 7	17.0	16.2
67. Batignolles.............	27.0	22.4	22.7
68. Epinettes	32 1	26.0	28.8
17ᵉ arrondissement.....	**28.2**	**22.4**	**23.8**
69. Grandes-Carrières........	32.5	26.9	28.0
70. Clignancourt............	28.5	26.0	27.7
71. Goutte-d'Or............	30.8	25.3	27.6
72. La Chapelle............	32.6	21.8	33.5
18ᵉ arrondissement.....	**30.5**	**26.8**	**28.5**
73. La Villette.............	32.5	28.6	30.4
74. Pont-de-Flandre.........	34.6	29.9	35.9
75. Amérique..............	34.2	28.6	29.6
76. Combat...............	35.0	31.2	33.7
19ᵉ arrondissement.....	**33.8**	**29.6**	**31.9**
77. Belleville	33.8	31.3	32.7
78. Saint-Fargeau.....	41.9	25.7	34.0
79. Père-Lachaise...........	40.5	31.7	30.6
80. Charonne	38.1	29.3	30.4
20ᵉ arrondissement.....	**37.4**	**30.5**	**31.6**

Une première remarque sur les chiffres précédents : nous avons tenu à faire passer sous les yeux du lecteur une série de trois années pour lui démontrer la variabilité des conditions mortuaires d'un même quartier et par conséquent l'impossibilité de prendre pour base de comparaison, entre les diverses régions de la ville, les résultats fournis par une période trop courte d'observation, ce que l'on fait trop fréquemment.

Il suffira souvent qu'une épidémie soit passée sur un de ces quartiers pour qu'elle n'y revienne point l'année suivante; c'est même là une loi d'épidémiologie que nous aurons occasion de rappeler dans le chapitre ci-après (Pathologie). Ceci posé, rien n'est plus frappant que les différences permanentes, pourrions-nous dire, de mortalité suivant les régions : tandis que dans tels quartiers : *Palais-Royal, place Vendôme, Gaillon, Vivienne, Madeleine, Europe, Chaussée d'Antin,* etc., le chiffre mortuaire reste constamment inférieur à 18 sur 1,000 habitants, il en est d'autres : Sainte-Marguerite, Quinze-Vingts, Maison-Blanche, Croulebarbe, Montparnasse, Grenelle, Javel, la Chapelle, Combat, Belleville, Père-Lachaise, où la chance annuelle de mort s'est maintenue, durant ces trois années, supérieure à 30 pour 100, c'est-à-dire à peu près double de la précédente, et identique à ce qu'elle était pour l'ensemble de Paris il y a 50 ans, lorsqu'écrivait Villermé.

CHAPITRE XVIII

PATHOLOGIE.

ART. Iᵉʳ. — LA PATHOLOGIE PARISIENNE.

Loin de nous la pensée de décrire ni même d'énumérer les maladies qui pèsent sur la population parisienne.

Comme il est bien peu d'affections, parmi celles qui règnent dans les climats tempérés, dont elle soit préservée, nous assumerions la tâche ingrate de répéter ce qui est si bien écrit en tant de livres consacrés à la médecine et à la chirurgie de ces climats.

Qu'aurions-nous à dire de particulier soit sur les lésions chirurgicales, fractures, luxations, etc., qui peuvent atteindre le Parisien? quoi de particulier sur la plupart des maladies internes : affections du cœur, du poumon, de l'estomac et autres organes, qui ne lui sont pas plus spéciales qu'aux Français des départements, et qui, d'ailleurs, constituant des maladies absolument personnelles à celui qui en est atteint, n'ont que des rapports éloignés avec l'état sanitaire de l'ensemble de la population ?

Ce que nous voulons étudier ici, non pas bien entendu dans leurs symptômes, mais dans leur raison d'être à Paris, ce sont les affections susceptibles de prendre une fréquence et parfois une gravité spéciales dans les grandes agglomérations humaines, affections auxquelles on donne habituellement le nom de *maladies populaires*.

Ces affections se présentaient jadis plus fréquemment qu'aujourd'hui, et il n'y a rien là d'étrange.

Une des plus incontestables vérités formulées par Malthus, c'est que les épidémies, partout où elles se renouvellent fréquemment, indiquent la misère du peuple.

Or, dans nos grandes villes d'Europe, la misère était certainement plus commune autrefois qu'aujourd'hui, vu la rareté des moyens de transports et la difficulté des communications qui, en cas de famine, entravaient les ravitaillements.

Villermé a donné à ses recherches une base peut-être arbitraire, en considérant comme années épidémiques celles dont la mortalité offrait un excédent d'un dixième sur la mortalité de l'année immédiatement voisine ; mais il n'en est pas moins arrivé à cet intéressant résultat que les maladies épidémiques sont devenues moins fréquentes et moins meurtrières qu'elles n'étaient à Paris (1).

(1) D'après les recherches de l'auteur, il y aurait eu à Paris :

5 années épidémiques............	de 1709 à 1720
4 — —	1721 à 1730
5 — —	1731 à 1740
4 — —	1741 à 1750
4 — —	1751 à 1760
4 — —	1761 à 1770
4 — —	1771 à 1780
4 — —	1781 à 1790
5 — —	1791 à 1800
3 — —	1801 à 1810
3 — —	1811 à 1820
2 — —	1821 à 1830

Art. II. — Influence de l'agglomération.

Nous venons d'en fournir des preuves trop convaincantes : à Paris on meurt plus, à tout âge, que
sur l'ensemble du territoire.

Et cependant, dès les premières pages de ce livre,
nous avons reconnu comme particulièrement favorables les conditions de climat sous lesquelles nous
vivons ; nous dirons plus : il est probable qu'un centre
moyen de population, installé de nos jours sur les
bords de la Seine, constituerait une des résidences les
plus salubres de notre pays, alors même que les conditions hygiéniques n'en seraient pas supérieures à
celles du Paris actuel, et que la seule différence en sa
faveur serait celle de l'infériorité du chiffre de la population. Cet inconvénient des agglomérations humaines n'a rien de spécial à Paris : les recherches de
Ramon de Luna à Madrid, d'A. Smith à Manchester,
correspondent exactement à celles de M. Boussingault
sur l'atmosphère parisienne, et démontrent que partout l'air des grands centres de population présente
une quantité considérable de matières azotées.

De ce fait de l'agglomération, il y a, pour ainsi dire,
déjà dans l'air de la rue, quelque chose d'analogue
à l'air confiné des habitations : d'où, pour tous, prédisposition à ces affections dans le développement
desquelles intervient l'action de l'homme sur l'homme
et dont aujourd'hui l'expression dominante est la
fièvre typhoïde.

Le résultat banal de toute agglomération considérable c'est, en outre, la multiplication des occasions

de contact et par conséquent la généralisation des affections transmissibles.

ART. III. — Influence de l'attraction.

Mais Paris n'est pas seulement une grande ville; dans nos études sur les épidémies, nous avons tout particulièrement insisté sur les aptitudes morbides des villes *capitales* (1).

C'est tout autre chose que les villes de province, même les plus importantes; si nous en exceptons les grandes cités industrielles qui ont des raisons toutes spéciales d'attraction, et dont le chiffre des résidents s'accroît de celui d'une masse de nomades, la population de ces villes demeure en général uniforme et stationnaire, se retrouve le lendemain ce qu'elle était la veille; les deux ou trois voies de communication qui traversent leurs murs n'y abandonnent en général, et de loin en loin, qu'un faible contingent d'habitants nouveaux, et presque tous de provenance régionale.

En ces villes, par conséquent, de longues périodes peuvent s'écouler sans importation, par les arrivants, de germes morbides de provenance plus ou moins lointaine; en outre, quand une épidémie s'y manifeste, on peut, avec quelque certitude, en prévoir la durée et la fin, vu l'immutabilité relative du nombre de ceux qui s'y trouvent exposés.

Quelle différence avec une ville capitale, centre du réseau ferré de tout le territoire, et non seulement empruntant à cette population nomade des milliers

(1) Léon Colin, *Traité des maladies épidémiques*, p. 250.

de voyageurs d'un jour, mais devenant pour grand nombre d'entre eux le point *terminus,* souvent définitif, de leurs déplacements!

De ce mouvement résulte non seulement l'importation possible de germes morbides provenant des directions les plus opposées, mais encore une modification profonde dans les conditions du milieu où ces germes vont se développer.

Dans notre *Traité des maladies épidémiques,* nous avons fait ressortir la complexité de l'évolution des maladies populaires dans les villes capitales, où le concours incessant de nouveaux venus vient troubler la règle d'évolution normale et limitée de ces affections dans les milieux à population sédentaire; par le renouvellement ininterrompu des organismes prédisposés, il en résulte pour les affections transmissibles un caractère d'expansion et de continuité tout particulier; on ne voit pas comme en province les affections contagieuses : fièvre typhoïde, croup, rougeole, etc., cesser du fait des atteintes subies et de l'assuétude conquise par la population autochtone; dans ces grandes villes, elles sont entretenues par le renouvellement incessant de la population : qui pourrait dire, d'une façon certaine, quand commencent ou finissent les épidémies précédentes dans la plupart des capitales de l'Europe? Ne s'y prolongent-elles pas indéfiniment, au point d'y recevoir le nom de maladies endémiques?

Cette circonstance, qu'il importe de se rappeler sous peine d'exagérer les conditions d'insalubrité locale, se retrouve spécialement à Paris, de toutes ces grandes villes, la plus courue et la plus recherchée. Elle prend une part importante à la détermination de sa

pathologie actuelle, et il n'est point téméraire de supposer que, depuis que Paris est capitale, elle a joué
toujours un rôle prépondérant dans l'aggravation des
influences épidémiques qui ont pesé sur sa population.

Ce sont là des considérations dont ne tiennent pas
suffisamment compte, suivant nous, les statisticiens
qui, sans ajouter le moindre commentaire, déduisent
la salubrité de Paris de la comparaison de ses chiffres
mortuaires avec ceux des autres villes de France.
Nous ne sommes pas, et ce livre en fait foi, de ceux
qui considèrent notre capitale comme arrivée au
terme des réformes hygiéniques ; nous avons dit tout
ce qu'elle renfermait encore de foyers d'insalubrité à
supprimer, et nous dirons ci-après en détail tout ce
que ces foyers prêtent d'assistance à l'entretien et à la
multiplication des germes des affections les plus redoutables : fièvre typhoïde, diphthérie et même choléra.

Mais l'énergie de ces foyers est singulièrement
multipliée par le caractère exceptionnel de réceptivité
d'une population recevant chaque jour tant de *nouveaux venus*. et parmi ceux-ci tant de jeunes gens,
arrivés à l'âge de prédilection pour les affections
transmissibles et provenant, pour un grand nombre,
de petites villes ou de villages où jamais ils n'en ont
subi l'atteinte qui, par la suite, les eut préservés.

Ce concours de *nouveaux venus*, dont nous avons
démontré l'intervention dans la détermination, la
durée, la densité de toutes les maladies populaires,
joue ici un rôle capital dont il faut désormais tenir le
plus grand compte.

Nous verrons ci-après la part qui lui revient, notamment dans la permanence, l'endémicité de la
fièvre typhoïde à Paris.

ART. IV. — DIFFÉRENCES SUIVANT LES QUARTIERS.

Une autre conséquence du développement de la ville c'est sa division, sa fragmentation en quartiers notablement différents les uns des autres, quartiers riches ou quartiers pauvres, quartiers industriels ou quartiers de rentiers, etc., d'où la non-identité de prédisposition des diverses régions de la ville aux maladies épidémiques. En jetant un coup d'œil sur les chapitres précédents on y trouvera déjà quelques bases d'appréciations de ces différences.

Ainsi l'état de répartition des établissements classés (Voy. p. 265) fournit une première base d'évaluation de la salubrité des divers arrondissements.

Il en est de même des différences indiquées page 325, de leur mortalité réciproque.

Grâce au zèle de leurs rapporteurs, plusieurs commissions d'hygiène introduisent aujourd'hui en l'étude de cette question des éléments d'appréciation spécialement autorisés et de grande valeur.

Il est, d'après ces rapports, des arrondissements qui paraissent réunir les causes d'insalubrité les plus diverses ; M. Rocaché, maire du XIe arrondissement (Popincourt), fait ressortir énergiquement les mauvaises conditions de cette région encombrée encore aujourd'hui des nombreux établissements industriels qui y avaient trouvé naturellement place, il y a quarante ans, alors que la plus grande partie du sol était consacrée aux cultures maraîchères et que l'arrondissement ne comprenait que 80,000 habitants, tandis qu'aujourd'hui il en renferme 215,000 ; infectée en outre par une quantité de garnis ou de logements

insalubres qui ont valu spécialement au quartier
Sainte-Marguerite son odieuse célébrité.

Le XIXe arrondissement (Buttes-Chaumont) est signalé au même titre ; ici encore que d'immeubles qui
ne méritent pas le nom de maisons, qui sont déclarés
absolument inhabitables, et qu'il est temps de voir
interdire par l'autorité supérieure (1).

La plupart des arrondissements de la périphérie,
ceux qui renferment la zone annexée en 1861, offrent
des conditions analogues, exception faite pour le XVIe
(Passy), relativement respecté par l'envahissement
industriel et dont les divers quartiers (Auteuil, la
Muette) peuvent, en somme, compter parmi les plus
salubres de la capitale. Les faits témoignent de la
prédominance des *maladies populaires* en ces arrondissements périphériques :

« Le nombre des décès par rougeole en 1883, dit
Bertillon, paraît en relation étroite avec l'état d'aisance des habitants de chaque arrondissement... Ils
sont beaucoup plus fréquents dans les quartiers excentriques que dans les quartiers du centre. Les seuls
quartiers excentriques où la mortalité par rougeole
soit faible sont : la Muette, la Porte-Dauphine, les
Bassins, les Ternes, la Plaine-Monceau, les Batignolles, qui sont habités en grande partie par une
population aisée.

La même observation s'applique à la coqueluche,
qui a causé dans l'ensemble de Paris 664 décès,
soit 29.6 p. 100,000 habitants. Certains quartiers,
comme ceux des Quinze-Vingts, du Combat, de la
Gare et de Montparnasse ont eu 60, 64, 70 et 71 dé-

_____

(1) P. Mallet, *Rapport sur les travaux de la commission d'hygiène
du XIXe arrondissement pendant l'année* 1880.

cès par coqueluche sur 100,000 habitants, près de deux et trois fois plus que la moyenne.

Nous verrons plus loin qu'il en est de même de la diphthérie, de la fièvre typhoïde et que le choléra de 1884 a, lui également, témoigné d'une profonde affinité pour ces quartiers périphériques et la banlieue voisine.

A l'intérieur même de la ville, s'il y a des arrondissements à peu près complètement salubres, comme le Ier (Louvre), le IXe (Opéra), plusieurs autres sont déparés par les défectuosités de quelques-uns de leurs quartiers ; tels sont, pour le IIIe (Temple), les accumulations de garnis de la rue Beaubourg ; pour le IVe, les nombreux logements du même genre qui encombrent les environs de l'Hôtel de Ville et l'île Saint-Louis ; pour le Ve (Panthéon), cette partie du quartier de la Sorbonne comprise entre le quai et le boulevard Saint-Germain, région où se retrouvent les ruelles infectes du moyen âge, surchargées d'une population misérable et nomade, et où nous avons vu successivement s'implanter, avec une ténacité spéciale, la variole, la diphthérie, le choléra.

ART. V. — DURÉE DES ÉPIDÉMIES A PARIS.

Cette différence des quartiers a pour conséquence de prolonger, à Paris, la durée des épidémies.

Qu'on veuille bien, à ce sujet, nous permettre la reproduction du passage suivant de notre *Traité des maladies épidémiques :* « Une même ville, si elle est considérable, peut être subdivisée en milieux différents entre eux par leur population et leur hygiène.

Cette différence des milieux d'une grande cité explique l'inégale répartition et souvent la ténacité des épidémies dans les centres considérables de population.

« La réceptivité des divers quartiers n'est pas la même, la maladie y pénétrera successivement, en raison de la difficulté qu'elle éprouvera à dominer la résistance de ceux qui sont le moins prédisposés. »

N'est-ce pas là l'histoire quotidienne de Paris? chaque semaine le bulletin de statistique municipale ne nous indique-t-il pas la prédominance exclusive de la rougeole, de la diphthérie en tel ou tel arrondissement?

Une ville ordinaire est habituellement frappée dans son ensemble, et il en résulte une évolution plus rapide de l'épidémie. A Paris au contraire la durée d'une épidémie, au lieu de correspondre à l'accomplissement d'un fait unique, représente souvent l'addition de plusieurs épidémies de quartier.

On peut en trouver la preuve dans la dernière épidémie de choléra (1884) qui, après avoir couvé dans la banlieue du nord de Paris, à dater du mois de juillet 1884, n'a fait son apparition dans la ville même qu'au mois de novembre suivant.

Les habitants de ces divers quartiers sont plus séparés en général que ne le sont entre eux les groupes de population des villes moyennes; ils ne se rendent ni aux mêmes mairies, ni aux mêmes églises, ni aux mêmes marchés; leurs enfants ne fréquentent pas les mêmes écoles, etc.

ART. VI. — SOLIDARITÉ DES DIVERS QUARTIERS.

Ces séparations, d'autre part, n'offrent pas un caractère assez complet pour constituer en temps d'épidémie une sauvegarde d'une durée indéfinie en faveur de ceux de ces quartiers qui sont tout d'abord préservés.

Non seulement les populations des divers arrondissements se rencontrent sur des terrains communs : promenades publiques, théâtres, et surtout hôpitaux ; mais n'eussent-elles aucune chance de rapprochement personnel que certains commerces, dont quelques-uns fort dangereux, comme celui des chiffons, établiraient entre elles des communications indirectes, trop souvent efficaces comme causes de propagation morbide ; sans parler des égouts répartissant, peut-être, dans l'ensemble de l'atmosphère urbaine, les influences morbides qui émanent des quartiers les plus isolés et les plus lointains.

ART. VII. — RÔLE DE LA BANLIEUE.

Il y a quelques années, en décrivant Rome au point de vue hygiénique et médical, nous insistions sur les conditions spéciales d'insalubrité qui enserrent cette capitale et qui en rendent les régions périphériques bien plus dangereuses à habiter que les quartiers du centre ; il n'y a là rien d'étrange : la *malaria*, qui constitue la cause morbide principale pour les habitants de la ville éternelle, prenant naissance dans les campagnes avoisinantes.

A cette situation de Rome, nous opposions celle de la plupart des villes des climats salubres, où, au contraire, l'habitant va demander à la campagne voisine le retour de ses forces et de sa santé, et où, dans la cité elle-même, on considère, comme les plus avantageux, les quartiers périphériques, relativement soustraits aux influences plus ou moins méphitiques de l'agglomération urbaine, et assainis, en revanche, par l'atmosphère pure des champs qui l'environnent (1).

Eh bien! nous sommes obligé de le reconnaître, les modifications modernes de Paris effacent jusqu'à un certain point ces différences, et la ceinture de plus en plus épaisse d'établissements classés qui l'entourent aujourd'hui enlève leur antique salubrité aux résidences suburbaines.

Ce qui augmente la gravité de la situation, c'est l'augmentation incessante de l'importance des communes de la banlieue, presque contiguës à la capitale, et lui imposant les inconvénients de tous leurs vices hygiéniques et de leurs épidémies.

Cette solidarité est d'autant plus dangereuse que plusieurs de ces communes suburbaines ont pris, en effet, l'importance de véritables villes sans recevoir les aménagements hygiéniques qui, à notre époque, devraient toujours précéder de semblables extensions, et qu'elles se trouvent aujourd'hui sans ressources suffisantes, soit en eau potable, soit en eau d'arrosage, sans canalisation permettant l'évacuation souterraine des résidus industriels et ménagers, sans abattoirs publics, d'où la nécessité d'autoriser les tueries particulières, ces foyers d'émanations putrides, insupportables, où la surveillance des viandes est si difficile.

Il y a là, suivant nous, de bien grands dangers pour Paris même, dangers qui ont été singulièrement mé-

(1) Léon Colin, Art. ROME, in *Dictionnaire encyclopédique des sciences médicales.*

connus, et sur lesquels nous nous sommes fait un devoir d'appeler l'attention publique au moment où pé-
nétrait en France la dernière épidémie cholérique
(1884) et où l'on considérait, comme un obstacle à sa
pénétration jusqu'à nous, la supériorité des conditions
hygiéniques actuelles où l'on prétend que nous vivons.

« Pour soutenir une thèse aussi flatteuse, disions-
nous à l'Académie de médecine, il faudrait avoir
fermé l'oreille à toutes les communications faites en
ces derniers temps ; il faudrait fermer les yeux quand
on franchit l'enceinte de Paris, à travers cette ligne
d'établissements insalubres qui enserre la capitale,
et autour desquels se sont amoncelées tant d'habitations ; dans cette banlieue nord surtout qui, à elle
seule, renferme la moitié de ceux des établissements
classés qui ne sont pas en ville.

« C'est là que, depuis des années, prédominent et
la fièvre typhoïde et la diphthérie ; c'est là qu'a trouvé
son terrain le choléra, pouvant peut-être y rencontrer encore aujourd'hui, après son extinction en
ville, des conditions de survivance qui imposent la
continuation de la lutte entreprise pour l'assainissement de cette région.

« Nous aussi, nous sommes convaincu, pour en avoir
été le témoin, de la valeur des efforts de l'administration ; mais ce sera une tâche dont le succès exigera
une bien longue persévérance que le refoulement à
distance suffisante de tous ces foyers, tâche com-
pliquée des nombreuses difficultés économiques que
soulèvent toujours le déplacement, la transformation
ou l'interdiction des établissements industriels.

« Peut-être est-ce à Aubervilliers qu'il y a le plus à
faire.

La visite du quartier spécialement atteint en cette commune met en évidence des conditions d'insalubrité, générale et privée, d'un caractère bien attristant. Ce ne sont pas seulement les rues et les immeubles atteints qui sont malpropres ; c'est l'ensemble de la région dont l'atmosphère est infectée par les usines aux odeurs les plus repoussantes : deux dépotoirs Lesage, l'un au nord-est, l'autre au sud-ouest, de façon que, n'importe la direction du vent, les émanations n'en sont jamais totalement perdues ; épurations d'huile, fonderies de graisse ; passage des voitures transportant à la porcherie Souffrice les viandes de déchet des hôtels, des hôpitaux, boucheries, etc., sans parler d'industries innommées, comme celle qui vise et réalise, paraît-il, la transformation du poisson avarié en huile d'olive ! »

ART. VIII. — MALADIES PESTILENTIELLES.

Alors que nous enseignions l'épidémiologie à l'école du Val-de-Grâce, nous réunissions sous ce titre trois affections : *peste à bubons, fièvre jaune, choléra*, qui offrent le caractère commun d'être très graves, de naître en pays étranger, et de ne se manifester en nos climats qu'à la condition d'y être importées.

1° *Fièvre jaune*. — De ces trois affections, il en est une, la fièvre jaune, qui, malgré son extension considérable pendant le siècle actuel, semble ne devoir jamais atteindre la population parisienne. Nos espérances sont basées sur l'affinité de la fièvre jaune, d'une part pour les ports de mer, ou les villes riveraines de fleuves largement navigables, de l'autre pour les latitudes méridionales; ces deux conditions sont remplies par les villes d'Europe : Barcelone, Cadix, Lisbonne, Livourne, qui ont subi de graves épidémies de *vomito;* tandis que nos grands ports : Rouen, Brest, Nantes et Bordeaux, en dépit de leurs relations si fréquentes avec le nouveau monde, ont été jusqu'à ce jour à peu près absolument préservées, grâce sans doute à leur latitude trop septentrionale pour le facile développement des germes de cette affection ; seraient-elles atteintes, que nous croirions encore à bien des chances d'immunité pour Paris qui, bien qu'on en dise, n'est pas encore port de mer, et dont les relations fluviales avec l'océan sont nulles à vrai dire comparativement à celles de nos villes d'Amérique qui, tout intra-continentales qu'elles soient, sont largement ouvertes, par leurs fleuves, aux relations maritimes et à leurs dangers.

2° *Peste à bubons.* — Il serait difficile de donner son vrai nom à chacune des affections décrites sous le nom de pestes par les anciens chroniqueurs de Paris; plusieurs de ces maladies appartiennent vraisemblablement à l'ergotisme gangreneux, à la variole, au scorbut.

Quant à la véritable peste, peste *inguinale* ou *à bubons,* pendant plus de mille ans elle a fait coup sur coup de terribles apparitions, dépeuplant Paris en 666, 1255, 1315; atteignant son maximum d'énergie en 1348-1349, alors que sous le nom de peste noire elle ravageait toute l'Europe; tuant alors, dans la capitale, plus de 50,000 personnes, n'épargnant pas plus la cour que le peuple, enlevant la reine de France et presque tous les prévôts de la ville.

Les épidémies de peste à bubons sont fort communes encore à Paris au xve et surtout au xvie siècle, pendant lequel elles ont été, à plusieurs reprises, l'occasion d'édits de l'autorité, dont quelques-uns au moins fort sages et que ne réprouverait pas l'hygiène moderne.

Le 12 novembre 1510, c'est le Parlement qui demande à la Faculté de médecine six de ses docteurs, lesquels, avec six barbiers, donneraient leurs soins aux pestiférés de Paris.

Une ordonnance du prévôt de Paris (16 novembre 1510) enjoint à ceux qui occupent des maisons infectées, « de mettre à l'une des fenêtres ou autres lieux plus apparents, une botte de paille, et de l'y laisser encore pendant deux mois après que la maladie aura cessé. »

Le 14 avril 1519, la peste pénètre encore à Paris. Le prévôt demande si l'on peut sans danger permettre la représentation du mystère de Notre-Seigneur dans le cimetière de Saint-Jean. La Faculté répond que les grandes agglomérations sont dangereuses, et qu'on doit empêcher cette représentation.

Quant à l'épidémie de 1531, c'est à son occasion que fut criée et publiée à son de trompe l'ordonnance dont nous reproduisons plus loin le résumé d'après Chéreau (1) (voy. pièce annexée n° 10).

Mais ce dont ne parle pas ce curieux document, c'est la création des Prévôts de la santé, lesquels, aidés d'un certain nombre d'archers, devaient s'enquérir des maisons infectées, séparer promptement les ma-

(1) Chéreau, *Les Ordonnances faictes et publiées à son de trompe par les carrefours de ceste ville de Paris, pour le danger de peste.* Paris, 1873.

lades d'avec les personnes saines, veiller à l'exécution des règlements sanitaires.

Ils devaient se tenir habituellement, afin qu'on pût toujours les trouver, au cimetière de Saint-Gervais ou à celui de Saint-Séverin.

Ils se rendaient matin et soir chez les commissaires, et plusieurs fois dans la journée, chez les quarteniers, dizainiers, médecins, barbiers, chirurgiens, apothicaires de chaque quartier, afin d'apprendre d'eux les noms et demeures des citoyens frappés. Ces derniers, ils les confiaient aussitôt aux barbiers ou aux chirurgiens nommés par la police, ou les faisaient porter à l'Hôtel-Dieu.

Les prévôts de la santé avaient encore le soin de marquer d'une croix blanche les maisons abritant des pestiférés, et de veiller à ce que les domestiques de ces mêmes maisons ne sortissent qu'avec une verge blanche à la main. Les peines portées contre ceux qui eussent osé effacer ces croix blanches marquées par les prévôts de la santé étaient extrêmement sévères : les délinquants avaient le poing coupé. Enfin, ces officiers sanitaires, leurs aides et archers, ne marchaient dans les rues que portant une casaque d'étoffe noire avec une croix blanche.

Ces différentes épidémies du seizième siècle enlevèrent en moyenne de 30 à 40,000 habitants chacune.

Celle de 1606, qui devait être l'une des dernières manifestations de ce fléau, détermina l'Administration à faire construire un hôpital de pestiférés, l'hôpital Saint-Louis.

Depuis plus de deux siècles, Paris vit indemne de la peste à bubons ; et cette immunité lui paraît définitivement acquise ; l'affection, en effet, a disparu, il y a cinquante ans, de son foyer le plus dangereux par ses rayonnements sur nos ports, l'Égypte; cantonnée actuellement en Perse et en Asie-Mineure, elle semble avoir perdu toute puissance d'expansion en Europe, alors même qu'elle y pénétrerait comme elle le fit encore en 1878 aux environs d'Astrakan, où elle s'est éteinte sur place (1).

Choléra. — C'est actuellement la seule des maladies pestilentielles avec laquelle Paris ait à compter; avant 1830 elle était celle pourtant qui, vu l'éloignement de son foyer originel, semblait le moins menacer notre capitale, où, depuis, elle a pénétré six fois.

Son explosion à Paris en 1832 a été le début d'une première période durant laquelle le fléau, à quatre reprises différentes : en 1832, 1849, 1853-54, et enfin en 1865-66, y causa des deuils cruels.

Dès cette première période cependant, se manifestait une tendance à l'atténuation progressive de chaque nouvelle explosion. D'après les calculs de notre ami Jules Worms, les quatre épidémies précédentes ont occasionné, dans le département de la Seine, sur l'ensemble de la population civile et militaire :

En 1832..............	2 350 décès sur 100 000 habitants.	
1849................	1 766	—
1853-1854..........	826	—
1865-1866..........	270	—

Ainsi la mortalité proportionnelle décroît, d'une épidémie à l'autre, pour 10,000 habitants, comme les nombres ronds : 235, 176, 82, 27.

Cette atténuation s'affirme bien autrement dans

(1) Léon Colin, *La peste en Russie,* in *Annales d'hygiène publique et de médecine légale,* 1879.

les faits observés depuis 1865-1866, c'est-à-dire dans ce que nous appelons la seconde période du choléra à Paris; en cette phase constituée par les deux dernières épidémies, celles de 1873 et de 1884, il y a vraiment transformation : malgré la gravité des cas particuliers, ce n'est plus la grande épidémie, absorbant durant son règne toutes les autres maladies et résumant à elle seule la presque totalité de la mortalité parisienne. Ainsi le choléra de 1873 a tué, à Paris, 869 personnes, soit 4 sur 10,000 habitants, 50 fois moins, proportionnellement, que celle de 1832 ; cette épidémie de 1873 a cédé le pas, on le sait, à la fièvre typhoïde qui, au lieu de disparaître devant elle comme autrefois, l'a dominée et dépassée en mortalité durant tout son cours; elle a réservé presque tous ses coups pour la population nosocomiale, indiquant ainsi pour l'avenir l'opportunité de protéger cette malheureuse population par l'installation des cholériques dans des asiles spéciaux. Dans l'épidémie de 1884, le nombre des victimes s'est élevé à 980, chiffre un peu supérieur à celui de 1873 ; mais si l'on considère qu'en l'intervalle de ces deux épidémies la population s'est accrue de près d'un demi-million d'habitants (1,800,000 à 2,300,000, en nombre rond), il est évident que, conformément au déclin déjà signalé dans la gravité des épidémies antérieures, la mortalité proportionnelle en 1884 a été inférieure à celle de 1873.

Peut-être cependant serait-il téméraire de conclure que la capitale ait offert au cours de l'épidémie actuelle un ensemble de conditions moins favorable qu'en 1873 à l'expansion du choléra ; avant d'accepter cette opinion, il importe de rappeler qu'en 1873 le quart environ des décès civils a été fourni par les atteintes, dans les hôpitaux, de malades qui s'y trouvaient en traitement pour d'autres affections, ce qui diminue d'autant le chiffre des cas contractés en ville ; en 1884, au contraire, presque tous les malades décédés ont été frappés à leur domicile ; et si nous ajoutons qu'en cette dernière épidémie les précautions prophylactiques pour la désinfection immédiate des habitations ont été appliquées avec une rigueur toute particulière, inconnue du moins en 1873, on arrivera peut-être à se demander si les prédispositions de Paris à l'expansion du choléra n'étaient pas aussi complètes en 1884 qu'en 1873.

Un autre caractère commun aux deux dernières épidémies, c'est, après leur extinction hibernale, de n'avoir pas réapparu au printemps suivant, comme les épidémies de 1853-54, 1865-1866.

N'y a-t-il pas lieu d'espérer que, semblable aux autres grandes épidémies qui sont venues tour à tour décimer des régions éloignées de leur berceau, le choléra atteint sa phase de décroissance, et que son histoire pour Paris, au lieu de comprendre, comme celle de la peste, une longue période multiséculaire, sera peut-être épuisée bien avant la fin du siècle où elle a commencé. N'abandonnons rien, sur cette espérance, aux hasards de l'avenir ; le choléra ne déjoue que trop souvent les prophéties ; ce qui importe à Paris, c'est de croire encore au danger, et de rendre la ville réfractaire à de nouvelles invasions épidémiques.

L'explosion de 1884 a prouvé la tendance du mal à se limiter aux quartiers et aux maisons les plus malpropres, soit de la ville, soit de la banlieue.

Nous avons donné plus haut et de ce chef les raisons de sa persistance à Aubervilliers. Ce qu'il importe de noter, c'est que dans ses épidémies antérieures, alors qu'il frappait toutes les classes, le fléau indien pesait déjà sur les maisons les plus pauvres et les plus malpropres. L'ensemble de la population des garnis a perdu 1 individu sur 31 au lieu de 1 sur 40, du fait du choléra de 1832 (1).

Cette différence serait peu de chose si l'analyse des faits n'eut permis à Villermé de démontrer, en outre, que les ravages de cette affection avaient été en raison directe de la mauvaise tenue de ces maisons, c'est-à-dire de la misère et du nombre de pauvres qui s'y trouvaient logés.

Relativement restreint dans les hôtels garnis en général bien installés du quartier de la Banque, du Palais-Royal, de la Chaussée d'Antin, le chiffre des malades et des morts, en 1832, devient considérable dans ceux des quartiers du Temple, des Lombards, situés en des rues aussi étroites que sales et habitées, pour beaucoup, par des ouvriers pauvres ; puis ce chiffre atteint ses maxima (1 malade sur 4 habitants, 1 décès sur 8) dans les garnis du quartier de la Cité qui, de tous ces logements, offraient les conditions de malpropreté les plus révoltantes, et dont la population se composait surtout de vagabonds, de prostituées et de repris de justice.

Qui sait si la vacuité actuelle d'un grand nombre de garnis n'a pas constitué l'une des principales

(1) Villermé, *Note sur le ravage du choléra dans les maisons garnies de Paris* in *Annales d'hygiène publique et de médecine légale*, t. II, 1834.

sauvegardes de Paris, contre le choléra du mois de novembre 1884 ?

ART. IX. — MALADIES ALIMENTAIRES ET TELLURIQUES.

Parmi les groupes de maladies populaires qui sont encore de notre époque et de nos climats, il en est deux qui jadis prélevaient une part considérable dans la morbidité et la mortalité parisiennes et qui actuellement, comme dans le plus grand nombre des pays civilisés, ne jouent plus à Paris qu'un très faible rôle : ce sont les maladies d'origine alimentaire et les maladies d'origine tellurique.

L'absence de culture maraîchère autour de l'ancienne Lutèce, l'existence, au lieu de champs et de jardins, d'une vaste zone de marais couvrant les emplacements actuels de l'Opéra, de la Madeleine, de la place de la Concorde, marais dont le défrichement, commencé au douzième siècle, ne se terminait que dans les temps modernes, constituaient alors des circonstances éminemment favorables au développement de ces deux groupes d'affections, en particulier du scorbut et de la fièvre intermittente.

Maladies d'origine alimentaire. — Tout porte à considérer la lèpre comme une maladie résultant de l'insuffisance ou des vices de l'alimentation (1). Comme tant de villes de France, Paris eut, au moyen âge, ses léproseries dont l'une a valu son nom à la rue Saint-Lazare, et dont la principale, dite maladrerie de Saint-

(1) Voy. Léon Colin, *Traité des maladies épidémiques*, p. 701.

Germain, occupait l'emplacement du square actuel de la rue de Sèvres.

Alors aussi sévissait, mais heureusement à plus rares intervalles, une autre maladie alimentaire, l'ergotisme, connu sous les noms les plus divers, et qui, en ces périodes de profonde misère et de famine, apparaissait sous ses formes les plus graves ; il en fut ainsi en 945 : « Quantité de monde, tant à Paris qu'aux environs, périrent d'une maladie appelée *feu sacré ou mal des ardens*. Ce mal brûlait petit à petit, et consumait sans qu'on pût y remédier. Pour s'en préserver ou en guérir, ceux de Paris quittaient la ville pour se rendre aux champs, et ceux de la campagne se réfugiaient dans Paris. Hugues le Grand fit éclater sa charité en nourrissant tous les pauvres malades (ce qui en somme était la thérapeutique la plus rationnelle) quoique parfois il s'en trouvait plus de 600. Comme tous les remèdes ne servaient de rien, on eut recours à la Vierge, dans l'église Notre-Dame, qui servit longtemps d'hôpital dans cette occasion. »

La maladie d'alimentation par excellence, le scorbut, atteignait souvent à Paris le degré de gravité qui le caractérise aux époques d'extrême famine, et dans les guerres de siège. En voici une preuve :

« Les administrateurs de l'Hôtel-Dieu de Paris, avertis du grand nombre de scorbutiques qui arrivaient dans cette maison et des suites funestes de cette épidémie contagieuse, firent transporter ces malades, le 2 mars 1699, dans l'hôpital de Saint-Louis, où MM. Poupart et Thibault, chargés de leur traitement, firent les observations suivantes :

« La maladie était caractérisée par les symptômes suivants : douleurs générales par tout le corps ; les membres perdaient le mouvement sans perdre le sentiment ; céphalalgie, mouvements convulsifs, démangeaison si grande aux gencives, que les enfants en emportaient les lambeaux avec les ongles. Le sang qui en sortait était aqueux, salé et corrosif, et la bouche exhalait une fétidité insupportable. Taches livides aux jambes et aux cuisses, hémorrhagies fréquentes par le nez et par l'anus. La faiblesse des genoux était si grande, que les malades ne marchaient qu'en chancelant. En remuant ces malades, on sentait une espèce de cliquetis des os, dont on reconnut la cause dans la dissection des cadavres ; les épiphyses étaient séparées du corps des os, et en se froissant les uns contre les autres ils donnaient lieu à ce bruit.

« Chez quelques jeunes gens on entendait, lorsqu'ils respiraient, un bruit sourd qui provenait de ce que les cartilages du sternum étaient séparés de la partie osseuse des côtes. Ces malades moururent tous, à l'exception d'un seul, chez lequel on n'entendit plus ce bruit après sa guérison. »

De toutes les épidémies de scorbut relatées par les observateurs de l'époque, il n'en est, à notre avis, aucune dont la description témoigne d'une pareille intensité.

Quelle différence avec les observations recueillies durant le siège de 1870-1871, où il y a eu certainement des cas de scorbut confirmé, mais où, chez la plupart des malades, il ne s'est guère produit que les signes avant-coureurs de cette affection. La raison principale de l'atténuation du scorbut à Paris, c'est le développement, depuis deux siècles, de la culture maraîchère suburbaine; c'est surtout, et avant tout, la part énorme, prise dans l'alimentation publique, à dater du siècle actuel, par ce précieux et modeste tubercule, antiscorbutique par excellence, supérieur à nombre de ceux qu'affichent nos officines : la pomme de terre!

Actuellement, à Paris, le scorbut ne se manifeste plus qu'en des milieux circonscrits, hôpitaux ou prisons, et sous ses formes les plus bénignes.

Nous-même avons relaté les petites épidémies dont était régulièrement frappée, au printemps, la population de la prison militaire du fort de Vanves, actuellement soustraite au retour de cette affection, par l'amélioration de son régime.

Ces petites épidémies persistent dans les prisons civiles de Paris ; tous les ans au printemps, quelques cas de scorbut sont traités à l'infirmerie centrale des prisons de la Seine (maison de la Santé), malades provenant de ces divers établissements et en particulier du dépôt des condamnés (Grande Roquette).

En ce seul dépôt, M. le Dr Ballue a observé pour ces quatre dernières années :

En 1880............... 51 scorbutiques
1881............... 15 —
1882............... 9 —
1883............... 26 —

Ces chiffres paraissent représenter (1) environ la moitié des cas de scorbut annuellement développés dans la totalité des prisons de la Seine. Ils se mani-

(1) Lancereaux, *Le scorbut dans les prisons de la Seine; Rapport au Conseil d'hygiène publique et de salubrité*, Paris, 1885.

festent en particulier chez les récidivistes ayant passé une partie de leur vie dans les prisons, et, par conséquent, prédisposés d'une manière toute spéciale par leur étiolement antérieur. Quant à la cause, elle est, encore ici, tout entière dans l'alimentation, ces petites épidémies se manifestant exclusivement au printemps, période où les détenus ne reçoivent pas de pommes de terre.

Maladies telluriques. — Quant aux fièvres intermittentes, nous avons donné la preuve de leur importance aux siècles passés, en leur attribuant l'excès de mortalité automnale qui pesait alors sur la population parisienne (*voy.* p. 320); aujourd'hui il en est de ces fièvres comme du scorbut, elles ne naissent à Paris qu'accidentellement; elles ne surgissent plus que de foyers limités, adventices, créés par des remuements de terre, creusements de canaux, etc.

Nous en avons, par exemple (*voy.* Léon Colin, *Traité des fièvres intermittentes*), signalé les apparitions lors du creusement du canal Saint-Martin, en 1812, puis lors de l'édification en ces trente dernières années des forts qui environnent Paris, et dans les diverses circonstances où de grands travaux de terrassement ont mis à nu les couches profondes du sol. Telle a été encore, parmi les plus récentes, l'explosion de fièvres intermittentes observée dans une partie du XIIIᵉ arrondissement (Gobelins), à la suite des immenses remuements de terre effectués pour les remblais de la rue de Tolbiac. Pour nous, l'intoxication tellurique, prise à Paris, est donc entièrement accidentelle, dépendante de conditions transitoires; en outre il est bien rare que, même en ces circonstances, cette intoxication entraîne des manifestations aiguës redoutables et le développement de ces cachexies profondes des pays infectés par la *malaria*.

Le diagnostic *fièvre pernicieuse* est, à nos yeux, abusivement formulé à Paris, même et surtout peut-être par les praticiens de renom ; nous avons critiqué cet abus et démontré que la plupart des affections ainsi qualifiées d'accès pernicieux ne présentaient ni dans leurs formes cliniques ni dans leur coïncidence saisonnière les attributs réels de l'impaludisme ; nos collègues de l'armée, spécialement compétents par leur pratique dans les pays palustres, ne se laissent point aller à semblables erreurs ; on n'en persiste pas moins, en ville, à recourir à une appellation si commode pour couvrir bien des incertitudes de diagnostic, et parfois abriter sa responsabilité.

Ce qui est réel, c'est la manifestation, à Paris, de ces accidents chez les personnes ayant antérieurement habité quelque foyer palustre et qui, du fait même de leur brusque retour en un pays relativement froid, offrent des conditions personnelles favorables à ces manifestations morbides.

J'en ai vu, pour mon compte, nombre de cas, au Val-de-Grâce, où viennent aboutir tant de malades empoisonnés dans les régions les plus dangereuses du globe.

ART. X. — SCROFULE ET TUBERCULOSE.

Affections scrofuleuses. — La scrofule, en général, la carie des vertèbres, la coxalgie et les autres arthrites chroniques, sont communes dans la population pauvre parisienne ; chaque jour est admis aux hôpitaux quelque malheureux enfant pour qui n'existe d'autre

espoir de salut qu'une opération grave, une amputa-
tion. Et, chose triste à dire, ce n'est souvent qu'en
raison de la nécessité de cette opération que le malade
est accepté après une période d'attente pendant laquelle son mal n'a fait qu'empirer.

Les affections chroniques en effet ne sont reçues
que difficilement dans les hôpitaux, et alors ces malheureux enfants, retenus dans leurs pauvres demeures,
continuent à subir les conditions d'insalubrité qui ont
eu tant de part au développement et à l'aggravation
de leur affection.

Si, dans la classe aisée, les maladies précédentes
sont plus rares, mais surtout moins graves, c'est
d'abord, comme l'a dit Marjolin, parce que le milieu
dans lequel sont élevés les enfants de cette classe ne
présente pas les mêmes conditions d'insalubrité; mais
c'est aussi parce qu'à la première apparition du mal
les parents ne négligent aucun des moyens thérapeu-
tiques propres à enrayer la marche de la maladie.

Aussi ne peut-on que demander la multiplication
d'établissements comme ceux de Berk et de Forges,
afin de pouvoir tirer à temps, de la misère qui les tue,
tant d'enfants atteints d'affections scrofuleuses.

Tuberculose. — La tuberculose constitue la cause
principale de décès de la population parisienne; elle
aurait occasionné à elle seule, en 1883, 11,438 décès
sur 57,024, soit environ le 1/5, et plus que l'ensemble
de toutes les maladies infectieuses; il est même probable que la léthalité par tuberculose s'élève à un
chiffre plus élevé, et doit renfermer la majeure partie
des décès par méningite, et une fraction notable des
décès par bronchite et par causes inconnues.

Paris, sous ce rapport, ressemble aux grandes

capitales de l'Europe, Vienne, Berlin, Rome, etc.
C'est même un fait remarquable que cette constance
de la proportion des décès par tuberculose, et qui
distingue absolument cette affection de la plupart des
autres maladies populaires assujetties, nous allons le
voir, à des oscillations remarquables de leur fréquence.

Il est néanmoins assez difficile d'évaluer le chiffre
des phthisiques à Paris d'après celui des décès consécutifs à cette maladie ; grand nombre d'ouvriers, soit
originaires de la capitale, soit surtout venus des départements, quittent Paris dès que l'affection les met
hors d'état d'y conserver, par le travail, leurs moyens
d'existence.

Nous avons le regret d'ajouter que jusqu'à l'époque
actuelle la phthisie constitue l'affection la moins bien
soignée dans la classe de la population qui en est le
plus atteinte, la classe pauvre.

Très difficilement admis dans les hôpitaux, vu la chro-
nicité de leur maladie, la plupart de ces malheureux
sont maintenus dans les misérables réduits où l'affection a pris naissance, et où elle trouve les meilleures
conditions d'aggravation ; nous ne saurions trop
insister sur la nécessité, depuis si longtemps ressentie,
de la création d'hôpitaux soit dans la banlieue, soit en
province, pour l'installation de ces malades, et sur
l'insuffisance de l'expédient actuellement en usage, et
qui consiste à les reléguer dans leurs familles en
accordant à ces dernières un secours annuel d'une
centaine de francs !

Art. XI. — Maladies inflammatoires.

Ces maladies, notamment le *rhumatisme articulaire*, la *pneumonie*, la *pleurésie*, n'offrent, à vrai dire, d'autre affinité pour Paris que celle qu'elles manifestent pour les localités de même climat, et leur fréquence nous paraît, en général au moins, indépendante de toute influence urbaine.

Pneumonie. — La pneumonie fournit un chiffre de décès élevé qui a atteint 4061 en 1883 ; il importe de noter la progression de ces décès avec l'âge pour être convaincu qu'il s'agit surtout ici de pneumonies franches et non de ces pneumonies secondaires, fréquentes dans l'alcoolisme, le scorbut, la cachexie palustre, et qui pèseraient tout autant sur les adultes que sur les vieillards. Dans les hôpitaux, il est vrai, la pneumonie est plus grave que sur l'ensemble de la population, moins subordonnée aux conditions d'âge, mais beaucoup plus à ces influences débilitantes, notamment à l'alcoolisme (*voy.* E. Besnier, *Comptes rendus des maladies régnantes*).

Pleurésie. — La pleurésie est une des affections les plus constantes dans ses manifestations à Paris, où elle apparaît en toutes saisons, avec redoublement en hiver ; sans pouvoir nous appuyer sur des documents statistiques, nous pensons que la pratique de la thoracentèse a diminué le nombre des terminaisons fatales entraînées, en cette maladie, par l'asphyxie consécutive à l'abondance de l'épanchement, au déplacement du cœur, etc. ; mais l'opération est, suivant nous, trop facilement pratiquée dans les cas bénins, où elle peut transformer en collection purulente un épanchement séreux, et de ce fait nous estimons que, somme toute, la généralisation excessive de la thoracentèse a augmenté la mortalité de la pleurésie à Paris.

Quant aux *rhumatismes articulaires*, ils prennent chaque année, au printemps surtout, une importance considérable dans le mouvement des entrées aux hôpitaux ; mais ils sont proportionnellement plus communs à la campagne, vu l'exposition plus complète aux influences météoriques ; voilà pourquoi, dans l'armée de Paris, ils atteignent surtout les militaires logés dans les forts qui entourent la ville.

ART. XII. — MALADIES ÉPIDÉMIQUES VULGAIRES.

Ici au contraire se fait singulièrement sentir l'influence du milieu urbain, véritable foyer d'élaboration et d'entretien du germe de ces maladies.

Le tableau suivant, emprunté à l'*Annuaire statistique de* 1882, permet de comparer à cet égard la mortalité parisienne à celle de plusieurs autres villes :

1° *Fièvre typhoïde*. — A l'époque actuelle, la fièvre typhoïde constitue, de toutes les maladies infectieuses, la plus fréquente parmi la population parisienne. Si en 1881 la mortalité typhoïde a été légèrement dépassée par celle de la diphthérie, comme en 1870-1872 elle l'avait été par celle de la variole, et en 1832, 1849, 1854, par celle du choléra, elle maintient son rang par la fatalité de ses retours annuels et sa tendance à une progression en rapport avec celle du chiffre de la population.

VILLES.	Fièvre typhoïde.	Variole.	Rougeole.	Scarlatine.	Coqueluche.	Diphthérie (croup).	Gastro-entérite des enfants (athrepsie).
	MORTALITÉ PROPORTIONNELLE (DÉCÈS SUR 100 000 HABITANTS).						
Paris..........	91.97	20 45	47.25	4.06	29.64	87.10	216.21
Marseille......	139·13	38.32	139.13	5.83	19.44	101.91	315.47
Reims.........	92.73	5.33	53.29	6.39	13.86	103.39	287.78
Berlin.........	17.65	0.33	95.74	68.42	28.61	224.33	441.57
Bruxelles......	27.89	94.00	30.77	4.33	32.77	28.37	325.28
Copenhague ...	17.60	»	0.78	8.53	»	»	106.20
Christiania....	6.56	»	1.61	55.74	22.13	42.62	184.43
Edimbourg....	24.72	»	56.69	39.21	47.74	45.18	43.47
Glasgow.......	46.33	1.75	138.90	90.40	557.17	161.99	250.26
Londres.......	24.07	3.40	61.23	50.32	40.02	40.10	64 20
Magdebourg...	20.69	»	21.67	61.07	30.54	147.75	324.06
St-Pétersbourg.	153.43	45.83	57 13	73.03	14 31	136 43	236.20
Vienne.........	20.54	9.87	31.34	16.94	29.61	33.35	75.63
Baltimore	90.82	154.94	30.85	82.01	14 69	193.54	22.28

Après Saint-Pétersbourg, où d'ailleurs la prédominance de la fièvre typhoïde en 1882 a été exceptionnellement élevée, Paris, Reims et Marseille sont les trois villes du monde où cette affection a causé la proportion la plus considérable de décès.

Causes. — Rien de plus étrange, pour qui a voulu approfondir cette question, que l'assurance avec laquelle nombre de personnes, médecins ou autres, affirment l'unité de cause de la fièvre typhoïde, et en prennent texte les uns pour accuser les égouts, les autres l'eau de boisson, l'encombrement, la misère, etc. L'étiologie de l'affection est naturellement plus difficile à déterminer dans un centre complexe, comme Paris, que dans les localités moins importantes; la meilleure preuve de cette difficulté, c'est la négation si longtemps soutenue par des médecins de grand mérite, par des cliniciens comme Chomel, de la contagiosité d'une affection dont les praticiens de province ont été bien plus à même de démontrer nettement la transmissibilité, qui aujourd'hui ne fait plus ombre de doute.

Quant aux causes de sa pérennité à Paris, nous estimons que les principales sont les suivantes :

1° Encombrement de certains quartiers;

2° Défectuosités des latrines;

3° Manque de pente et d'irrigation des égouts, où cependant est projetée une certaine somme de matières typhoïdes qui, au lieu d'être rapidement entraînées, demeurent stagnantes, et peuvent être même refoulées vers les extrémités du réseau quand les principaux branchements sont inondés par les pluies;

4° Infection de la banlieue par les usines à produits ammoniacaux;

5° Insuffisance de l'eau potable de bonne qualité;

6° Arrivages incessants de personnes offrant l'âge d'élection et que ne préservent ni une atteinte antérieure, ni l'assuétude aux foyers typhoïgènes.

Cette dernière condition cessera d'être dangereuse quand l'hygiène publique aura remédié aux influences pathogéniques signalées de 1 à 5; mais elle est actuellement une des principales.

Trousseau a dit que les Parisiens adultes étaient atteints moins fréquemment de fièvre typhoïde que les provinciaux nouvellement arrivés à Paris, parce qu'ils avaient subi cette affection pendant leur enfance, et à ce titre avaient acquis l'immunité ; pour nous c'est une exagération.

Nous reconnaissons que le meilleur préservatif est d'avoir eu la maladie ; mais ce préservatif n'est pas le seul. Il en est un autre moins puissant, mais beaucoup plus commun : c'est l'assuétude au milieu typhoïgène. Suivant nous, parmi les adultes nés à Paris, y ayant vécu, il y en a relativement peu, le dixième peut-être (?), qu'on puisse considérer comme réfractaires par le fait d'une première atteinte ; c'est grâce à leur accoutumance qu'ils sont préservés.

Il est inexact de dire que la mortalité typhoïde à Paris suive un accroissement ininterrompu ; ici, comme partout, l'affection est sujette à des oscillations multiannuelles moins marquées certainement que dans les villes à population plus faible et moins nomade, mais que l'on ne saurait révoquer en doute.

Influence capitale de l'immigration. — D'autre part, cette progression s'arrête avec le mouvement des immigrants : nous en avons la preuve la plus récente dans la diminution du chiffre des décès pendant les années 1883 et 1884, venant immédiatement après une année à *fastigium* exceptionnel, l'année 1882, où ces décès s'étaient élevés à 3352 ; dès l'année suivante, 1883, cette mortalité diminuait de deux cinquièmes, et tombait à 2,060. Cette baisse considérable, conséquence, d'une part, de l'exacerbation antérieure de 1882, tient vraisemblablement aussi à la diminution de la masse de *travaux* qui, durant la série d'années précédentes, avait entraîné vers Paris un chiffre toujours croissant d'ouvriers.

Nous obtiendrions le même résultat dans l'armée en

supprimant les mutations de garnisons. Tout régiment nouvellement venu à Paris paye, en effet, un tribut plus ou moins considérable à cette affection; dans nos études spéciales sur la question, nous avons prouvé qu'il en était de même dans les pays voisins, et que dans l'armée bavaroise, dont les différents corps sont périodiquement appelés à prendre, à tour de rôle, garnison à Munich, foyer d'endémicité de l'affection, la mortalité par fièvre typhoïde est bien plus considérable relativement que dans les troupes appelées successivement à Paris.

A l'article SAISONS du *Dictionnaire encyclopédique des sciences médicales*, nous avons fourni la preuve que la fièvre typhoïde était soumise à Paris aux influences saisonnières qui en règlent l'évolution annuelle en tous pays appartenant à la zone tempérée, c'est-à-dire que la maladie atteint habituellement son *fastigium* en automne, octobre et novembre, pour décliner pendant la saison froide. Mais cette marche est loin de s'accomplir avec la précision qui la caractérise ordinairement dans les centres à population stable et limitée, et à Paris elle subit forcément les variantes imposées par l'élévation du chiffre et les mouvements de la population qui nous en expliquent la permanence et la possibilité de recrudescences intercalaires. Sa permanence est prouvée par ce fait qu'il n'est aucun mois de l'année qui ne fournisse un certain nombre de décès; quant aux recrudescences intercalaires, se rattachant parfois à des causes encore difficilement appréciables, elles sont habituellement le résultat de certaines circonstances accidentelles qui font surgir des réceptivités spéciales.

Il est probable que le retour à Paris de nombreuses

familles qui ont quitté la capitale pendant les vacances, et qui rentrent peut-être avec un amoindrissement de l'immunité que leur conférait antérieurement leur séjour, l'arrivée à la même époque des élèves des lycées, des facultés, des pensions, celle des domestiques des deux sexes, des ouvriers, etc., et enfin de nombreux étrangers, ont leur part dans la recrudescence automnale de l'endémie.

Si ces mouvements centripètes s'exécutaient à une autre époque, la date de recrudescence serait sans doute déplacée. Il en est de même de l'armée.

Je suppose, par exemple, que, au lieu de venir prendre garnison en octobre, les régiments nouvellement appelés à Paris n'y arrivent qu'en janvier ou février, il est vraisemblable que de ce changement de date résulterait un déplacement notable dans l'époque des manifestations chez les nouveaux venus, qui généralement sont atteints deux ou trois mois après leur arrivée.

Déplacement de l'endémie dans Paris. — La fièvre typhoïde a subi depuis quatre ans un mouvement de translation du centre de Paris à la périphérie, et il nous semble rationnel d'admettre comme principaux facteurs de ce déplacement : l'augmentation progressive de la population de certains arrondissements excentriques, où réside actuellement la majeure partie de la classe pauvre et ouvrière ; la proportion considérable, en cette classe, d'hommes jeunes et nés hors Paris, notamment dans les XVIIIe et XIXe arrondissements (Butte-Montmartre et Buttes-Chaumont) ; enfin et surtout leur voisinage plus immédiat des établissements insalubres de la banlieue. A ce voisinage, depuis quelques années surtout, l'affection prend un caractère de ténacité endémique tout particulier. Comme le fait remarquer justement M. Martellière (*De la fréquence et de la répartition de la fièvre typhoïde dans Paris*, 1884), ce n'est pas sur l'ensemble de l'arrondissement lui-même que pèse la mortalité, mais sur des foyers circonscrits souvent indépendants les uns des autres.

Dans la plupart des autres arrondissements, la fièvre typhoïde offre des alternatives de fréquence et de rareté, conséquence de cette loi d'épidémiologie en vertu de laquelle toute exacerbation de maladie infectieuse est suivie d'une période d'accalmie locale par le fait même des immunités résultant du nombre des atteintes subies et de l'accoutumance au foyer épidémique.

Rôle de la garnison. — Sur 2060 décès entraînés à Paris par la fièvre typhoïde en 1883, l'armée en a subi 153, c'est-à-dire environ 1 sur 14, alors que pour l'ensemble des causes léthifères elle ne figure que pour 1 décès sur 194 (291 décès militaires en 1883 sur un total de 57,024 décès parisiens). La proportion des décès typhoïdes relativement aux autres causes de mort est donc environ 11 fois plus élevée dans la garnison que dans l'ensemble de la population.

Nous avons dû, en ces dernières années, combattre à plusieurs reprises ce préjugé si cher aux municipalités, à savoir, que ce n'est point, en général, dans les vices d'hygiène de la ville elle-même, qu'il y a lieu de chercher l'étiologie de la fièvre typhoïde, mais uniquement dans l'importation du mal ou sa création sur place par certains groupes spécialement prédisposés, notamment par les soldats.

Telle est la thèse qu'on a prétendu soutenir tout récemment à Paris, attribuant à la garnison le développement de la grave épidémie de 1882.

Loin de moi la pensée de venir rappeler ici les aptitudes spéciales, à cette affection, du soldat dont l'âge, l'inaccoutumance au séjour des grandes villes, rappellent la prédisposition analogue des jeunes gens nouvellement arrivés à Paris, et qui doit en outre à sa profession les inconvénients de la vie en commun, du contact, incessant et multiplié, avec d'autres organismes identiques au sien, aptes par excellence à prendre le mal et à le transmettre.

Mais telle est la raison pour laquelle tant de gens acceptent la pensée que toujours les soldats, par cela même qu'ils sont parfois les premiers et les plus gravement atteints d'une épidémie de fièvre typhoïde, ont seuls été la cause de tout le mal, oubliant que la population civile est en général plus réfractaire par le fait de ses atteintes antérieures, tandis que la réceptivité de la garnison est continuellement entretenue et activée par le renouvellement incessant de ceux qui la composent.

Pour arriver à la solution de cette question, nous ne saurions solliciter trop vivement, du zèle de nos statisticiens, la détermination, d'une part, d'une catégorie civile spéciale, celle des individus plus particulièrement comparables aux soldats, non seulement par leur âge, mais par la date récente de leur arrivée à Paris, et, d'autre part, le nombre annuel des victimes de cette catégorie par fièvre typhoïde; on exclurait ainsi les enfants, les vieillards et les anciens résidents ; la comparaison de ce groupe avec le groupe militaire offrirait une certaine légitimité, bien que, par leur dissémination dans toute la ville, les nouveaux venus civils n'aient pas à subir en plus, comme le soldat, les inconvénients de l'agglomération avec d'autres unités spécialement prédisposées.

Cette distinction sera bien plus utile que la simple mention, faite actuellement dans les colonnes de la statistique municipale, de la naissance soit dans, soit hors Paris, mention qui n'indique ni l'âge, ni la date d'arrivée des provinciaux ou étrangers, et par conséquent ne permet pas de les comparer aux soldats.

Des différents lycées de Paris, celui qui semble offrir le plus d'aptitude au développement de la fièvre typhoïde, c'est le lycée Saint-Louis; cette prédisposition semble se rattacher non seulement au mauvais aménagement intérieur de l'établissement (voy. p. 161), mais encore à la composition toute spéciale de son personnel d'élèves. Ceux-ci, en effet, depuis quelques années, sont recrutés, en plus grande proportion que dans les établissements similaires de Paris, parmi les jeunes gens qui se préparent à entrer dans les écoles spéciales de l'État. Il en résulte que Saint-Louis est composé, pour une grande part, de jeunes gens arrivés à l'adolescence, à l'âge par conséquent où les affections typhoïdes se développent avec le plus de fréquence (1). En est-il autrement de l'épidémie qui a éclaté l'hiver dernier (1884-1885), parmi les élèves de l'École normale supérieure, constituant également par leur âge un des groupes de

_____

(1) Voy. Delpech, *Rapport sur l'épidémie de fièvre typhoïde qui a régné au lycée Saint-Louis pendant l'hiver* 1877-1878, in *Rapport général sur les travaux du Conseil d'hygiène publique et de salubrité du département de la Seine* (1878-1879).

jeunes gens étrangers à Paris les plus comparables
au groupe militaire?

Quant à l'épidémie parisienne de 1882, nous avons
établi (voy. *Bulletin de l'Académie de médecine*,
31 octobre 1882) qu'ici encore les soldats avaient été
bien plutôt les victimes que les auteurs de l'insalubrité urbaine.

On a prétendu que l'atteinte des arrondissements
du nord de Paris (XVIIIe, Butte-Montmartre et XIXe,
Buttes-Chaumont) avait tenu, en cette année 1882, au
transport vers la population civile de ces quartiers,
par des courants aériens, des émanations des latrines
de l'École militaire, qui cependant en est éloignée de
plus de 4 kilomètres, et en est séparée par les quartiers du centre qui, eux, sont demeurés indemnes!

Pour qui a parcouru le XVIIIe arrondissement, et
visité, dans quelques-uns de leurs replis, les quartiers
des *Grandes-Carrières* et de *Clignancourt* qui en font
partie, a dû surgir instinctivement la suspicion de
causes typhoïgènes bien autrement voisines, qu'elles
soient recélées dans les travaux de terrassement récemment accomplis, dans la malpropreté des rues,
dans cette ceinture d'usines qui ont envahi la vaste
plaine du nord, de Pantin à Levallois, et s'élèvent à
l'intérieur même des fortifications, enfin dans ces
demeures surchargées de population malheureuse,
demeures près desquelles la dernière de nos casernes
apparaîtrait comme un type de résidence salubre.

Or, si l'on songe que des conditions analogues se
rencontrent sur bien d'autres points de la capitale;
que, depuis plusieurs années, l'endémie typhoïde, par
sa marche ascensionnelle à Paris, paraît en affirmer
chaque jour davantage l'efficacité, ne comprendra-

t-on pas les préoccupations de l'autorité militaire lors
de l'arrivée sur Paris de chaque nouveau contingent
qui va occuper ou parcourir tous ces quartiers ? Et si
le plus sage, le plus habile des architectes, nous proposait la plus salubre des casernes, en nous demandant de lui en désigner la place en cette vaste enceinte,
combien n'est-il pas d'emplacements que nous n'ose-
rions indiquer sans crainte de compromettre, par
l'insalubrité du voisinage, une œuvre de progrès
(*voy.* p. 166) !

Depuis que nous dirigeons le service de santé du
gouvernement militaire de Paris, nous avons fait relever chaque jour le mouvement des malades typhoï-
diques de la garnison et, d'après la comparaison de ce
mouvement avec celui des malades civils, nous avons
acquis la conviction que le plus souvent l'atteinte des
casernes a été consécutive à celle de la population
avoisinante ; récemment encore deux graves épidémies ont frappé la caserne du quai d'Orsay (mars
1884), puis celle de la Pépinière (juin 1884) ; toutes
deux ont apparu au moment où le *Bulletin de statistique municipale* signalait la recrudescence de l'endémie typhoïde dans les arrondissements où se trouvent
ces casernes.

Ce qui donne le change aux esprits inattentifs, c'est
qu'en pareille circonstance le mal, pénétrant dans
une agglomération d'hommes jeunes et d'origine étrangère à Paris, y trouve les conditions les plus favorables à son expansion, et, au lieu de cas disséminés
comme en ville, peut y occasionner des atteintes assez
nombreuses pour faire croire de prime abord à l'existence de causes d'insalubrité plus puissantes que celles
qui pèsent sur la population civile ; habituellement il

21.

n'en est rien ; c'est comme un incendie qui prend une force nouvelle au moment où il rencontre sur sa route des magasins remplis de combustible.

2° *Diphthérie.* — Depuis nombre d'années, E. Besnier a démontré, par ses rapports à la société des hôpitaux, l'accroissement progressif à Paris de cette affection.

L'*Annuaire statistique* pour 1882 établit que les chiffres de décès par diphthérie survenus à Paris depuis 1865 sont ainsi répartis :

Années.	Nombre de décès.	Soit pour 100 000 habitants.
1865	971	53.3
1866..................	815	44.6
1867..................	704	36.4
1868..................	782	40.8
1869..................	811	40.9
1870-1871.............	(chiffres inconnus).	
1872..................	1 149	62.0
1873..................	1 174	63.9
1874..................	1 008	52.7
1875..................	1 328	66.6
1876..................	1 572	79.1
1877..................	2 393	121.3
1878..................	1 995	93.0
1879..................	1 783	84.4
1880..................	2 153	98.7
1881..................	2 326	103.8
1882..................	2 390	106.4
1883..................	1 951	87.6

La progression est donc surtout marquée depuis 1875. De 1875 à 1883, la mortalité a été presque double de celles des dix années précédentes.

La statistique des deux hôpitaux d'enfants (hôpital Trousseau et Enfants-Malades) met également en évidence cette progression de la diphthérie :

1° En 1877, sur 100 enfants entrant à l'hôpital, il y

en avait 14 seulement atteints de diphthérie. Actuellement, la proportion est de 16 à 17.

2° En 1877, sur 100 décès, il y en avait 37 par diphthérie. Depuis 1881, on en compte 50 environ (Ollivier, *Rapport au Conseil d'hygiène publique et de salubrité*).

Cette augmentation nous paraît tenir à deux conditions principales :

L'une, d'ordre général, que nous avons mise en relief dans notre *Traité des Maladies épidémiques*, l'accroissement de fréquence de la diphthérie non seulement en France, mais à la surface du globe : la diphthérie, en effet, a cessé de constituer le triste apanage de la capitale française, et le tableau de la page 360 permet de constater en quelle effrayante proportion sont frappées d'autres grandes villes, notamment Berlin, Glasgow, Magdebourg, etc.

La seconde de ces conditions est le fait de circonstances locales, notamment de l'agglomération, plus marquée en certains quartiers, de la population nécessiteuse. D'où la tendance actuelle de la maladie à sévir en particulier au pourtour de la ville, comme en témoigne ce classement, suivant la somme de leurs décès par diphthérie, des arrondissements en 1882 :

			Décédés pour 100 000 habitants.
XIV⁰ arrondissement		(Observatoire)	191
XIX⁰	—	(Buttes-Chaumont)	143
XV⁰	—	(Vaugirard)	137
V⁰	—	(Panthéon)	128
VII⁰	—	(Palais-Bourbon)	126
VIII⁰	—	(Gobelins)	124
XII⁰	—	(Reuilly)	120
XX⁰	—	(Ménilmontant)	105
III⁰	—	(Temple)	97
IX⁰	—	(Opéra)	94

XVIIIᵉ arrondissement (Buttes-Montmartre).......   93
XVIIᵉ   —   (Batignolles-Monceau)   92
IVᵉ   —   (Hôtel de Ville)...........   79
VIᵉ   —   (Luxembourg)...........   75
Xᵉ   —   (Saint-Laurent)...........   64
IIᵉ   —   (Bourse)   57
VIIIᵉ   —   (Élysée)................   49
XVIᵉ   —   (Passy)   49
Iᵉʳ   —   (Louvre)...............   39
XIᵉ   —   (Popincourt)............   34

Cette prédominance, dans les quartiers périphériques
de Paris, est confirmée par la fréquence de la maladie
dans les arrondissements extra-urbains de Sceaux et
de Saint-Denis, qui sont proportionnellement plus
atteints que la capitale.

La diphthérie est une des maladies dont la mortalité nosocomiale s'élève proportionnellement le plus
haut : sur 1951 décès survenus de son fait à Paris en
1883, il y en a eu 833 dans les hôpitaux, soit les deux
cinquièmes environ, tandis que pour la fièvre typhoïde
les décès à l'hôpital (744) ne représentent que le tiers
du total des morts dus à cette affection (2060).

A cet égard la diphthérie se rapproche, et nous
l'avons établi ailleurs, des maladies nosocomiales,
notamment de l'érysipèle (sur 279 décès à Paris par
érysipèle en 1883, 120 dans les hôpitaux).

Les hôpitaux d'enfants sont certainement aujour-
d'hui moins insalubres qu'autrefois, et il est probable que les améliorations réalisées en leur installation auraient pour conséquence une diminution marquée de la mortalité diphthéritique, si cette affection
n'était, nous l'avons dit, en voie générale d'accroissement.

Néanmoins, ces hôpitaux demeurent des foyers red'outables de rayonnement du contage diphthéritique. Leurs alentours sont dangereux à habiter. J'estime que le voisinage de l'hôpital des Enfants est pour une certaine part dans le développement des petites épidémies de diphthérie qui, depuis plusieurs années, sévissent plus particulièrement sur les troupes casernées à l'École militaire. Les chances de contagion augmentent de ce fait que les parents, pour transporter leurs enfants malades, prennent le plus souvent les voitures publiques, omnibus ou tramways, qui convergent vers l'établissement et qui deviennent ainsi des réceptacles de germes morbides.

Il y a quelques années, Parrot fut un jour appelé à donner ses soins à trois enfants de la même famille atteints simultanément d'angine diphthéritique; tous les trois moururent. En recherchant la cause de cette infection, Parrot découvrit que, quelques jours auparavant, ces enfants avaient été conduits en promenade dans une voiture qui avait servi le matin même au transport d'un jeune diphthéritique à l'hospice des Enfants-Assistés.

3º *Variole.* — La variole, à qui revient une large part des *mortalités*, des prétendues pestes qui autrefois ont sévi sur la capitale, est une des affections spécifiques qui, de nos jours encore, pèsent le plus lourdement sur la population parisienne.

Dans l'histoire de cette affection (Léon Colin, *La variole au point de vue épidémiologique et prophylactique* (Paris, 1872), nous avons eu le regret de démontrer combien notre pays était en retard au point de vue de sa prophylaxie; nous avons aujourd'hui celui de constater une fois de plus la négligence des pratiques vaccinales à Paris même; et cependant la preuve de leur valeur se répète à peu près chaque année. En 1883, pour ne prendre que la dernière, la variole a tué 458 personnes appartenant à la population civile, alors que, grâce aux revaccinations imposées à l'armée, il n'est pas mort, en cette même période, un seul soldat de la garnison de Paris.

De ces 458 décès, plus des deux cinquièmes (196) sont survenus dans les hôpitaux, preuve de la négligence relative des vaccinations dans la classe pauvre.

Il ne manque pas cependant de personnes, et même de médecins, pour assurer qu'aujourd'hui le chiffre des vaccinations d'enfants et des revaccinations d'adultes est tel que c'est grâce à ces sages mesures que l'affection, en ces deux dernières années, est devenue relativement très rare.

Nous ne saurions trop protester contre ces dangereuses allégations : la période que nous traversons, marquée, il est vrai, par la rareté relative de la variole, est un fait normal d'épidémiologie, cette affection étant astreinte, plus peut-être que toute autre maladie contagieuse, à des oscillations de fréquence en vertu desquelles elle semble disparaître durant les années consécutives à celles où elle a atteint ses maxima d'expansion. Son retour à Paris sera aussi fatal que son déclin actuel; nous affirmons d'avance qu'elle y fera encore des milliers de victimes; car, bien contrairement à ces assertions optimistes, c'est à peine si quelques personnes de la classe aisée se font revacciner; et quant à la vaccination des enfants, abandonnée à l'indifférence et aux préjugés des parents, elle est très négligée dans la classe pauvre.

La preuve qu'on ne vaccine pas assez ni assez tôt à Paris, c'est la mortalité variolique du premier âge

(0 à 1 an) : c'est la prédominance de l'affection dans les quartiers pauvres, malgré la prime offerte aux parents ; c'est la gravité du pronostic : 35 décès sur 100 malades, ce qui veut dire qu'un grand nombre de ces malades n'avaient jamais subi l'inoculation. Ce qui est désolant surtout, c'est le ralentissement des opérations dès que le mal ne règne plus ; en 1882, 39,000 vaccinations au lieu de 55,000 en 1880. Suivant nous, en attendant la loi qui protégera l'enfance en la lui imposant, les bureaux de bienfaisance, comme l'Académie de médecine, doivent multiplier leurs efforts pour assurer la vaccination des nouveau-nés ; ils doivent s'astreindre à vacciner pendant toute l'année, et combattre ainsi, par une pratique constante, ininterrompue, des inoculations, ce préjugé dangereux en vertu duquel les familles ne croient devoir amener leurs enfants qu'au printemps, dans la conviction que la vaccine ne prend bien qu'en cette saison de l'année : d'où une période souvent de plus d'un an pendant laquelle ces malheureux enfants risquent d'être enlevés par la variole.

Quant aux adultes, surtout à ceux qui, nouvellement venus à Paris, sont plus aptes au contage, nous souhaitons voir appliquer la proposition faite au Conseil d'hygiène publique et de salubrité d'imposer aux logeurs l'obligation de n'admettre pour locataires que des individus munis de certificats établissant qu'ils ont été récemment vaccinés ou revaccinés.

C'est sur l'observation, à Paris, en 1871-1872, d'une des épidémies de variole les plus redoutables, que nous avons basé la détermination des mesures à prendre à l'encontre de la propagation des épidémies dans les grandes villes et ici en particulier.

Nous ne pouvons que répéter aujourd'hui ce que nous avons pu formuler le premier avec des preuves imposantes à l'appui : innocuité relative des grandes réunions de varioleux; danger des services d'isolement dans les hôpitaux généraux; nécessité de la création d'hôpitaux spéciaux; opportunité de placer ces hôpitaux à la périphérie de la ville, car, les malades n'ayant rien à redouter ici des transports lointains ni de leur réunion réciproque, il importe de ne laisser en ville aucun foyer de contage pour les quartiers environnants.

Il y a plus à faire encore; en raison même de l'innocuité de leur transport, les varioleux habitant les hôtels garnis, où ils sont si dangereux pour la population particulièrement prédisposée de ces hôtels, devraient être transférés d'office aux hôpitaux spéciaux; ce serait, dit-on, une atteinte à la liberté individuelle; mais les garnis d'ouvriers sont en général si misérables que le malade lui-même est facile à convaincre du bénéfice de cette mesure, et que nous avons souvent obtenu ainsi par persuasion ce que nous voudrions voir absolument prescrit. Quant à l'hôtel lui-même, l'administration est armée de l'autorité voulue pour interdire d'y recevoir de nouveaux locataires pendant la période nécessaire à sa désinfection.

4° *Rougeole.* — La rougeole est commune à Paris; elle y tue actuellement plus de 1000 personnes par an; c'est une des affections qui, malgré son affinité pour l'hiver et le printemps, existent à peu près en permanence dans les hôpitaux d'enfants. Fait d'autant plus regrettable que, contrairement à la variole, la rougeole offre une gravité différente, suivant le milieu où se trouve le malade, et que dans ces hôpitaux elle a entraîné le décès de près du quart des enfants atteints en ces dernières années. C'est pis dans les crèches, où les enfants encore plus jeunes succombent parfois dans la proportion effrayante des cinq sixièmes !

5° *Coqueluche.* — Acquérant, elle aussi, dans les hôpitaux d'enfants à Paris, une léthalité considérable, la coqueluche est, à tort, considérée comme une affection généralement bénigne chez les enfants soignés à domicile. Ainsi, d'après le rapport de Lagneau au Conseil d'hygiène publique et de salubrité, cette affection, avec ses 664 décès, est arrivée en 1884 au quatrième rang, après la fièvre typhoïde, la diphthérie et la rougeole; et de ces 664 décès, plus de 600 sont survenus en dehors des hôpitaux.

6° *Scarlatine.* — La scarlatine est infiniment plus rare, et malgré l'apparition, à intervalles irréguliers, de petites épidémies parfois très graves, nous avons pu dire que comparativement aux trois affections précédentes, son rôle à Paris est absolument effacé; elle ne paraît pas trouver ici ses conditions d'existence et de germination, dans la demeure du pauvre, si favorable à la reproduction de toutes les autres maladies contagieuses de nos climats; en 1883, par exemple, sur 91 décès causés par la scarlatine, il n'en est que 9 qui soient survenus dans les hôpitaux; confirmation de certains faits observés dans le pays d'élection de la maladie, en Angleterre où, comme l'a démontré Graves, les foyers scarlatineux se développent souvent dans les villages en apparence les plus salubres, et dans les classes les plus aisées de la population.

7° *Choléra infantile.* — Cette terrible maladie pour laquelle le regretté Parrot a créé un néologisme :

athrepsie, nous l'avons, avec la plupart des épidé-
miologistes, maintenue sous le nom assez légitime
de choléra infantile (1).

En 1883 Paris a perdu de ce chef 4,843 enfants!
autant de décès, sous cette unique influence, que par
la fièvre typhoïde, la rougeole et la diphthérie réunies,
c'est-à-dire par les trois maladies contagieuses qui
occupent la tête de nos tableaux mortuaires!

Ce n'est pas que Paris ait le monopole de cette
redoutable affection; nous en avons prouvé la prédominance bien plus marquée encore dans les grandes
villes du littoral atlantique des États-Unis, et dans
plusieurs villes allemandes, notamment à Berlin.

Le tableau de la page 360 confirme, pour l'année
1883, nos recherches antérieures; en cette année,
Berlin a encore subi 5,401 décès de choléra infantile,
soit, proportionnellement à sa population, plus du
double de la mortalité parisienne.

La maladie est essentiellement estivale, d'autant
plus commune que les enfants sont plus tôt sevrés et
soumis à une alimentation insuffisante ou indigeste.
Nous en avons fourni plus haut la preuve à propos
des falsifications du lait.

Art. XIII. — Affections nosocomiales (erysipèle, infec-tion purulente, fièvre puerpérale).

Nous avons réuni en un même groupe, en raison
de leur parenté originelle, ces trois affections, causes
de tant de désastres dans les hôpitaux de Paris.

Nous sommes heureux de le proclamer, à l'honneur

(1) Léon Colin, *Traité des maladies épidémiques*, p. 540.

de la chirurgie parisienne, il y a grand progrès aujourd'hui.

Non seulement les hôpitaux ont été désencombrés et sont plus fréquemment assainis ; non seulement le personnel chirurgical s'est astreint à des pratiques de propreté personnelle jadis bien négligées; mais l'on a songé à fermer toute porte d'entrée aux germes morbides. Il y a longtemps qu'on a opposé des filtres d'ouate à la pénétration par le nez et la bouche des germes morbides répandus dans l'atmosphère ; n'était-il pas mieux indiqué encore d'appliquer cette barrière à la surface des plaies qui, elles, absorbent beaucoup plus certainement que les muqueuses buccale et nasale protégées par leur épithélium ; tel est le but de l'occlusion des plaies par le pansement ouaté de M. Alphonse Guérin.

D'autres méthodes également protectrices sont intervenues dans le pansement des blessés des hôpitaux de Paris, et particulièrement la méthode antiseptique (acides phénique, borique, chloral, bichlorure de mercure etc.), qui crée aux germes morbides un milieu toxique et par conséquent en empêche, à sa manière, la pénétration.

Ce n'est qu'en ces dernières années que l'*antisepsie* s'est généralisée dans nos services de chirurgie, et le bénéfice en est évident.

Tout récemment M. Verneuil a eu l'idée de comparer aux cas d'érysipèle relevés par M. Gosselin dans son service de la Pitié pendant les trois années 1862, 1863, 1864, les cas observés par lui-même en 1877, 1878 et 1880, dans le même service de la Pitié où il a succédé à M. Gosselin. Ces chiffres sont éloquents. Tandis que dans ses trois années M. Gosselin constate 133 érysipèles dont 31 mortels, dans le même laps de temps, mais sous le règne de l'antisepsie, M. Verneuil n'a que 30 érysipèles dont 7 seulement se terminent par la mort. Or, si les années sont différentes, il s'agit du moins du même hôpital, du même service, dont le mouvement et le mode de recrutement n'ont pas varié aux deux époques. Une seule chose a changé : *le mode de pansement des plaies.*

De ces affections, la plus meurtrière jusqu'en ces derniers temps a été la fièvre puerpérale, celle de toutes dont l'atténuation moderne témoigne le mieux du succès des efforts de l'hygiène. Aux siècles passés, la maladie faisait à l'Hôtel-Dieu de grands ravages signalés spécialement par D. Jussieu et Fontaine dans les *Mémoires de l'Académie des sciences* (1746).

Tenon a laissé un tableau navrant des salles de la Maternité de Paris, alors que les femmes enceintes, et même les nouvelles accouchées étaient deux, trois, quelquefois quatre dans le même lit !

« L'emploi des femmes grosses renferme 67 grands lits et 37 petits ; ils étaient occupés, le 12 janvier 1786, par 175 femmes grosses ou accouchées, et par 16 femmes de service. La situation des nouvelles accouchées est encore plus déplorable ; elles sont de même deux, trois, quelquefois quatre dans le même lit, les unes à une époque de leurs couches, les autres à une autre époque. N'est-ce pas dans ces lits que sont confondues les accouchées saines avec les malades, avec celles qui sont atteintes de cette fièvre puerpérale qui en fait tant périr ? Quelle santé tiendrait à cette affreuse situation ? Quelle maladie n'en serait pas accrue ? Enfin, qu'on entr'ouvre ces lits de souffrance, il en sort, comme d'un gouffre, des vapeurs humides, chaudes, qui s'élèvent, se répandent, épaississent l'air, lui donnent un corps si sensible, que le matin, en hiver, on le voit s'entr'ouvrir à mesure qu'on le traverse, et on ne le traverse pas sans un dégoût qu'il est impossible de surmonter. » (Tenon.)

Croit-on que l'affection ait cédé à mesure qu'il a été donné satisfaction aux plaintes de Tenon :

« En 1858, soixante-douze ans plus tard, quand tant d'améliorations ont été faites au point de vue de la salubrité, la mortalité à la Maternité est de 1 sur 19, c'est-à-dire à peu de chose près la même qu'avant toute réforme hygiénique! » (Siredey, *Les maladies puerpérales*, Paris, 1885.)

Bien des améliorations ont été également introduites dans les services spéciaux des hôpitaux de Paris, surtout dans celui de l'hôpital Lariboisière, où la salle Sainte-Anne donne à chaque femme et à son nourrisson un cube d'air de plus de 54 mètres; la pièce est éclairée par de larges fenêtres opposées, et des bouches d'air latérales, le parquet en chêne ciré, les murs et les plafonds sont recouverts d'une couche de stuc; la propreté est irréprochable.

« Eh bien, malgré ces conditions d'hygiène en apparence irréprochables, malgré une installation presque luxueuse, malgré la construction toute récente de cet hôpital pour lequel l'Administration a fait les plus louables efforts afin de satisfaire aux exigences de la science, de sauvegarder la vie et d'assurer le bien-être des malades, pour l'année qui a suivi son ouverture (1858), la mortalité brute a été de une femme sur 10,4 accouchées et la mortalité puerpérale de 1 sur 11,8 ! » (Siredey, *loc. cit.*)

Aujourd'hui, au contraire, cette effrayante mortalité

est tombée à moins d'une sur cent accouchées. Pourquoi? c'est qu'il y a vingt ans on considérait encore la fièvre puerpérale comme produite par un agent épidémique insaisissable, absolument différent de celui dont relèvent les maladies transmissibles, et qu'on faisait très bon marché des deux causes les plus réelles de cette affection :

1° De l'infection démontrée : *a*, par le danger pour les accouchées de leur réunion soit entre elles soit avec d'autres malades; *b*, par l'influence néfaste de leur contact avec tout produit putride, provenant soit des malades, soit des morts, ce qu'établit le danger des explorations pratiquées soit avant, soit pendant ou après l'accouchement par les médecins, étudiants, sages-femmes qui avaient examiné auparavant les organes d'autres malades, ou s'étaient livrés à des travaux anatomiques : autopsies et dissections, et ne s'étaient pas suffisamment désinfectés.

2° De la contagion : les nouvelles accouchées étaient contaminées par le voisinage de femmes atteintes de fièvre puerpérale; elles l'étaient encore indirectement par l'intermédiaire d'autres personnes, notamment par des médecins et des sages-femmes : que le contage soit porté directement, par le doigt, de l'utérus malade dans l'utérus sain, ou que la contamination s'accomplisse d'une façon moins directe par les vêtements du médecin ou de la sage-femme.

On ne voit plus à notre époque rien d'analogue au fait rappelé par M. Siredey, de cet élève externe qui, durant l'épidémie puerpérale de 1858, faisait les autopsies de toutes les femmes du service spécial, rentrant chaque fois dans la salle d'accouchement aussitôt après avoir quitté l'amphithéâtre; ses habits étaient tellement imprégnés de l'odeur cadavérique, que son voisinage était insupportable, et plus d'une fois on l'engagea à quitter le service et à changer de vêtements !

On ne se plaignait alors que de l'odeur, et l'on ne se doutait pas que cet élève portait la mort avec lui.

La facilité avec laquelle dans les temps modernes les femmes acceptent ou même réclament, en cas de grossesse, les explorations répétées des parties génitales ; la conviction de la nécessité de ces examens pour que la grossesse arrive à bien, ont dû contribuer certainement à rendre l'affection plus fréquente ; car ces explorations, de qui les sollicite-t-on ? naturellement des praticiens les plus autorisés, de ceux qui, en cas d'épidémie dans les hôpitaux, sont le plus exposés à y prendre, pour les transporter avec eux, les germes morbides.

Les exemples abondent, aujourd'hui, de médecins et de sages-femmes ayant ainsi propagé la fièvre puerpérale, alors que, dans les mêmes localités, les accouchées étrangères à leur clientèle demeuraient indemnes.

Fait d'autant plus grave, que d'une part il s'agit d'une maladie qui pardonne rarement ; que, d'autre part, les ressources de l'art obstétrical n'ont lieu d'être appliquées que dans la minorité des accouchements. Que de femmes, pour lesquelles la grossesse et la parturition n'eussent constitué que l'accomplissement normal d'une fonction physiologique, et qui ont contracté une affection mortelle à la suite d'une série d'interventions que rien ne nécessitait !

Le grand service rendu par Tarnier a été de supprimer dans l'hôpital les deux causes capitales de cette cruelle affection : infection et contage. A la

Maternité non seulement la femme en travail est exclue des salles consacrées aux femmes enceintes, mais elle est placée dans une chambre qui lui est absolument et exclusivement consacrée ; c'est un isolement non plus collectif des femmes en couches, mais un isolement individuel de chacune d'elles, assurant à la fois sa préservation et son innocuité.

Quant au personnel hospitalier, élèves, sages-femmes, il ne doit être admis à examiner et à secourir la femme en couches qu'à la condition rigoureuse de s'abstenir de toute autre investigation clinique ou anatomique suspecte, et de subir préalablement les désinfections nécessaires.

ART. XIV. — PROSTITUTION ET SYPHILIS.

1° *Prostitution.* — Lorsque Paris était limité à son enceinte du treizième siècle, les prostituées étaient confinées en une zone déterminée de cette enceinte. Saint Louis les avait fait expulser des autres quartiers, infligeant une amende à leurs propriétaires et les reléguant dans les rues de la Huchette, de la Vieille-Boucherie, Froidmantel, Glatigny (dite Val d'amour), Court-Robert, etc., toutes en général appartenant à la Cité et aux quartiers qui en étaient les plus voisins sur les deux rives. Ces ordonnances de saint Louis furent appliquées jusqu'à la fin du quatorzième siècle.

L'abbaye de Saint-Antoine, qui fut honorée du titre d'abbaye royale, dut sa fondation aux conversions opérées en 1198 par les prédications de Foulques de Neuilly ; c'est en cette abbaye que se réunirent, comme premières religieuses, et pour faire pénitence, les folles femmes qui se mettaient aux « bordeaux et aux carrefours des voies, et s'abandonnaient, pour petit prix, à tous, sans avoir honte ni vergogne » (*Grande chronique de France*). L'exemple ne fut pas perdu ; un autre couvent, celui des Filles-Dieu, eut, au treizième siècle, pour premières religieuses d'anciennes filles de joie. Jean Tisserant, cordelier, convertit à son tour, en 1494, deux cents filles publiques, réunies par Charles VIII dans la maison dite *Refuge des filles de Paris*, fragment de l'hôtel d'Orléans.

L'extension de la ville entraîna forcément la dissémination des lieux de débauche ; parfois des mesures expéditives mettaient momentanément un terme à l'exubérance de la prostitution, mesures qui ont été renouvelées à certaines époques néfastes, bien voisines de nous : soit en 1815 où le préfet de police, Anglès, procédait à l'expulsion des femmes publiques attirées par la présence des armées alliées ; soit en 1870, où, avant le siège de Paris, on eut la précaution d'expédier en province 1250 prostituées de toutes classes.

Jadis on ne s'occupait de ces réglementations qu'au point de vue des mœurs ; c'était une question de voirie dont, trop souvent aujourd'hui, l'opportunité pourrait encore être soutenue.

Mais ce qui dans les temps modernes importe surtout, c'est l'alliance à la prostitution de la syphilis, association qui invoque des mesures prophylactiques moins expéditives et plus complexes.

2o *Syphilis.* — A. *Son importance.* — « Des millions, disait Parent-Duchâtelet en 1836, sont dépensés tous les ans, depuis plus d'un siècle, pour la peste, qui n'a pas dépeuplé Constantinople, où elle règne en permanence ! pour la fièvre jaune qui n'a pas empêché l'accroissement prodigieux des villes d'Amérique ! et rien pour détruire ou arrêter le progrès de la plus grave et de la plus effroyable des pestes, qui, depuis trois siècles, réside parmi nous ! Voilà ce qui ne peut se comprendre et ce qui excitera l'étonnement de nos enfants, qui ne pourront se rendre compte d'une pareille aberration. » Il est certain qu'en raison de la permanence de ses atteintes, qui sont de tout lieu et de toute saison, en raison des altérations profondes qu'elle imprime non seulement à l'organisme contaminé, mais encore à l'ensemble de la population, dont elle entrave la force et le développement, la syphilis mérite d'éveiller les plus vives préoccupations. Il y a environ quinze ans (Voy. l'article QUARANTAINE du *Dictionnaire encyclopédique des sciences médicales*), je n'ai pas craint de faire figurer cette affection, à la suite des maladies les plus redoutables : peste, choléra, fièvre jaune, dont la prophylaxie constitue pour les gouvernements un devoir absolu.

C'est dans la même conviction que je donne ici à cette question une place, démesurée peut-être pour le lecteur qui n'en soupçonne que les côtés légers, mais trop légitime aux yeux de ceux qui en connaissent l'épouvantable gravité.

Quand il s'agit de l'hygiène d'une grande ville, il importe certainement, et plus que partout ailleurs, de supprimer, en y introduisant eau, air et lumière, tous les foyers d'infection engendrés par la rue, la maison et l'égout ; mais il y a autre chose à faire qu'à donner des eaux pures et à écouler les résidus excrémentitiels.

Il faut également traiter au grand jour une plaie

qui à l'ombre ne peut que grandir, et l'attaquer ouvertement. « Si nous voulons déraciner la syphilis, disait Acton en parlant de Londres, il ne faut pas la laisser se cacher dans les coins obscurs de la métropole ; il est inutile de la marquer au coin de l'infamie, c'est le moyen de la répandre encore davantage. »

B. *Rôle de la prostitution clandestine.* — Le tableau suivant, communiqué à M. Vibert par la Préfecture de police, indique le nombre des prostituées en ces dernières années :

ANNÉES.	EN MAISON.	ISOLÉES.	TOTAL.	MAISONS DE TOLÉRANCE	
				PARIS.	BANLIEUE.
1877....	1170	3216	4386	120	16
1878....	1127	3123	4250	122	16
1879....	1343	2648	3991	123	»
1880....	1107	2475	3582	119	14
1881....	1057	2103	3160	112	»
1882....	1116	1723	2839	104	13

Tout n'est-il point pour le mieux, puisque chacune des colonnes de ce tableau établit la diminution progressive des prostituées et de leurs habitats ? Grave erreur ; cette diminution ne prouve qu'une chose : l'augmentation du nombre des femmes qui se livrent à la prostitution clandestine. Or, c'est ici qu'est surtout le danger ; M. Mauriac est arrivé aux résultats suivants : sur 5008 malades atteints de syphilis, de blennorrhagie ou de chancres mous, la contamination a été opérée :

Chez 4 012 par des insoumises, dont.. $\left\{\begin{array}{l}2\,314 \text{ coureuses.} \\ 1\,648 \text{ autres insoumises.}\end{array}\right.$

Chez 733 par des inscrites........... $\left\{\begin{array}{l}430 \text{ isolées.} \\ 303 \text{ en maison.}\end{array}\right.$

La signification de ces chiffres est frappante. Ils montrent que la syphilis, cinq fois sur six, a été le fait de la prostitution clandestine ; à chaque pas, nous allons en fournir de nouvelles preuves.

C. *Oscillations numériques de la syphilis.* — M. Mauriac non seulement les a étudiées, mais il en a résumé les raisons dans les passages suivants qui indiquent, à vrai dire, les lois de cette évolution. « Les maladies vénériennes, à Paris, sont sujettes à des oscillations ; elles diminuèrent considérablement après la guerre de 1870-71. A partir de 1872, époque à laquelle se produisit une recrudescence légère, le décroissement redevint progressif jusqu'en 1875.

« Cette diminution eut surtout pour causes : *a*, la dépopulation immédiate de la ville à la suite de la guerre et l'arrêt dans le développement numérique de ses habitants ; *b*, l'abaissement de la fortune individuelle qui se produisit dans toutes les classes de la société et qui fut aggravé par l'augmentation des charges ; *c*, la surveillance plus rigoureuse de la prostitution clandestine ; *d*, l'augmentation dans le nombre des mariages depuis la guerre, supérieur, malgré la diminution des habitants de Paris, à ce qu'il était avant 1871.

« L'année 1875 occupe une place exceptionnelle dans la période de 1869 à 1881 ; c'est, en effet, à cette période que s'est établi l'étiage des maladies vénériennes, puisqu'elles atteignirent le niveau le plus bas auquel elles soient descendues depuis longtemps.

« A partir de 1875 le nombre des maladies vénériennes a toujours été en augmentant dans la ville de Paris jusqu'en 1881. Cette augmentation est devenue surtout très accentuée pendant 1878, année de l'Exposition universelle. Mais elle a pris un développement considérable encore en 1879, et elle a acquis son maximum numérique en 1880.

« Dans cette période quinquennale, les causes de l'augmentation des maladies vénériennes ont été : a, l'augmentation de la population parisienne ; b, l'affluence des ouvriers nécessitée par les travaux de l'Exposition universelle et autres grandes constructions dans tous les quartiers de la ville ; c, l'invasion de la ville par les visiteurs de l'Exposition de 1878 ; d, la diminution de la prostitution inscrite et l'augmentation toujours progressive de la prostitution clandestine. » (Mauriac, *Leçons sur maladies vénériennes.*)

A la veille aujourd'hui d'une nouvelle Exposition universelle, nous avons donc à redouter une ascension prochaine du chiffre des vénériens de Paris.

D. *Fréquence relative à Paris.* — Nous avons un instrument de précision pour la mesurer, c'est le soldat.

Autant les affections vénériennes sont rares dans certaines petites garnisons, où manquent les occasions d'infection et dans lesquelles le chiffre des vénériens sera peut-être de 1 sur 1,000 par an, à Longwy, par exemple, à Montdauphin, à Briançon, autant elles seront fréquentes dans les milieux plus considérables, où cette proportion s'élèvera à cent, deux cents, quelquefois plus, sur 1000 hommes d'effectif.

Notre collègue, M. le professeur Mathieu, a établi que, d'une manière générale, les corps de troupes dans lesquels les maladies vénériennes sévissent avec le plus d'intensité correspondent aux garnisons de la Manche, de l'Océan et de la Méditerranée ; mais il y a exception pour Paris, dont la garnison est tout aussi éprouvée que celle de ces grandes stations maritimes.

Nous ne prétendons nullement que Paris soit l'une des capitales les plus infectées du monde ; elle cède le pas à d'autres grandes villes, soit de l'Europe comme Londres, soit des États-Unis. Peut-être cependant les résultats éloignés de cette affection pèsent-ils plus lourdement sur la population parisienne, la stérilité si fréquente des mariages des syphilitiques, stérilité dont M. Fournier a réuni les preuves, offrant des inconvénients spéciaux en une ville où la natalité est déjà si réduite du fait de l'infécondité, volontaire ou non, des mariages.

E. *Anciennes règlementations.* — On y retrouve la trace des terreurs inspirées jadis par le mal vénérien, terreurs qui eurent pour premières conséquences, soit des ordres barbares de l'autorité, soit des actes de violence des populations contre les individus atteints ou supposés malades.

On sait que l'année 1494 fixe à peu près la date à laquelle on peut remonter scientifiquement dans l'histoire de la syphilis. Dès l'année suivante, en 1495, les lansquenets qui rentraient d'Italie avec l'armée de Charles VIII, et qui venaient d'être congédiés, répandirent dans leurs foyers la syphilis dont ils étaient atteints ; à Strasbourg, la crainte des habitants fut telle que l'on fit défense à tous les cabaretiers, aubergistes, chirurgiens, baigneurs, de traiter ces malades ou de les recevoir ; que les hôpitaux, les léproseries même leur furent fermées ; que toute communication avec eux fut interdite aux citoyens ; qu'enfin ceux qui étaient sans ressource succombèrent en grand nombre dans les rues et dans les campagnes ;

« *Pauperes hoc malo laborantes*, dit Phrisius (*De morbo gallico*, cité par Acton), *expellebantur ab hominum conversatione, tanquam purulentum cadaver et, derelicti a medicis, habitabant in arvis et sylvis.* »

Quant aux règlements, il en est promulgué, à la même époque, sur divers points de l'Europe ; le plus célèbre figure dans le Recueil d'édits et ordonnances des rois de France, et date du 6 mars 1496 ; c'est l'*Arrêté du parlement de Paris portant règlement sur le fait des malades de la grosse vérole* (1), arrêté par lequel ces malades, s'ils étaient étrangers à la ville, devaient en sortir par deux portes situées à ses deux extrémités, les portes Saint-Denis et Saint-Jacques, et se rendre soit dans leur pays natal, soit *où bon leur semblerait*, sous peine d'être pendus ; quant aux malades appartenant à la population parisienne, il leur était enjoint, sous la même peine, de se renfermer dans leurs maisons jour et nuit, s'ils avaient le moyen d'y vivre sans travail, sinon de se rendre à Saint-Germain des Prés, bourg alors situé hors Paris.

Il est à croire que ces mesures n'eurent pas le résultat qu'on en attendait, puisque quinze mois après (25 juin 1498) le prévôt de Paris se plaignait de ce que, malgré cette ordonnance, les malades atteints de la *grosse vérole* pullulaient de nouveau «conversant parmi la ville avec les personnes saines, et qu'il faisait publier à son de trompe l'injonction pour eux d'avoir à quitter incontinent la ville sous peine d'être « jetés à la rivière ».

Et ce n'est pas à Paris seulement qu'étaient promulgués semblables règlements.

---

(1) Voy. pièce annexée n° 19.

A la même époque, en 1496 à Wurtzbourg, en 1497 à Bamberg, les vénériens pauvres étaient complètement isolés de la population, et renfermés dans les établissements spéciaux destinés auparavant aux lépreux ou aux pestiférés, et empruntant dès lors leur nom (*Franzosenhaus*) à la maladie à laquelle on les consacrait. En Suisse, à Zurich principalement, l'entrée de tous lieux publics, bains, hôtels, églises, leur était formellement interdite.

La syphilis ayant pris en 1497, à Édimbourg, un développement effrayant, Jacques IV publia un édit qui bannissait de cette ville ceux que la contagion avait atteints : « Sa Majesté ordonne à toutes personnes domiciliées dans l'intérieur du bourg, lesquelles sont infectées ou ont été infectées et non guéries de ladite peste contagieuse appelée la Grandgor (grosse vérole), de partir et d'aller hors la ville, et de se réunir sur la grève Leith à 6 heures avant midi ; là, elles trouveront des bateaux préparés pour elles par les officiers du bourg, convenablement pourvus de vivres, et destinés à les transporter à Inche (petite île située à près de 20 kilomètres d'Édimbourg), où elles resteront jusqu'à ce que Dieu ait pourvu à leur rétablissement. Ceux qui se soustrairaient à la présente ordonnance seront marqués à la joue avec un fer rouge, afin que l'on puisse les reconnaître dans l'avenir. »

Cet édit, malgré sa rigueur, avait du moins, sur les autres prescriptions de l'époque, l'avantage de ne pas imposer aux populations environnantes les vénériens chassés du milieu qu'on voulait préserver.

Pendant les XVIe et XVIIe siècles, apparurent à plusieurs reprises (1560, 1565, 1616, 1687) des édits et des ordonnances prononçant l'expulsion partielle ou totale, de Paris, des prostituées, parfois même la suppression dans tout le royaume des maisons de tolérance, sans qu'on se préoccupât des dangers plus grands qui en résulteraient pour la santé publique.

Ce qui valait, pour une part, à ces prescriptions leur caractère de barbarie, c'est la conviction où l'on était alors que, semblable à la peste, la vérole se transmettait non seulement par le contact des malades ou de leurs produits morbides, mais par l'atmosphère viciée qui les entourait.

Un des articles de l'accusation portée contre Wolsey, et l'une des causes de sa disgrâce, c'était, dit l'acte présenté au roi Henri VIII d'Angleterre, que « se sachant en proie à une horrible maladie contagieuse, il venait chaque jour, vers votre Grandeur, répandre dans votre oreille, où sur Votre très noble Grâce, le souffle empoisonné de son haleine infecte. » (Acton.)

Suivant le livre des Délibérations de la ville de Paris, est signalée, à la date du 17 février 1507, la présence à l'Hôtel-Dieu d'une centaine de malades de la grosse vérole : « Que c'est une maladie contagieuse, comme chacun peut cognoistre, et telle que par la fréquentation d'iceulx, les autres poures malades qui sont audit Hostel-Dieu, et semblablement les sœurs religieuses, gardes, serviteurs et autres d'iceluy Hostel-Dieu, pourraient tumber en ladite malladie de grosse verolle, qui serait un inconvénient inestimable et très pitéable. »

Si l'on veut bien se rappeler que les malades de l'Hôtel-Dieu couchaient alors à quatre dans le même lit, on comprend combien de contacts pouvaient

résulter d'une semblable promiscuité, et l'on estimera
sans doute que la contamination avait chance de se
réaliser tout autrement que par l'atmosphère.

Les plus autorisés des anciens syphiliographes révo-
quèrent en doute la transmission aérienne de la
vérole ; nombre d'entre eux reconnurent même que
le contact d'un syphilitique avec une personne saine
pouvait être dangereux en dehors de l'acte vénérien ;
tel est Jacques de Béthencourt : bien que pour lui ce
mal dérive le plus habituellement du commerce vénérien, il peut aussi reconnaître comme cause tout
contact pudique et chaste. C'est ainsi, par exemple,
que les nourrissons sont infectés par leurs nourrices.
(Voy. Fournier, *Nouveau carême de pénitence de Jacques
Béthencourt.*)

C'est à quoi n'ont pas réfléchi les auteurs qui, de
nos jours encore, ont trop facilement admis la possibilité du développement de véritables épidémies de
syphilis sous l'influence d'une cause générale, cosmi-
que, indépendante de tout contact. Nous avons, dans
notre *Traité des maladies épidémiques*, insisté sur plusieurs faits de ce genre, notamment sur cette épidémie, si singulière au premier abord, qui, durant l'année 1873, causait tant d'émotion dans la population
de Brives-la-Gaillarde, et pendant laquelle plusieurs
femmes récemment accouchées éprouvaient des accidents d'une nature exceptionnelle ; les enfants de
plusieurs d'entre elles étaient gravement atteints,
plusieurs succombaient. « Il y avait quelque chose
dans l'air », disait-on, rappelant ainsi par cette phrase
banale le dogme occulte de l'épidémicité ; et, grâce
aux enquêtes de médecins éclairés, cette étiologie si
vague et si mystique se transformait enfin en la con-

statation, sur le doigt d'une sage-femme, d'un chancre avec lequel elle inoculait, depuis plusieurs mois, à son insu, nombre de ses clientes, absolument comme l'accoucheur inocule, d'une manière bien autrement redoutable, avec le virus puerpéral dont son doigt s'est chargé dans un hôpital infecté. Que de prétendues épidémies syphilitiques n'ont été que le résultat d'une série d'inoculations moins artificielles que la précédente, inoculations résultant d'un coït impur, et dont les conséquences ont pu être naïvement rapportées à des influences supérieures, parfois à des influences divines.

A certaines époques néfastes encore bien voisines de nous, les mesures de protection ont eu pour point de départ des motifs d'un ordre tout spécial ; telle fut, en 1815, cette ordonnance du préfet de police rappelée plus haut et prescrivant l'expulsion régulière, mois par mois, de la capitale, d'un certain nombre de prostituées, choisies parmi celles qui avaient été le plus fréquemment malades, et arrêtées par la police. Paris, alors occupé par les armées alliées, était encombré d'un nombre énorme de femmes publiques, presque toutes malades à un très haut degré ; et, pour comble de malheur, on manquait de moyens de traitement ; les hôpitaux étaient remplis de malades étrangers ; les Prussiens, entre autres, occupaient, à l'hospice du Midi, les salles des prostituées.

En 1870, au moment ou l'armée allemande venait entourer Paris, non seulement on engagea les bouches inutiles à quitter la ville ; mais on décida d'expulser les vagabonds, les repris de justice et les filles de débauche ; la présence de ces dernières avait le double inconvénient d'augmenter le nombre des bouches à

nourrir et d'inutiliser pour la défense de la capitale
un nombre considérable de soldats ; la syphilis était
devenue en effet plus commune et par l'irrégularité
du service des dispensaires et par l'augmentation de
la prostitution clandestine. D'après Lecour, on expédia
ainsi en province, immédiatement avant le siège de
Paris, environ 1,250 prostituées de toutes classes.
Nombre de pétitions furent dès lors adressées à la
Préfecture de police pour obtenir une expulsion plus
complète ; ces pétitions furent même renouvelées, au
moment où l'ennemi avait intercepté nos communications avec la province, par des gens qui semblaient
ignorer notre position d'assiégés ; aux conseils ration-
nels de quelques esprits sages, s'unissaient les vœux
de véritables illuminés, dont l'un, dit Lecour, demandait l'expulsion de 80,000 femmes de ce genre.

Nous n'avons point à juger les mesures d'expulsion, quand elles sont ainsi adoptées en cas de force
majeure ; mais en temps ordinaire, elles entraînent, si
l'on y réfléchit bien, des conséquences complètement
opposées au but qu'on veut atteindre, l'extinction ou
la diminution du mal vénérien ; car l'expulsion de
ces malades augmente en somme la contamination
des masses par leur arrivée dans de nouveaux milieux relativement moins infectés ; et, dans la pratique, on a constaté le retour fatal, vers les grandes
villes, des filles de débauche qu'on en avait ainsi renvoyées (Parent-Duchâtelet).

F. *Nécessité de la surveillance des femmes inscrites.*
— La preuve de l'importance des moyens préserva-
tifs ne devrait plus être à faire à notre époque ; et
cependant il semble qu'un courant d'opinion se soit
prononcé à leur encontre en ces dernières années,

courant aussi dangereux et aussi irréfléchi que celui qui s'est formé à l'encontre des vaccinations, et qui amènerait à la négation de l'utilité des mesures préventives.

Qu'on me permette donc d'emprunter encore à l'armée le témoignage de cette utilité.

D'après mes recherches sur la question, j'ai pu établir qu'au point de vue des maladies vénériennes, l'état sanitaire des garnisons était subordonné à la perfection des mesures d'assainissement des foyers de prostitution dont elles subissent le voisinage.

Une des armées où le chiffre des vénériens est relativement le moins élevé, l'armée belge (Vleminckx), doit cette proportion favorable aux applications plus parfaites, en ce pays, des règles de police sanitaire dirigées contre la prostitution; en Angleterre, où ces règles sont appliquées si difficilement, le nombre des vénériens de l'armée atteignait, avant 1865, l'énorme proportion annuelle de 329 sur 1,000 hommes dans les garnisons de l'intérieur, proportion égalée dans l'armée des Etats-Unis.

Notre armée hors de France est souvent plus atteinte qu'à l'intérieur. En certaines années, le chiffre des vénériens a pris en Algérie des proportions excessives, la moyenne journalière de ces malades étant plus que double de la moyenne pour les garnisons de France (plus de 20 vénériens en traitement sur 1,000 hommes au lieu de 10) ; cette fréquence du mal en Algérie a presque toujours correspondu aux années de disette, grâce à l'extension considérable prise alors par la prostitution indigène, sous l'influence de la misère et du besoin.

Les observations de Castano, en Chine, de Liber-

mann au Mexique, de Duteuil au Japon, de Jules
Arnould en Algérie, établissent que le chiffre des vénériens s'est élevé, dans ces différentes campagnes, à
un degré tout à fait hors de proportion avec le niveau
auquel il reste soumis dans nos garnisons de l'intérieur. Ces faits prouvent l'intensité relative des
foyers d'infection syphilitique en ces différents pays,
dépourvus de toute surveillance. M. Lagneau cite
même une garnison de l'Afrique centrale, Lagos, où les
troupes nègres au service de l'Angleterre ont offert une
moyenne de 724 vénériens par an sur 1,000 hommes !

G. *Méthode actuelle*. — La fréquence et la gravité de
l'affection furent longtemps entretenues, dans la population parisienne, par les pénalités pécuniaires, et
même corporelles, infligées aux personnes atteintes
de syphilis. Il n'y a guère qu'un siècle que la fustiga-
tion, préalable à tout traitement dans les hôpitaux,
ne leur est plus appliquée.

Quant aux filles publiques, ce n'est que depuis 1829
que les visites médicales sont gratuites ; la rémunération antérieurement exigée par l'ordonnance de 1802
en rendait l'exécution tout à fait illusoire.

Les filles isolées sont visitées une fois par quinzaine
dans un local particulier de la Préfecture de police,
appelé Dispensaire ; les filles en maison le sont une
fois par semaine, à domicile.

Les femmes que le médecin désigne comme malades et comme devant être séquestrées sont envoyées
directement du dispensaire à l'infirmerie de la prison
Saint-Lazare. Ces femmes sont, outre celles qui
présentent des accidents syphilitiques contagieux
(chancres indurés, plaques muqueuses, etc.), celles
qui sont atteintes de chancres mous, d'ulcérations du

col, de blennorrhagie et, d'une façon générale, de suppuration des organes génitaux ; enfin celles qui sont atteintes de gale.

Le nombre des visites annuelles oscille autour de 100,000; en voici les résultats pour cinq années :

ANNÉES.	VISITES MÉDICALES	ENVOIS A L'INFIRMERIE		
		SYPHILITIQUES.	NON SYPHILITIQUES.	TOTAL.
1877.....	114 590	821	1 091	1 912
1878.....	111 461	857	1 087	1 944
1879.....	97 935	953	725	1 678
1880.....	88 430	1 233	937	2 158
1881.....	79 618	889	723	1 612

Il y a donc tous les ans, et en moyenne, environ 1,800 envois à l'infirmerie, dont près de la moitié sont nécessités par des affections syphilitiques.

N'est-il pas rationnel d'admettre que ces réclusions diminuent les chances d'infection en ville ?

H. *Objections.* — Et pourtant des doutes ont été formulés sur la légalité de ces prescriptions; on a proposé l'abolition de toute réglementation de la syphilis à Paris; on a invoqué des motifs soit d'ordre moral, la visite obligatoire constituant un outrage à la femme, soit d'ordre légal, cette mesure, appliquée à la prostituée seulement, la plaçant hors du droit commun. Quant au droit de l'État de protéger la santé publique, d'intervenir ici comme ailleurs dans la surveillance des professions insalubres, les abolitionnistes en ont fait bon marché.

Eh bien, nous non plus ne donnons plein assentiment aux mesures précédentes; mais c'est que nous les jugeons insuffisantes et en particulier à deux points de vue :

1° Les visites sanitaires, surtout pour les filles isolées, sont trop rares ; dans leur intervalle, chacune de ces filles a le temps non seulement d'être infectée, mais, si son métier prospère, d'infecter elle-même nombre d'individus. A Bruxelles, ces visites ont lieu deux fois par semaine ; de même en Italie, Espagne, Hollande, Danemark, et l'excellence des résultats impose cette méthode à l'administration parisienne.

2° Les femmes quittant l'infirmerie devraient être l'objet d'une surveillance spéciale et prolongée. « Dans l'état actuel, une fille, qui vient d'être guérie d'un chancre infectant, bien qu'en pleine imminence de plaques muqueuses, rentre dans la règle commune, et peut rester plus de quinze jours, si elle n'est pas en maison, avant d'être visitée ; il est évident qu'il y a là une source importante de contagions » (Fournier, cité par Vibert). Nous nous expliquons ainsi les séries de soldats souillés parfois par une même femme, bien que d'une contagion à l'autre celle-ci ait été envoyée à l'infirmerie spéciale, d'où, quelques semaines plus tard, elle sortait réputée guérie, pour reprendre, une fois chez elle, la suite de sa maladie et de la contamination de sa clientèle.

I. *Mesures contre la prostitution clandestine.* — Il est très difficile, dit M. Vibert en son excellent rapport, de soumettre les femmes de cette catégorie à l'action de la police parce que « cela exigerait un personnel très nombreux et nécessiterait des recherches et des enquêtes qui seraient la source de scandales, d'erreurs déplorables, de réclamations et de protestations incessantes. »

Quand on songe que sur 100 filles insoumises arrêtées, on en trouve en moyenne plus de 30 malades,
pourra-t-on se rendre à de semblables raisons?

N'arrive-t-il pas chaque jour à la justice d'arrêter,
pour les relâcher de suite, de faux coupables? En
quoi l'administration sera-t-elle plus répréhensible si
une fois par hasard, au lieu d'une fille de joie, elle a
le malheur d'arrêter une femme dont les allures ont
pu donner lieu à une aussi regrettable équivoque?

Jamais, il est vrai, les manœuvres de ces femmes
ne sont étalées avec plus d'impudeur.

Jamais on n'a semblé plus tolérant à l'égard de ce
qu'on appelle la *provocation publique*, laquelle ne se
contente plus des carrefours et des boulevards, mais
a envahi les théâtres, les cafés, les cafés-concerts, les
« brasseries à femmes, cette peste nouvelle de notre
siècle, les abords des lycées et des écoles, les par-
fumeries, les gares de chemin de fer, les trains de
banlieue, les magasins de ganterie, de photographie,
voire de librairie, d'antiquités? Et j'en passe » (Fournier, in *Bulletin de l'Académie de médecine*, 1885,
p. 295).

Jamais les femmes arrêtées dans les quartiers centraux de Paris n'ont trouvé plus de défenseurs improvisés parmi les passants.

Jamais enfin nous n'avions entendu tirer des conséquences aussi bizarres et aussi inattendues de ce
danger spécial, évident pour tous, des filles insoumises,
puisqu'on en a fait l'un des arguments contre la réglementation de la prostitution régulière à Paris; on a
prétendu que, dès lors, tout contrôle des maisons de
tolérance devenait superflu, puisqu'il y avait tant de
dangers en dehors d'elles; comme si la réclusion

annuelle de 1,800 femmes à l'infirmerie spéciale (voy. p. 399) ne constituait pas pour autant une garantie de préservation !

N'en arrive-t-on pas fatalement à regretter l'époque où la prostitution parisienne était concentrée dans un quartier déterminé de la ville, soit dans les ruelles de la cité comme au moyen âge, soit au Palais-Royal comme au commencement du siècle précédent?

N'y aurait-il point progrès à pouvoir arrêter cette décroissance persistante du nombre des maisons de tolérance, à en encourager même la création afin d'y concentrer la somme de dangers de plus en plus disséminés sur l'ensemble de la ville, et de les atténuer par une surveillance relativement facile?

Conseil assurément fort singulier, sur lequel nous ne nous permettons point d'insister, mais dont la réalisation rencontrerait bien des difficultés : substitution, aux anciennes ruelles du centre de Paris, de grandes voies dont les vastes immeubles ne se prêtent guère à semblable industrie ; réduction des bénéfices du personnel des maisons de tolérance, du fait même de ceux de la concurrence clandestine; faut-il le dire enfin, naïveté du consommateur qui croit voir un succès, au moins relatif, dans la possession d'une fille n'appartenant pas à la prostitution réglementée !

K. *Surveillance appliquée à des catégories autres que les prostituées.* — Des auteurs ont proposé l'extension des mesures prohibitives, sans dictinction de professions, à tous les individus susceptibles de transmettre le mal vénérien : ce serait, à vrai dire, les appliquer à tout le monde. Il suffit d'énoncer les propositions émises en ce but pour en démontrer le sens pratique !

Tel cet anonyme, qui proposait, en 1769, d'établir

« aux barrières de Paris des bureaux où chaque personne, homme, femme, fille, entrant dans la ville, serait tenu de venir se faire examiner de manière à ne laisser entrer aucun vénérien ».

Ces propositions, si étranges, si complètement inacceptables, doivent nous mettre au moins en garde contre les illusions de certains auteurs qui ont pensé que l'on pourrait arriver à la séquestration de tous les vénériens, afin d'obtenir l'extinction de la syphilis, comme on a obtenu ou cru obtenir celle de la lèpre ou de la peste; pour arriver à cette séquestration de tous les vénériens, ne faudrait-il point tout d'abord employer, sur une bien plus vaste échelle, des mesures d'investigation analogues aux précédentes? Si, dans certains pays, les formes graves ou altérées de la syphilis, comme le scherlievo à Fiume (Illyrie), sont l'objet de mesures sanitaires prescrivant la recherche des malades et leur traitement obligatoire en des hôpitaux spéciaux, c'est que ces formes se révèlent en général, comme autrefois la lèpre, par des manifestations cutanées sur la face, les mains, les parties habituellement découvertes du corps, qui signalent les individus atteints sans qu'il soit besoin d'un examen spécial des organes, siège habituel des altérations syphilitiques. Dans l'immense majorité des cas, la syphilis est précisément transmise par des malades qui en sont à la période des accidents primitifs, et chez lesquels, par conséquent, cette investigation serait indispensable pour dévoiler leur affection; jamais semblable examen pourra-t-il être exigé?

Peut-être de telles recherches du mal seraient-elles praticables, vu l'opportunité du lieu, si l'on adoptait la mesure proposée par M. Diday d'obliger les directrices des maisons de tolérance à examiner tout homme se présentant chez elles, et à ne lui permettre l'entrée de leur établissement, que lorsqu'elles l'auraient reconnu sain ; à notre point de vue, cette pratique n'aurait d'autre résultat que de détourner les vénériens des maisons de prostitution, d'où dissémination plus considérable du mal en dehors de ces maisons.

Peut-on considérer comme plus spécialement dangereux les individus appartenant à telle ou telle profession, à part bien entendu celle des filles de joie, et diviser l'espèce humaine, comme on divise les arrivages des berceaux de la peste, en groupes plus ou moins susceptibles de recéler et de transmettre le contage ?

C'est incontestable. Il est certain que les réunions composées d'hommes jeunes, non mariés, éloignés de leur famille, sujets à de fréquents changements de résidence, peuvent, si l'on n'y veille, constituer des milieux spécialement favorables à la propagation des maladies vénériennes. Telles sont les armées : sans parler de la grande invasion de la syphilis au quinzième siècle, n'a-t-on pas attribué, avec une certaine raison, aux mouvements des armées, l'importation des germes qui, en certains pays, sont devenus le point de départ des formes complexes du mal vénérien (1) ?

(1) C'est ainsi qu'en Suède et en Norvège la *radezyge* a pris son extension principale en 1766, époque où les troupes suédoises revenaient de la guerre de Sept ans ; la *syphiloïde* du Jutland est devenue plus commune en 1817 à la rentrée des troupes qui avaient contribué à envahir la France ; le *sibbens* d'Écosse est introduit, au milieu du dix-septième siècle, par les troupes de Cromwell ; la *syphiloïde* de Courlande

Aussi ne peut-on qu'approuver, et sans réserve aucune, les prescriptions réglementaires qui soumettent les soldats à des visites de santé dont le but spécial est l'isolement et le traitement des individus atteints; ici l'on a heureusement renoncé aux systèmes qui, assimilant tout malade à un coupable, empêchaient les militaires de déclarer eux-mêmes leur affection; quant au caractère obligatoire des visites à leur imposer, il est suffisamment justifié par le droit de contrôle des gouvernements sur la validité des hommes qui appartiennent à l'armée. Ces visites constituent en outre, au bénéfice des individus, l'accomplissement d'un des devoirs contractés par l'État qui, en aliénant leur liberté, accepte jusqu'à un certain point la responsabilité des dangers, même étrangers aux faits de guerre, que peuvent entraîner les conditions de la vie qui leur est imposée.

Ces raisons seules, qui donnent un caractère imprescriptible aux règlements adoptés dans toutes les armées des pays civilisés, établissent une profonde différence entre la valeur de ces règlements et les mesures proposées à l'égard d'autres catégories d'individus.

« Lorsque Anglès conçut en 1815 le projet d'expulser de Paris un certain nombre de prostituées, il pensa qu'un des meilleurs moyens de compléter l'assainissement de ces filles était d'assujettir à une visite, et d'obliger à se faire soigner dans une infirmerie,

---

et de Lithuanie aurait été apportée en 1751 par les troupes russes; le *scherlievo* ou *mal de Fiume*, par des soldats de marine; la *frenga* ou *mal de Serbie* en 1810, par les troupes russes et turques. Enfin le *spirocolon* des Grecs aurait apparu, de 1820 à 1825, pendant la guerre d'indépendance.

tous ces vagabonds et mauvais sujets qui sont journellement amenés à la préfecture, et qui partagent
toutes les habitudes des prostituées » (Parent-Duchâtelet). Nous ne réclamerions certes pas contre l'application de cette mesure, qui nous délivrerait peut-
être de tant de souteneurs, repris de justice, récidivistes, etc., s'il était plus facile de déterminer le champ
de son action. Nous souhaiterions également, sans
oser l'espérer, qu'à Paris comme en quelques autres
villes étrangères il fût possible d'arriver à soumettre
à des visites sanitaires périodiques, comparables à
celles de l'armée, les ouvriers célibataires employés
dans les grandes administrations publiques ou privées.

M. Diday a fait entrevoir diverses circonstances
dans lesquelles il serait possible, suivant lui, de soumettre les hommes à des visites spéciales; on exigerait, par exemple, un certificat ou patente nette de
maladies vénériennes avant le mariage; on réclamerait des attestations analogues à tout individu désirant être reçu dans les écoles, la magistrature, les
administrations; on imposerait, à la rigueur, cette
obligation aux gens qui sollicitent la jouissance d'un
droit ou d'un bénéfice devant les autorités du pays,
et le certificat de santé serait exigible de toute personne voulant recueillir une succession, porter une
plainte en justice, voter comme électeur, prendre un
passe-port, etc. Or dans toutes ces circonstances,
dans la plus grave même d'entre elles, en raison de
son influence sur la race, à la veille du mariage,
pourra-t-on imposer semblable contrainte qui révolterait tout sentiment de dignité humaine?

Mais ce que ne saurait obtenir, en ce dernier cas,

le médecin délégué par l'autorité, il est du devoir du médecin particulier de le faire, et lui, il le peut.

Comme l'a dit M. Fournier, beaucoup de syphilitiques demandent spontanément conseil à leur médecin avant de contracter mariage; et, si pour les autres le médecin prenait de son côté l'initiative de ce conseil, et obtenait le délai nécessaire au traitement approprié, on arriverait sans doute, comme l'espère notre collègue, à diminuer, au moins dans une certaine mesure, les résultats néfastes de ces unions prématurées dans la syphilis, c'est-à-dire à atténuer l'effroyable mortalité qui pèse sur les enfants issus de parents syphilitiques.

Quoi qu'il en soit, les difficultés morales et matérielles d'action, sur les groupes de la société autres que celui des filles publiques, démontrent une fois de plus que le foyer le plus dangereux et le seul attaquable c'est la prostitution, et qu'il y a lieu d'en poursuivre l'assainissement à Paris par l'application des mesures locales d'hygiène et de police sanitaire dont tant de localités recueillent aujourd'hui les avantages. L'homme cherche à étouffer dans son berceau la cause première des maladies pestilentielles, sans avoir cependant bien nettement déterminé le siège de cette cause; n'est-ce pas ainsi qu'il doit combattre la syphilis, dont il connaît au moins le principal réceptacle?

Art. XV. — Intoxications.

1° *Alcoolisme*. — On ne peut dire que l'alcoolisme soit une affection moderne; l'aventure de Noé en reporte l'origine au moins au déluge.

Ce qui est moderne, à Paris, c'est la fréquence de l'affection, c'est sa gravité, c'est surtout sa tendance à se manifester sous forme chronique, tendance encore si rare il y a cinquante ans que l'on regardait presque comme une maladie étrange l'alcoolisme chronique décrit par les médecins du nord de l'Europe.

Il importe de remarquer en effet que cet empoisonnement est plus commun dans la région septentrionale : Angleterre, Suède, Russie.

Mais il importe, au même titre, d'observer qu'en ces régions la fréquence de l'alcoolisme trouve sa raison d'être, nous dirions presque son excuse, en ce fait qu'elles ne produisent pas de vin, car l'on y boit à peu près exclusivement des alcools d'industrie, et à dose singulièrement élevée, s'il est vrai qu'en Suède la consommation annuelle moyenne soit de 100 litres par an et par habitant. Ce qui devait précisément protéger la France, c'est l'innocuité *relative* des dérivés de la vigne, et c'est de son envahissement récent par les produits industriels que date la recrudescence de l'alcoolisme en notre pays.

Les statistiques de M. Lunier, les recherches de MM. Dujardin-Beaumetz et Audigé sur les divers alcools et leurs effets physiologiques sur l'organisme, ont donné les raisons des caractères de gravité que l'intoxication alcoolique a acquis depuis quelque temps. Ce que leurs expériences ont mis en lumière, la clinique le confirme de la manière la plus évidente, et chaque jour semble apporter une preuve à l'appui de cette opinion scientifiquement établie : que les alcools d'industrie qui entrent pour une si large part dans la consommation sont beaucoup plus toxiques que l'alcool de vin.

La chose en serait venue au point que l'auteur d'un travail sur l'alcoolisme estime que, dans les hôpitaux civils de Paris, le vingtième des malades succomberait à cette intoxication; cette proportion nous a toujours paru exagérée; mais il est juste de reconnaître qu'en nombre de maladies l'alcoolisme intervient pour en augmenter la gravité et hâter le dénouement fatal : pneumonie, érysipèle, fractures, etc., sans parler des affections chroniques, hépatite, néphrite et surtout de la phthisie pulmonaire.

On en a également la preuve en considérant à 30 ans d'intervalle le rôle joué par l'alcoolisme dans la production de la folie ; à Paris, de 1826 à 1837, sur 1557 aliénés on compte 134 ivrognes, soit 1 sur 11 ; de 1857 à 1864, sur 1146 aliénés il y a 277 ivrognes, soit plus du quart.

Ce qui est tout aussi grave c'est que la folie alcoolique, en triplant de fréquence, paraît avoir pris un caractère de gravité tout nouveau.

« Le nombre des crimes contre les personnes commis sous l'influence de l'excitation alcoolique, dit M. Motet (1), augmente depuis quelques années dans des proportions effrayantes. L'ivresse est devenue brutale, agressive ; il n'est pas douteux que l'intoxication par l'alcool revêt aujourd'hui des caractères qu'elle n'avait que rarement autrefois.

« En présence des actes impulsifs d'une sauvage brutalité à laquelle ils donnent lieu, les magistrats s'arrêtent indécis : dans ces meurtriers, qui tuent sans mobiles déterminés, dont la violence a été soudainement éveillée au hasard d'une discussion, d'une ren-

(1) *Séance de l'Académie de médecine*, 12 mai 1885

contre, ils ne reconnaissent pas le meurtrier qu'ils interrogent. » L'impulsion criminelle s'est manifestée aussi soudainement que chez les épileptiques.

Il en est de même des suicides dont un dixième aujourd'hui, à Paris, revient à l'ivrognerie.

Depuis longtemps nous enseignons que, dans l'armée (1), la prédisposition à l'alcoolisme s'établit surtout par les circonstances suivantes : 1° désœuvrement relatif du soldat ; 2° éloignement de la famille ; 3° excitation mutuelle ; 4° autrefois enfin, avant la distribution du café, absence de boissons compensatrices.

En est-il bien différemment de la population civile où l'alcolisme sévit surtout parmi les célibataires, plus complètement soustraits à toute obligation de travail, à toute surveillance de famille, et, par leur réunion en groupes d'ouvriers ou d'employés, se trouvant en des conditions d'excitation réciproque analogues à celles du soldat ?

Jusqu'à l'amour-propre qui, de part et d'autre, vient contribuer au progrès de l'intoxication.

Dans l'armée, comme dans certaines classes de la société, il y a un certain prestige à paraître supporter sans inconvénient l'ingestion d'une quantité plus ou moins considérable de liqueur, à ne pas laisser entrevoir la répugnance ni l'intolérance du conscrit. Souvent le cantinier est heureux d'entretenir, comme le marchand de vins de la ville, certains buveurs d'élite lui amenant des clients qui, seuls, ne boiraient pas. Parfois encore, comme le marchand de vin, les canti-

---

(1) Et ici je parle moins de l'armée française où l'alcoolisme est en voie de diminution, que de certaines armées étrangères, notamment l'armée anglaise qui, chaque année, perd des centaines d'hommes du fait de cette affection.

niers donnent eux-mêmes l'exemple ; c'est chez ces anciens buveurs émérites qu'on voit en général apparaître les symptômes de l'alcoolisme chronique.

Le danger surtout pour l'ouvrier, à Paris comme ailleurs, c'est la multiplication des débits de boissons ; c'est la croyance que l'alcool donne de la force, qu'il peut remplacer pour une part les aliments et même être absolument substitué au repas du matin. C'est l'inverse : à jeun, dit notre vénéré maître M. Bouchardat, l'alcool est plus concentré, son absorption plus rapide et son action physiologique d'autant plus intense.

« L'alcool ne peut, d'après sa composition, contribuer en rien à réparer les pertes de substance que le muscle subit par le fait du travail. Les aliments azotés et surtout la bonne viande doivent être considérés comme les véritables aliments de la force.

« Les alcooliques, pris à dose modérée, ont une puissance incontestable pour combattre l'ennui, pour produire une excitation intellectuelle, favorable si l'on sait utilement l'employer ; mais cette excitation est mauvaise si elle n'est pas utilisée ; elle ne conduit alors qu'à de stériles rêveries ou à de plus inutiles bavardages. » (Bouchardat, *Traité d'hygiène*.)

2° *Saturnisme*. — Le saturnisme à Paris a été récemment, devant le Conseil d'hygiène publique et de salubrité, le sujet de plusieurs rapports intéressants de M. Armand Gautier.

Suivant les relevés faits par l'auteur et basés sur les entrées aux hôpitaux, ce qui n'indique, il est vrai, qu'une partie du mal, les industries, qui travaillent à Paris le plomb sous toutes ses formes, fournissent chaque année environ 550 malades atteints de saturnisme. En moyenne il y a de ce fait cinq décès par an dans les hôpitaux de Paris.

La morbidité comme la mortalité a donc notablement augmenté depuis trente ans, époque à laquelle le nombre des cas d'entrée aux hôpitaux, de ce fait, ne dépassait guère 50 à 60, et où aucun de ces cas n'était mortel ; cette augmentation paraît tenir à l'abus des peintures et enduits dans la coloration actuelle des maisons.

Sur ces 550 cas annuels d'empoisonnement par le plomb, les peintres en bâtiments, enduiseurs, ponceurs, broyeurs de couleurs, donnent un total annuel moyen de 235 malades ; les cérusiers, fabricants de massicots et minium, 195 : soit en tout 430 malades pour ces deux catégories d'ouvriers qui manient largement et quotidiennement les préparations plombiques.

Puis viennent par ordre décroissant de fréquence :

Les polisseuses de caractères d'imprimerie, les fondeurs de plomb et de divers alliages, y compris les potiers d'étain ; les plombiers, étameurs et miroiteurs, typographes, doreurs, chaudronniers et chauffeurs, potiers de terre et émailleurs, apprêteurs de poils, etc...

Tout récemment des accidents d'intoxication saturnine ont été observés chez trois ouvriers occupés dans une fabrique de *braise chimique;* l'enquête faite par M. A. Gautier a établi que la préparation de cette braise comporte l'immersion du charbon dans un bain d'acétate neutre de plomb. Le Conseil a émis l'avis de substituer aux sels de plomb l'azotate d'ammoniaque, qui est entièrement inoffensif.

De ces ouvriers, en général, les plus menacés sont

ceux que leur travail expose aux poussières plombiques : voilà pourquoi l'usine de Clichy, où les lames de plomb sont épluchées à l'état sec, envoie notablement plus de malades aux hôpitaux (179 au lieu de 11) qu'une autre usine de Paris, où la céruse est mélangée à l'eau ou à l'huile avant tout maniement ; pourquoi aussi la catégorie, heureusement fort restreinte, des fondeurs de boîtes de conserves alimentaires est frappée dans l'énorme proportion de 1 sur 3 ou 4.

D'où ce vœu si légitime émis par M. Gautier de la substitution de la céruse broyée à l'huile à la céruse sèche. Une autre indication, plus capitale encore, et demeurant, elle aussi, à remplir bien que formulée depuis près d'un siècle, c'est la substitution au blanc de céruse du blanc de zinc, fabriqué depuis longtemps à Paris, mais dont la routine continue à retarder et à circonscrire l'emploi.

Peut-être en revanche s'est-on exagéré le danger du séjour des eaux de Paris dans les conduites en plomb ; l'emploi de ces conduites, s'il s'agissait d'eaux pluviales recueillies directement, ou dans des citernes, serait dangereux et devrait être interdit pour l'usage alimentaire.

Mais la composition des eaux de Paris, toutes plus ou moins chargées de sels minéraux, est telle qu'elles n'attaquent pas le plomb et qu'il n'y a pas à se préoccuper du danger que peut offrir l'usage des tuyaux de plomb pour les branchements de distribution des eaux de la Ville.

Il y a lieu toutefois de recommander expressément aux concessionnaires, en cas d'interruption plus ou moins prolongée du service de leurs prises d'eau, de

laisser écouler pendant quelque temps, sans les recueillir, les premières eaux après l'ouverture des robinets, particulièrement dans les conduites neuvrs,
soit en plomb, soit même en plomb doublé d'étain.
(Voy. Boudet, *Rapport au Conseil d'hygiène publique
et de salubrité de la Seine*, 1873).

ART. XVI. — ALIÉNATION.

La fréquence de l'aliénation va croissant depuis
nombre d'années ; cette augmentation ressort aussi
bien des statistiques recueillies à la Préfecture de
police, où sont amenées d'office chaque jour, à l'infirmerie spéciale, des personnes présumées aliénées
(près de 3000 en 1881), que des chiffres des place-
ments dans les maisons de santé (3731 en 1881).

Sur l'ensemble du territoire la proportion des fous
est de 133 sur 100,000 habitants ; dans le département de la Seine il s'élève à 239 et n'est primé que
par ceux des départements d'Indre-et-Loire (248) et
de Seine-et-Oise (250).

Parmi les affections nerveuses et mentales, il en
est dont la fréquence s'imposait jadis tout spécialement dans les agglomérations urbaines ; affections
caractérisées par la prédominance des troubles convulsifs, et dont les principales victimes appartenaient
à la catégorie des hystériques toujours si nombreuses
dans les grandes villes.

Ce qui, aux temps passés, donnait à ces maladies
un caractère spécial de ténacité qui ne se démentait
ni devant les exhortations ni devant les supplices,
c'était, pour une large part, la forme de délire qui s'y
associait : délire religieux, de nature expansive ou dé-

pressive suivant qu'il plaçait l'intéressé en rapport avec les puissances célestes ou avec les esprits infernaux (théomanie ou démonomanie).

Bornons-nous à rappeler ces névroses épidémiques parmi les martyrs des premiers temps du Christianisme, puis parmi les sorciers et les possédés du moyen âge, et qui se sont reproduites plus tard, sous forme identique, à Paris, autour du tombeau du diacre Pâris et, plus près de nous encore, autour du baquet de Mesmer et de quelques tables tournantes. Notons bien que ce ne sont pas là des types disparus, et nous en trouvons la preuve à Paris même. Les anciennes épidémies de danse de Saint-Guy que Sydenham, puis Trousseau ont confondues à tort avec la chorée, qui n'est qu'une maladie de la motricité, et dont habituellement les facultés intellectuelles n'éprouvent aucun contre-coup, ne sont autre chose que l'hystéro-épilepsie de notre temps.

La démonstration clinique en a été donnée par le professeur Charcot; l'éminent clinicien de la Salpêtrière a prouvé l'identité des attaques hystéro-épileptiques provoquées sous les yeux de son auditoire, du fait d'une brusque impression, auditive ou visuelle, et des crises des possédées et des convulsionnaires du quinzième et du seizième siècle dont les peintres de l'époque nous ont transmis la physionomie : les gestes, les attitudes de ces anciens tableaux correspondent, trait pour trait, aux diverses périodes de contorsions, de convulsions toniques ou cloniques, etc., considérées jadis comme des attaques démoniaques, et qui constituent les diverses phases de l'hystéro-épilepsie moderne ; alors, comme à notre époque, les malades étaient immédiatement soulagées par la compression de l'abdomen. Aujourd'hui encore, chez nombre d'hystériques, l'attaque est suivie de prédications religieuses, de prophétisations, etc.

Il pourrait sembler étrange dès lors que ces affections ne se manifestent plus actuellement d'une manière aussi fréquente, aussi épidémique; et que, du fait même de l'augmentation de la population parisienne, il n'y ait pas, de nos jours, plus de chances qu'autrefois, dans nos rues et sur nos places, de ces manifestations publiques auxquelles se livraient jadis flagellants et danseurs de Saint-Guy.

C'est qu'aujourd'hui, grâce aux progrès de l'instruction et du scepticisme, il n'y a plus la somme de foi voulue pour l'entraînement réciproque; l'enthousiasme de la *galerie* ferait défaut.

Dans les climats extrêmes (polaires et intertropicaux) qui sont demeurés en dehors des progrès de l'émancipation intellectuelle, on rencontre actuellement encore des groupes *épidémiques* de convulsionnaires et de possédés dont le besoin de prêcher est l'une des manies dominantes; comme preuve dans les régions polaires : la démonomanie des Samoyèdes; dans la zone tropicale : la théomanie du Néo-Calédonien.

Dans notre Europe civilisée elle-même, si par hasard une explosion de ce genre se manifeste de nos jours, ce sera dans quelque village arriéré, isolé des populations voisines par la rareté ou la difficulté des communications. Dans les agglomérations ainsi séquestrées, où les croyances d'autrefois sont demeurées souvent intactes, il suffira d'une surexcitation religieuse entraînée par une période de jeûne, de prédications pour disposer la population à des épidémies de ce genre; les impressions subies par chacun

s'augmentent de celles de ses voisins, au lieu de s'atténuer comme dans les centres à relations faciles et à
population mobile, où elles se trouvent diversifiées,
souvent effacées par le va-et-vient des idées et des
étrangers ; les individus s'imitent, s'identifient et,
malgré la différence d'âge, finissent par se ressem-
bler, au point de vue psychologique, comme se ressemblent les unités renfermées dans une caserne, un
lycée, une prison, etc. (1), ou assujetties à un genre de
vie et à des pratiques absolument uniformes (2).

L'accroissement du nombre des fous à Paris ne
tient pas à une augmentation parallèle de fréquence
de tous les modes de l'aliénation : *manie, monomanie,
démence*, etc.; il est dû pour la plus large part à
l'augmentation presque soudaine de fréquence de
la paralysie générale, qui est un des faits les plus
considérables de la pathologie mentale au siècle
actuel; suivant Baillarger qui en a été l'un des premiers observateurs, elle ne représentait vers 1840 que
le quinzième des cas soignés dans les asiles du département de la Seine; vingt ans après, en 1860, elle en
constituait le quart, souvent le tiers.

Ce qui augmente facilement, à Paris, le chiffre de
cette catégorie d'aliénés, c'est qu'entre tous ils sont
doués, au début de leur affection, de cet instinct *cen-
tripète* qui les pousse à venir demander aux grands

(1) Voy. Léon Colin, *Une épidémie de possédés en Italie en* 1878, in
Annales d'hygiène publique et de médecine légale, juillet 1880.
(2) En ce siècle encore on voit, en Amérique, parmi les nombreuses
sectes du méthodisme, des congrégations religieuses composées parfois
de 10 000 à 12 000 personnes qui sautent, chantent, dansent, rient, pleu-
rent, écument, se roulent, s'évanouissent par centaines ; dans une seule
de ces assemblées, le nombre des maniaques tombées en pâmoison
s'est élevé à 800. Voy. Calmeil, *De la Folie*, t. II. p. 168.

centres de population la satisfaction d'espérances et de désirs auxquels ne suffit plus leur milieu habituel.

Ici, comme dans toute la France, de sérieux progrès ont d'ailleurs été réalisés dans l'installation des aliénés. Jusqu'à la date du rapport de Tenon (1786), on considérait comme naturel de conserver les fous de Paris à l'Hôtel-Dieu; comme les autres malades, ils étaient placés trois ou quatre dans un même lit!

Il existe aujourd'hui pour le département de la Seine six asiles publics d'aliénés, savoir : 1° Sainte-Anne ; 2° la Salpêtrière; 3° Bicêtre ; 4° Ville-Évrard, situé commune de Neuilly-sur-Marne (Seine-et-Oise); 5° Vaucluse, situé commune d'Épinay-sur-Orge (Seine-et-Oise); 6° la maison nationale de Charenton.

Il existe en outre, dans le département de la Seine, 11 asiles privés, les seuls autorisés par le Préfet de police à recevoir des aliénés, et dont voici l'énumération :

Emplacements.	Nombre de pensionnaires.
Avenue de Madrid, 6, à Neuilly-sur-Seine.....	55
Rue de Charonne, 161, à Paris..............	96
Rue de Picpus, 10	70
Place Daumesnil, 15........................	90
Rue de la Glacière, 130....................	40
Rue du Bois, 2, à Vanves...................	100
Rue Berton, 17, à Paris....................	98
Grande-Rue, 106, à Saint-Mandé.............	77
Rue de Seine, 23, à Ivry	95
Rue de Penthièvre, 7, à Sceaux.............	50
Quai de Suresnes, 23, à Suresnes...........	27

Malgré toutes ces ressources, Paris ne se suffit pas, et déborde sur les départements. Grâce à des traités

avec les asiles départementaux, 4000 aliénés environ
du département de la Seine sont installés en province.

ART. XVII. — MALADIES D'ORIGINE ANIMALE.

1° *Rage.* — Le nombre des cas de rage observés à
Paris, chez l'homme et chez les animaux, varie suivant la rigueur d'application des mesures préventives.

D'après le dernier rapport de M. Leblanc au Conseil
d'hygiène publique et de salubrité (1ᵉʳ février 1884),
il existe une relation évidente, facile à prévoir d'ailleurs, entre le nombre d'animaux enragés et celui
de personnes mordues :

ANNÉES d'observations.	NOMBRE des animaux enragés.	NOMBRE des animaux mordus.	NOMBRE des personnes mordues.	DÉCÈS par la rage
1881.......	615	729	156	20
1882.......	276	294	67	9
1883.......	182	198	45	5

Le chiffre considérable de cas observés chez l'homme
en 1881 a naturellement ému l'opinion, et le Conseil
d'hygiène publique a recommandé l'application de
mesures rigoureuses trop souvent négligées; on ne
s'est plus borné à sacrifier immédiatement les chiens
mordus par des animaux enragés; ordre a été donné
de conduire en fourrière, pour l'abattre, s'il n'était
pas réclamé dans les quarante-huit heures, tout chien
non porteur du collier réglementaire.

Chaque année on recueille ainsi environ 4000 chiens, comme on peut le voir par les tableaux suivants qui correspondent aux années 1881-1884 :

	Chiens menés en fourrière.	Chiens réclamés.
En 1881	4 365	60
1882.....................	3 288	12
1883.....................	4 094	111
1884.....................	4 348	121

Sur ces 16,000 chiens, moins de 400 ont été réclamés par leurs propriétaires; ce qui montre bien que, dans la plupart des cas, ce sont là des animaux errants (1).

La pièce annexée n° 20 reproduit les vœux émis par le Conseil d'hygiène publique et de salubrité de la Seine, en 1883, sur les mesures à prendre pour empêcher et prévenir la propagation de la rage.

2° *Morve et farcin.* — La morve et le farcin occasionnent tous les ans plusieurs décès dans les hôpitaux de Paris, atteignant à peu près exclusivement les cochers et palefreniers de quelques administrations où les chevaux sont soumis aux conditions d'hygiène les plus déplorables.

En ces dernières années, le chiffre des animaux reconnus morveux ou farcineux s'est élevé de 200 à 300 (322 en 1884), avec tendance inquiétante à augmenter encore. Aux abattoirs hippophagiques seulement, le service a constaté, en 1882, 38 cas de morve; en 1883, 77 cas; en 1884, 81. On peut, dit M. Leblanc, appliquer deux causes à cette augmentation.

(1) Voy. Dujardin-Beaumetz, *Rapport sur les cas de rage humaine du département de la Seine*, Paris, 1884.

« La première est la suppression des visites faites autrefois aux domiciles des loueurs par les inspecteurs, dont on a cru devoir supprimer les emplois, et l'impossibilité d'exercer, faute de personnel, la surveillance de nuit sur les places de voitures et aux gares de chemins de fer. Les mauvais loueurs ne font sortir leurs voitures que le soir et ils les font rentrer le matin; à défaut de surveillance nocturne, leurs chevaux étaient examinés, à la rentrée, par les inspecteurs du service » (Leblanc, *Rapport annuel sur le fonctionnement du service sanitaire vétérinaire dans le département de la Seine en 1883*).

Heureusement cette inspection vient d'être rétablie (voy. *pièce annexée* n° 21). La seconde cause invoquée par M. Leblanc, c'est que ces loueurs ne font pas de déclaration; ils se bornent à envoyer leurs chevaux atteints de maladies contagieuses aux équarrisseurs qui, sur leurs livres, n'indiquent pas la maladie.

Le rétablissement, par l'Administration, d'un clos d'équarrissage, permettrait de connaître les foyers de morve : les études préliminaires à son installation doivent être maintenant terminées, et le Conseil général statuera sans doute prochainement.

Les autres sources de contagion sont en général assez facilement découvertes; les vétérinaires attachés aux grandes compagnies de transport font régulièrement la déclaration prescrite par l'article 3 de la loi du 21 juillet 1881. Il en est de même des inspecteurs des abattoirs hippophagiques, qui informent immédiatement des cas de morve interne, et envoient à la fourrière les chevaux de boucherie présentant des symptômes de morve ou de farcin.

3° *Charbon*. — Paris est, de toutes les capitales, celle dont la population, par son voisinage de foyers d'endémicité du charbon et de la pustule maligne, paraît la plus apte à subir les atteintes de cette redoutable affection. Tous les ans quelques cas mortels sont signalés soit chez les bouchers, soit chez les forts de la halle, préposés au transport et au mouvement des viandes.

On comprend d'autant mieux la fréquence relative de ces accidents que les viandes provenant des animaux morts ou abattus au cours de l'affection sont (voy. p. 185) introduites en quartiers sur les marchés de Paris, séparées des viscères dont l'examen eût permis ou facilité le diagnostic.

Le danger vient également de plus loin ; les nombreuses industries consacrées à la manipulation des peaux sèches, laines, cornes et poils de provenance étrangère, en sont aussi la cause ; enfin le péril pour les personnes contaminées s'augmente du fait de l'ignorance où elles sont de la gravité des accidents et de la nécessité de recourir immédiatement au médecin ; voilà pourquoi, le 7 juillet 1882, le Conseil d'hygiène publique et de salubrité de la Seine a émis, sur la proposition de M. Pasteur, un avis destiné à combattre, par son affichage dans les abattoirs, l'indifférence et la négligence de ceux que leur profession expose particulièrement à cette redoutable contamination (Voy. *pièce annexée* n° 22).

4° *Trichinose*. — Dans son rapport au Conseil d'hygiène publique (avril 1884) sur le service de la boucherie à Paris, M. Villain a établi la fréquence des saisies de salaisons américaines trichinosées ; au cours de l'année 1881, durant laquelle les viandes de porc furent l'objet d'une surveillance spécialement sévère, on en retira 60,000 kilogrammes de la consommation parisienne pour cause de trichinose ; le danger de leur débit eût sans doute été minime, car, durant cette période, les inspecteurs de la boucherie de Paris ont vu, à la gare des Batignolles, des employés et des charretiers, des marchands de salaisons, manger en leur présence des viandes salées qu'ils savaient trichinosées, sans jamais présenter dans la suite aucun symptôme de maladie.

Quant aux viandes fraîches trichinosées, on sait combien elles sont rares en nos pays, et combien notre habitude d'une cuisson complète les rend inoffensives pour la population.

CHAPITRE XIX

HYGIÈNE PUBLIQUE

ART. Ier. — SA DIRECTION.

Un certain nombre d'édits et d'ordonnances témoignent de l'intérêt porté jadis par le pouvoir central à la police sanitaire de Paris (1), mais sans affectation,

(1) Un édit royal du 30 janvier 1350 défend de nourrir des porcs dans l'intérieur de la ville, de balayer les rues pendant et après les pluies, *avant que les eaux claires ne soient écoulées,* et enjoint de transporter les ordures hors la ville aux voiries ; il interdit aux bouchers de conserver les viandes plus de deux jours en hiver et plus d'un jour et demi

à sa surveillance, d'aucun personnel déterminé.

Jusqu'à la révolution de 1789, le Parlement, le lieutenant de police, le prévôt des marchands, le ministre de la maison du roi et plusieurs autres autorités locales, avaient dans leurs attributions la plupart des questions qui touchent à l'hygiène et à la santé publique.

Lorsque ces différentes autorités avaient une décision à prendre sur une question de salubrité, elles se bornaient à demander l'avis d'un médecin, d'un chirurgien, d'un agronome ou d'un vétérinaire, suivant la nature de l'objet en litige ; chaque autorité agissait isolément et selon son caprice, ce qui rendait impossible un système complet et une juridiction uniforme.

Aujourd'hui toutes ces questions ressortissent à deux administrations distinctes : la Préfecture de la Seine et la Préfecture de police ; la première ayant dans ses attributions les questions relatives aux logements insalubres, aux cimetières, au transport des corps, aux inhumations, à l'alimentation d'eau et à la propreté de la voie publique ; la seconde, beaucoup plus largement partagée, puisqu'elle absorbe toutes les autres questions relatives à l'hygiène publique :

1° Service d'inspection des établissements classés ;

2° Service d'inspection des logements garnis ;

3° Service d'inspection de la boucherie ;

en été ; il ordonne que le poisson soit vendu le jour même de son arrivée, etc.

Trois siècles plus tard, La Reynie, dans sa réforme de la police générale de Paris (1668), introduit quelques prescriptions d'ordre hygiénique : installation de fosses d'aisances dans chaque maison, examen de la fabrication du pain, etc.

En 1740 un avis est publié, de par le roi, dans les rues de Paris, *pour donner des secours à ceux qui se sont noyés.*

4° Laboratoire municipal;

5° Service de la protection des enfants du premier âge;

6° Service d'inspection des établissements d'aliénés;

7° Service de l'infirmerie spéciale où, chaque jour, de nombreux malades sont amenés par leurs familles (en cas d'aliénation) ou par les agents qui les ont arrêtés dans la rue;

8° Service des dispensaires;

9° Service sanitaire vétérinaire chargé de la surveillance des écuries et étables;

10° Service d'inspection des eaux minérales.

Art. II. — Conseil d'hygiène publique et de salubrité du département de la Seine.

C'est le premier préfet de police, Dubois, qui fonda le *Conseil de salubrité* et l'installa dans ses fonctions le 6 juillet 1802.

Composé à l'origine de quatre membres seulement, ce Conseil s'occupa d'abord de questions générales d'hygiène d'une importance majeure pour l'état sanitaire de la Ville : régime et amélioration des prisons et maisons de détention, voiries, cimetières, remèdes secrets, eaux minérales, boissons falsifiées, épidémies, épizooties, etc.; mais, on le voit d'après cette énumération, c'est à peine si sa compétence s'étendait aux questions d'hygiène professionnelle.

Aussi, à partir du 15 octobre 1810, le cercle des attributions du Conseil prit rapidement une extension considérable.

Cette date, mémorable dans les fastes de notre police sanitaire, est celle de la promulgation du fameux décret qui, appliquant aux diverses industries un classement particulier, basé sur la somme de leurs inconvénients et de leurs dangers, imposait à chacune des obligations différentes à l'égard du voisinage, et une surveillance plus ou moins rigoureuse de la part de l'Administration.

Ce décret fut certainement rendu sur les instances du Conseil de salubrité de Paris, car c'est en cette ville seulement qu'il fut appliqué pendant vingt ans, jusqu'en 1830, époque où il devint de droit commun dans les principales villes de France.

Les pièces annexées 23 et 24 indiquent la composition actuelle de cette institution sous son nouveau titre de *Conseil d'hygiène publique et de salubrité du département de la Seine*, et celle des Commissions d'hygiène d'arrondissement qui en sont les précieux auxiliaires.

Le créateur du Conseil introduisit dans les premiers statuts une clause importante, qui a été jusqu'à ce jour la meilleure garantie du renouvellement et de la compétence de son personnel : le Conseil se recrute lui-même en désignant au choix du préfet les personnes qui lui paraissent les plus aptes à combler les vides.

Sa mission, à vrai dire, est d'intérêt général ; il suffit, pour le prouver, de rappeler la part qui revient à nos provinces et aux nations voisines dans la constitution et le renouvellement de la population parisienne, et l'intime solidarité de l'état sanitaire de Paris avec celui de toute la France.

Cette institution municipale a obtenu la confiance de la population ; elle lui a rendu d'immenses services en la protégeant de son intervention incessante

contre les industries dangereuses (voy. p. 268);
elle supprime chaque jour, pour l'Administration,
une interminable série de réclamations et d'embarras ; elle a été introduite en quelques pays étrangers et a servi de types aux institutions du même
nom dans les chefs-lieux de département.

Les rapports généraux de ses secrétaires constituent la meilleure preuve de l'incessante activité
d'une assemblée journellement aux prises avec les
causes d'insalubrité les plus nombreuses et surgissant
dans les conditions les mieux faites pour en centupler
l'action : agglomérations industrielles aux travaux
les plus divers et les plus diversement dangereux,
s'avoisinant, se pénétrant les unes les autres ; promiscuité d'autant plus redoutable qu'en dehors de leurs
heures de travail, grand nombre de ceux qui les
composent ont à compter, souvent avec la misère,
presque toujours avec l'influence nocive d'une alimentation incomplète ou sophistiquée, avec l'usage
d'eaux contaminées ou de boissons alcooliques de
composition suspecte plus dangereuses encore, enfin
avec tous les miasmes engendrés aux nombreux
foyers d'infection de la ville et de son voisinage.

D'après le dernier volume paru et relatif aux trois
années 1878, 1879, 1880, le Conseil d'hygiène publique
et de salubrité de la Seine a discuté, en cette seule
période, près de 1500 rapports roulant sur les questions les plus diverses, touchant à près de 300 sujets.

Chacun de ces sujets est venu en délibération à son
heure, au gré des événements qui en ont été le point
de départ. Ce qui vient un peu tard, peut-être, c'est
leur publication; ainsi ce dernier volume englobe
une période qui s'arrête au 1er janvier 1881, en sorte

que le public, qui n'en a pleine connaissance qu'aujourd'hui, peut ne pas soupçonner tout ce qui, dans la protection de la santé publique à Paris, revient à l'initiative et aux décisions de ce Conseil.

Art. III. — Ses prescriptions principales.

La place nous fait défaut pour la simple énumération des autres grandes questions traitées par le Conseil :

Délibérations sur la conservation des viandes, le verdissage des conserves alimentaires, le saturnisme à Paris, l'installation d'appareils fumivores dans les grandes usines, les mesures contre les substances explosibles, etc., etc.

Nous ne reviendrons pas sur les prescriptions énumérées en chacun des chapitres précédents, relativement à la rue, à la maison, à l'alimentation, etc. ; nous ne viserons ici que les mesures de prophylaxie des épidémies.

Parmi les vœux formulés à cet égard par le Conseil on nous permettra de rappeler celui de la création d'étuves publiques de désinfection, proposées par M. Pasteur et par moi ; en attendant la réalisation de ce plan, la désinfection chimique est appliquée au domicile des particuliers atteints d'affection contagieuse au moyen des substances (chlorure de chaux, de zinc, acide phénique, etc.) mises à la disposition des maires et des commissaires de police.

Au moyen âge, la désinfection des maisons des pestiférés était prescrite par la Faculté ; elle était confiée à des « parfumeurs et aéreurs spéciaux ». Cette institution vient de reparaître, sous une autre forme, répondant aux exigences de la science moderne, s'adressant aux maladies transmissibles de notre époque et plus spécialement au choléra. Nous voulons parler des *escouades de désinfecteurs*, composées chacune de deux hommes, ayant à leur disposition une voiture constamment attelée, et dont le fonctionnement est résumé dans l'ordonnance de police du 26 juillet 1884 (Voy. *pièce annexée* n° 25).

Ne devrait-on pas utiliser ces escouades à la désinfection des garnis pauvres, à chaque changement de locataires ?

Nous avons rappelé plus haut la rigueur des anciennes prescriptions en cas d'épidémie pestilentielle, et la transformation en foyers redoutables de toutes les maisons atteintes, par le fait de la réclusion des malades et des suspects.

A ces vieilles méthodes dont on trouve encore le reflet en certaines réglementations quarantainaires, nous avons toujours opposé, quand les circonstances s'y prêtent, une mesure entièrement opposée.

Notre expérience de plusieurs années, comme membre du Conseil d'hygiène publique et de salubrité de la Seine, et, comme tel, délégué à chaque instant près des malades atteints d'affections contagieuses dans les misérables garnis de la capitale, nous a fait parfois conclure à l'interdiction de tel hôtel garni, au transport d'office de tel malade contagieux à l'hôpital; et, bien qu'autoritaires, ces prescriptions étaient suivies. La population comprend l'importance de ces mesures; et nous en eûmes la preuve lors de la dernière épidémie de choléra (novembre 1884) au cours d'une enquête faite à Aubervilliers avec M. le Préfet de police.

Non seulement la chambre mortuaire, c'est-à-dire l'appartement complet du ménage où il y avait eu un décès, fut désinfectée par le soufre; mais on fit évacuer les logements situés au même étage et occupés par d'autres familles absolument indemnes.

Cette évacuation, vu l'absence, au voisinage, de locaux inhabités disponibles, a été incomplète en ce sens qu'elle a été bornée à la translation des locataires, du premier au troisième étage; mais elle n'en constitue pas moins pour nous un exemple de la facilité d'application, au moins dans les garnis, c'est-à-dire dans les demeures les plus insalubres de Paris, d'une mesure que beaucoup sont disposés à considérer comme trop autoritaire, comme attentatoire à la liberté humaine, mesure que, pour mon compte, en cas d'épidémie, je considère comme une des plus libérales de toutes les pratiques sanitaires et que j'ai placée en tête de celles qui, lorsque les circonstances le permettent, s'imposent à l'administration : l'*évacuation du foyer épidémique.*

La Préfecture de police s'est sérieusement occupée du transport, dans les hôpitaux, des malades atteints d'affections contagieuses, et a fait construire à cet effet des voitures spéciales destinées aux malades atteints de variole, scarlatine, rougeole, diphthérie, etc.

Ces voitures sont mises gratuitement à la disposition du public. Le service commence à 8 heures du matin et finit à 6 heures du soir.

Pour obtenir l'envoi à domicile d'une des voitures spéciales, il suffit d'en faire la demande, soit au commissaire de police du quartier, soit au poste central de police de l'arrondissement, en remettant un certificat médical constatant la nature de la maladie, et en indiquant le nom et la demeure du malade à transporter. Sur un ordre transmis par le télégraphe la voiture part immédiatement. Un parent ou un ami peut accompagner le malade jusqu'à l'hôpital. Après chaque transport, la voiture est désinfectée avec le plus grand soin.

Ces prescriptions, formulées dans un arrêté du 30 avril 1884, ont reçu récemment une extension plus considérable en raison de l'invasion de l'épidémie cholérique du mois de novembre suivant.

ART. IV. — LABORATOIRE MUNICIPAL.

Encore un progrès tout moderne. Le 2 novembre 1876, Dumas, rapporteur de la septième Commission du Conseil municipal, demandait l'établissement à la Préfecture de police d'un « bureau d'essai où chaque acquéreur pourrait, moyennant une faible rétribution, trouver la certitude que son vin n'est pas coloré artificiellement ».

Le Conseil vota, le 1er août 1878, la création du laboratoire comme annexe du service de la dégustation ; on commença à fonctionner dès le mois d'octobre de la même année.

1° *Organisation.* — Le laboratoire montra son utilité en appelant l'attention sur l'emploi des piquettes de raisins secs et de glycose pour le coupage des vins, et sur celui des diverses matières colorantes.

Cependant son organisation ne pouvait pas satisfaire les négociants et les simples particuliers qui, à diverses reprises, avaient demandé les moyens de pouvoir être renseignés sur la nature des marchandises qu'ils achetaient ; de nombreuses pétitions, demandant la faculté de pouvoir faire analyser les boissons ou denrées, furent adressées au Conseil municipal et obtinrent gain de cause.

L'inauguration du nouveau service eut lieu le 1er mars 1881. Les chiffres suivants, inscrits aux budgets successifs du laboratoire, donnent la mesure de son développement :

Budget de 1879 et 1880 (personnel et matériel)..   14 000 fr.
   —   1881.............................   129 800
   —   1882.............................   139 800
   —   1883.............................   206 890

Le commerce, aujourd'hui, est prompt à transformer les découvertes de la science en instruments de fraude. La falsification, qui n'avait autrefois que quelques formules grossières, est devenue savante, et l'on ne saurait la combattre avec succès, si l'on ne pouvait l'attaquer avec des armes égales aux siennes. C'est ce que le laboratoire municipal a mission de faire. Par l'emploi des procédés les plus rigoureux et les plus sûrs de l'analyse chimique, il constate matériellement la présence de la substance falsificatrice et isole, pour ainsi dire, le corps du délit : ce que ne pouvaient évidemment faire les anciens moyens de recherche, la dégustation par exemple.

Le personnel comprend 55 personnes dont 25 chimistes et 20 experts inspecteurs.

2° *Service de laboratoire.* — Les analyses sont divisées en deux catégories : les unes dites qualitatives (gratuites) et les autres quantitatives (payantes).

Les premières sont, comme les secondes, faites

quantitativement par le laboratoire ; les chiffres trouvés servent de base pour apprécier la qualité du produit déposé ; cette appréciation seule est communiquée au déposant par ces mots : *bon, passable, non nuisible;* et *mauvais, falsifié, nuisible.*

Les analyses quantitatives, taxées suivant la nature des échantillons de 5 à 20 francs, font connaître la composition exacte du produit.

En dehors des dépôts effectués par le public et des prélèvements opérés par les inspecteurs, le laboratoire a encore à examiner nombre d'échantillons qui lui sont remis par la Préfecture de la Seine, l'octroi de Paris, les administrations des prisons et des hospices, les collèges, l'armée, les communes suburbaines.

3° *Service d'inspection.* — Les 20 experts-inspecteurs du laboratoire, parmi lesquels douze ont le titre de commissaires de police, sont groupés par deux en dix sections qui se partagent Paris. Ils inspectent les marchés et les différents commerçants en matière alimentaire, chez lesquels ils prélèvent les échantillons qui leur paraissent suspects ou qui ont été signalés par l'analyse des échantillons apportés par le public.

4° *Travaux accomplis.* — Depuis sa fondation, le laboratoire s'est attaché à fixer par des analyses nombreuses la composition des aliments usuels (vin, bière, cidre, lait, beurre, café, chocolat, etc.) *livrés par le commerce parisien.*

Il a de plus étudié les questions suivantes :

1° Produits pharmaceutiques employés en parfumerie;

2° Dosage du plomb dans les étamages, les têtes de siphon et les soudures des boîtes de conserve;

3° Recherche de l'acide salicylique dans les denrées alimentaires;

4° Analyse des boues d'égout et matières de tinettes (commission d'assainissement de Paris);

5° Emploi et recherches des composés azoïques dans les vins et les substances alimentaires;

6° Entretien des pompes à bière;

7° Coloration des jouets, des sucreries et des sirops;

8° Conserves alimentaires colorées au sel de cuivre;

9° Recherche des trichines;

10° Examen du lait des biberons dans les différentes crèches du département de la Seine;

11° Inflammabilité des corps par l'étincelle électrique (expériences faites à l'occasion de l'ordonnance sur les théâtres);

12° Incombustibilité des décors et influence des rideaux de fer;

13° Analyse de l'air des dortoirs de l'école vétérinaire d'Alfort, etc.

14° Analyse des gaz provenant du traitement des matières de vidange;

15° Analyse des terres des cimetières;

16° Analyse des gaz produits dans les fosses d'inhumation (Commission des cimetières);

17° Influence de la nourriture donnée aux vaches sur la composition du lait;

18° Recherche des fuites de gaz dans les égouts et dans les caves;

19° Désinfection des logements de varioleux et des voitures servant au transport des personnes atteintes de maladies contagieuses;

20° Analyse des denrées fournies aux prisons et

aux services administratifs des préfectures de la Seine et de police;

21° Analyse des produits donnant lieu à des contestations pour les droits d'octroi;

22° Analyse d'eaux de Seine polluées, adressées par le service de la navigation.

Le deuxième Rapport général de la direction du laboratoire municipal vient d'être publié, et ne peut être consulté qu'avec grand profit par tous ceux qu'intéresse l'hygiène de Paris (1).

ART. V. — PROTECTION DE L'ENFANCE.

Il importe au premier chef, au point de vue du relèvement des chiffres de la population, d'assurer l'existence et le développement des enfants. Cette surveillance s'exerce, à Paris, à plusieurs degrés.

1° *Enfants en bas âge.* — Un premier fait grave se présente : le nombre considérable, à Paris, des abandons d'enfants. Voici à cet égard des chiffres malheureusement trop exacts :

En 1877, il s'est produit...............	2 320 abandons.
1878	—	....	2 760 —
1879	—	....	2 774 —
1880	—	....	2 730 —
1881	—	....	2 834 —
1882	—	....	2 745 —
1882	—	....	3 151 —

Il ne s'agit pas seulement ici d'enfants abandonnés

(1) Voy. *Documents sur la falsification des matières alimentaires et sur les travaux du laboratoire municipal*, 2ᵉ Rapport. Paris, 1885.

par des filles-mères; une partie de cette augmentation est due à l'abandon d'enfants légitimes. C'est là
une preuve de grande misère, d'autant plus grande
que ces faits ne portent pas seulement sur des enfants
qui viennent de naître. Ainsi, pour les enfants de un
à trois ans, dont la mère la plus indifférente ne se
sépare pas sans un déchirement, le nombre des
abandons, de 342 en 1882, a atteint 404 en 1883.
Pour les enfants de trois à six ans, qui ont grandi
dans la famille, les abandons ont été de 166 en 1882
et de 230 en 1883!

2° *Surveillance des nourrices.* — Deuxième question,
tout aussi importante, celle des nourrices. Il arrive
en moyenne par jour, à Paris, une cinquantaine de
nourrices, soit environ 15 000 par an, venant chercher un nourrisson ou se placer comme nourrices sur
lieu. Elles sont d'abord l'objet d'une enquête médicale; aux termes de l'article 7 de l'ordonnance de
police du 1er février 1878, toute délivrance de certificat, tout visa ou enregistrement de nourrice à la
Préfecture de police n'a lieu qu'après un examen auquel il aura été procédé par un médecin de l'Administration, et alors qu'il aura été établi que la nourrice, quels que soient les certificats apportés de province, remplit les conditions désirables pour élever un
nourrisson.

Ainsi, en 1882, 15052 personnes ont été reconnues
bonnes pour être nourrrices; tandis que 322 ont été
refusées ou reconnues insuffisantes, et seulement
admises comme nourrices au biberon, bien qu'arri-
vées à la Préfecture munies de certificats réguliers
constatant qu'elles n'étaient atteintes d'aucune infir-
mité ou maladie contagieuse.

L'exécution de la loi Roussel, relative à la protection des enfants du premier âge, est assurée, dans le département de la Seine, par une cinquantaine de commissions locales dont un certain nombre, d'après le rapport du Préfet de police, n'apportent malheureusement pas tout le zèle nécessaire à la sauvegarde des intéressés. Ce sont les communes de la banlieue : Clichy, Saint-Maur, Boulogne, Saint-Denis, Montreuil, qui comptent la population nourricière la plus considérable; puis, dans Paris, les arrondissements excentriques (XIIe, XIIIe, XIVe, XVe, XIXe et XXe). Les arrondissements riches et centraux ont à peine trois ou quatre nourrissons chacun, ou même n'en ont pas.

M. le Dr Ley a démontré que sur 100 décès survenant chez ces nourrissons de Paris et de la banlieue il en est dû aux maladies :

Des organes digestifs	50
Des voies respiratoires	24
Du système nerveux	19
Épidémiques	5
Autres causes	2
TOTAL	100

Ici, bien plus que dans les campagnes, le nombre des décès par maladies des organes digestifs est toujours plus considérable chez les enfants élevés au biberon que chez les enfants au sein.

A Paris, comme ailleurs, c'est pendant les six premières semaines de la vie que la mort atteint son maximum; au total, pour l'ensemble des enfants surveillés, cette mortalité est d'environ 1 dixième; elle est relativement moindre dans Paris que dans les communes suburbaines, nouvelle preuve ajoutée à tant d'autres de l'insalubrité de ces communes. Des moyens de la réduire, le plus pratique certainement serait celui que réclame l'Administration elle-même : quelques centaines de francs, mises à la disposition des commissions locales, et qui permettraient à ces commissions de pourvoir à bien des nécessités urgentes et d'améliorer la situation de certains nourrissons.

Des essais de ce genre ont été tentés à Paris et dans quelques communes de la banlieue, grâce à la généreuse initiative de plusieurs commissions et municipalités ; de petites sommes de 5 francs, de 10 francs, ont été allouées mensuellement à des nourrices indigentes ou mal payées, et ont amené d'excellents résultats.

Le taux varie, on le sait, suivant le mode d'élevage, et, par une anomalie facile d'ailleurs à comprendre, le mode le moins rétribué est précisément celui qui est le plus coûteux. Le salaire des nourrices au sein varie de 40 à 60 francs, 70 francs et même davantage ; la moyenne est de 50 francs. Le salaire des nourrices au biberon, au contraire, ne dépasse pas 45 francs ; il est généralement de 35 à 40 francs.

Les rapports démontrent que la nourrice au biberon, qui demande moins de 40 francs, est insuffisamment rémunérée : cette femme, en effet, contrairement à la nourrice au sein, qui porte en elle-même la nourriture de l'enfant et n'a rien à débourser de ce chef, est astreinte chaque jour à une dépense effective de liquide et de combustible, dépense qui atteint généralement 20 francs par mois. Il lui reste donc, au taux mensuel de 35 francs, 15 francs de bénéfice, soit 50 centimes par jour. Est-ce assez rémunérer les soins minutieux qu'exige l'enfant soumis à ce mode d'alimentation, soins que rendent encore plus pénibles et plus incessants les indispositions plus fréquentes auxquelles il est exposé? Et cependant, même dans le département de la Seine, on trouve des éleveuses au biberon à 30 francs, à 25 francs par mois; on se figure aisément quelle peut être la qualité du lait donné à l'enfant, et en quelle quantité cet aliment lui est dispensé.

Aux efforts de l'Administration, vient heureusement s'associer la coopération de sociétés privées : *Société protectrice de l'enfance* dont le président M. Marjolin dirige les bienfaits avec un zèle infatigable; *Société de charité maternelle; Association pour la propagation de l'allaitement maternel*, etc. ; autant d'associations poursuivant le même but, le salut de l'enfant.

Quant aux 12 000 ou 15 000 nourrissons parisiens envoyés chaque année en province, ils n'y rencontrent peut-être point partout la même sollicitude que les nourrissons départementaux: « Dans la circonscription de X...., les enfants du premier âge, à l'exception des enfants assistés de la Seine, sont placés presque tous ou chez des parents ou chez des amis. Ce n'est pas le besoin de gagner de l'argent qui fait prendre ces enfants, c'est par dévouement, par amitié, que l'on se charge de ces petits êtres : de là des soins plus assidus. Aussi n'est-il pas étonnant que la mortalité soit moins grande chez les uns que chez les autres. » (*Rapport sur le service de protection des enfants du premier âge. Journal officiel*, 27 avril 1885.)

3° *Enfants moralement abandonnés.* — Ici l'exemple a été donné à l'Administration par M. G. Bonjean, fon-

dateur de la *Société de protection de l'enfance abandonnée ou coupable*, société qui s'est imposé la mission de recueillir les enfants que lui signale un de
ses membres ou l'autorité, et de leur donner, dans
des fermes, l'enseignement nécessaire à l'exercice
des professions agricoles. Les résultats ont répondu
au zèle et au dévouement du fondateur de l'Œuvre.

Le service des *enfants moralement abandonnés*, placé
sous les auspices du Conseil général de la Seine, a
fonctionné à dater du 1er janvier 1881. Cette œuvre
consiste à sauver du vagabondage et du crime les
enfants mis hors le décret de 1811, par la circulaire
ministérielle de 1823, c'est-à-dire ceux qui ne peuvent plus profiter du service des Enfants-Assistés,
pour la seule et unique raison qu'ils ont atteint l'âge
de douze ans, quelle que soit leur situation d'ailleurs, qu'ils soient réellement abandonnés ou qu'ils
soient orphelins. En la proposant, Michel Möring
visait une catégorie d'enfants dont le salut était en
même temps une sauvegarde pour la société ; on espé-
rait faire ainsi, avec des malheureux individus destinés à la misère et au crime, d'utiles citoyens armés
pour la lutte de la vie.

Les enfants sont d'abord envoyés à l'hospice-dépôt de
la rue Denfert-Rochereau. C'est là que se fait la sé-
lection ; c'est là que l'on élimine ceux qui sont trop
déformés d'esprit pour pouvoir être admis sans danger au milieu des autres enfants, et ceux qui ont des
infirmités qui les empêchent d'être placés ailleurs
que dans un hospice.

Ainsi, sur 1151 enfants présentés, 178 ont été éli-
minés comme vicieux ou atteints de maladies chroniques, du 1er janvier 1881 au 30 juin 1882. Les autres

sont répartis en divers établissements ou chez des particuliers.

Deux écoles professionnelles ont été fondées pour recevoir quelques-uns de ces apprentis : l'une, située à Villepreux (Seine-et-Oise), est affectée à l'horticulture et aux industries qui s'y attachent ; la deuxième, à Montévrain près Lagny (Seine-et-Marne), doit comprendre 100 élèves ébénistes ou serruriers pour meubles. En outre, l'Administration les confie à des patrons commerçants, industriels, n'écartant aucun métier, pourvu qu'il ne soit pas insalubre.

Si l'on ne craignait pas, dit M. Thulié, de se faire des illusions et de conclure d'une façon prématurée, on serait tenté de croire, en examinant le nombre des arrestations d'enfants faites par la Préfecture de police, et le chiffre des condamnations prononcées par la justice, que l'influence bienfaisante du service des enfants moralement abandonnés se fait déjà sentir. « Ainsi, je vois qu'en 1880 il y a eu 2001 arrestations d'enfants ; en 1881, on n'en constate plus que 1866, et, pendant les six premiers mois de 1882, il n'y en a eu que 818. En 1880, on constate que 1862 enfants ont été déférés à la justice et 340 condamnés ; en 1881, le nombre des enfants déférés à la justice s'est abaissé à 1368, et le nombre des condamnations à 272 ; en 1882, on compte pendant les six premiers mois 321 enfants déférés à la justice et 86 condamnés. »

Malheureusement les derniers renseignements fournis par l'Assistance publique paraissent moins encourageants (voy. *Journal off.*, 1884. *Enquête parlementaire*).

Plus récemment le Conseil municipal a examiné

la question d'un projet de colonie en Algérie pour les enfants abandonnés de la Seine.

« Il serait non seulement heureux, dit le rapporteur M. Thulié, mais absolument indispensable d'implanter de nos nationaux sur ce sol, des hommes de notre sang, nés dans la mère-patrie et imbus de nos traditions; pour l'avenir de nos colonies, il faudrait installer, à côté des Arabes, des Kabyles, des Italiens et des Espagnols, des Français de France. Et serait-il donc impossible, en donnant des Français à la colonie, de donner en même temps une petite fortune à chacun de nos enfants abandonnés, aux enfants de la patrie? Je ne le crois pas, et le département de la Seine pourrait faire cette bonne action en donnant le bon exemple. »

« Nos élèves ne doivent pas aller en Afrique pour aider les colons; ils iront coloniser eux-mêmes et créer une famille dans notre colonie. Le premier principe de notre organisation sera donc la propriété. Dès le jour de son départ de France, l'enfant aura une concession, et ce sera là une dette de la mère-patrie dont on ne pourra le spolier sous aucun prétexte. »

Sans notre expérience du climat de l'Algérie, nous nous associerions de tout cœur à ces généreux projets, ayant pour but et le bien-être de ces malheureux enfants devenant propriétaires le jour de leur translation en Algérie, et la fortune de notre colonie où il y a encore tant de terrains à mettre en culture.

Mais nous ne croyons pas ces jeunes Parisiens très aptes à l'exécution de travaux aussi difficiles, disons le mot, aussi dangereux. Aussi estimons-nous qu'il importera singulièrement au succès de l'œuvre, si l'on doit revenir à ces projets actuellement écartés, d'attribuer à ces enfants non pas des terrains encore vierges à défricher et à fertiliser, ce qui nous semblerait pour eux une trop rude épreuve, mais des domaines ayant subi déjà la période initiale d'assainissement.

4° *Surveillance du travail des enfants.* — Un service composé de 26 personnes (13 inspecteurs et 13 inspectrices) fonctionne à Paris, sous la direction d'un inspecteur divisionnaire, nommé par le chef de l'État, pour assurer les prescriptions de la loi de 1874, relative au *travail des enfants et des filles mineures employées dans l'industrie,* spécialement en ce qui concerne l'âge d'admission à l'atelier, la durée du travail, le travail de nuit, des dimanches et jours fériés (Voy. *pièce annexée* n° 26).

Au début de l'application de la loi, les contraventions relatives aux fardeaux traînés ou portés par les enfants sur la voie publique étaient très nombreuses. Actuellement, elles ont considérablement diminué à Paris, grâce, en une certaine mesure, à la collaboration du public, presque toujours le premier à réclamer l'intervention des agents lorsqu'il voit passer un malheureux enfant succombant sous le poids d'un fardeau. Il reste, cependant, bien des progrès à faire ; grand nombre de contraventions sont encore relevées chaque année ; il y en a eu 83 en 1878, 61 en 1879, 93 en 1880, 72 en 1881, 75 en 1882, 85 en 1883.

Quant aux ateliers de la petite industrie, ils sont souvent loin de présenter à Paris les garanties de salubrité qu'on doit imposer : vu le prix élevé du loyer, le local où l'on travaille fait presque toujours partie intégrante du logement du patron lui-même : aussi est-il le plus souvent mal approprié, mal aéré, ma éclairé et trop restreint pour le nombre des ouvriers qui y travaillent. Nous ne saurions trop attirer sur ces installations défectueuses la sollicitude de l'Administration.

CHAPITRE XX

MÉDECINE PUBLIQUE.

Art. I. — Programme a remplir.

Une liste récemment établie par les soins de la Préfecture de police établit qu'il y a à Paris et dans les communes du département de la Seine : 1915 docteurs en médecine, 12 docteurs en chirurgie, 83 officiers de santé, 43 médecins étrangers, 1500 sages-femmes, 845 pharmaciens ; sans parler, bien entendu, de cette masse flottante, quantité d'hommes et de femmes qui exercent, sans diplôme, la profession de médecin, de sage-femme ou de pharmacien.

Ce qui nous importe en cet article, et ce qui importe spécialement à l'hygiène de la Ville, c'est non pas l'énumération des services que peut rendre aux particuliers ce nombreux personnel, c'est l'étude du concours qu'il apporte ou pourrait apporter à la protection de l'ensemble des habitants contre les maladies populaires. S'il est d'un grand intérêt pour tout individu malade de rencontrer un praticien éclairé qui sache, dès les premiers symptômes, découvrir la cause et la nature de son mal, en entraver

l'évolution ou en atténuer le pronostic, n'importe-
t-il pas au même titre à la population parisienne de
posséder des hommes ayant pour mission de surveiller toute modification suspecte de son état sanitaire,
sachant dès la première heure en quel quartier et
sous l'influence de quelle cause naît une épidémie,
vers quel point, non plus de l'organisme individuel,
mais de l'agglomération sociale elle tend à se généraliser, quelles peuvent en être les complications par
son affinité pour d'autres affections et d'autres mi-
sères, de l'étudier enfin, comme on étudie une maladie, pour en déduire une prophylaxie immédiate et
rationnelle?

Les succès des médecins les plus heureux, des
opérateurs les plus habiles, se comptent par unités;
les mesures édictées par le médecin préposé à la
santé des masses peuvent entraîner des résultats
bien autrement considérables, surtout quand il s'agit
des maladies populaires. L'efficacité de la médecine
publique ne s'est-elle pas affirmée de plus en plus
chaque jour, marquant dans l'histoire de notre art
un progrès que n'égale certainement point la thérapeutique des cas particuliers? Si les traitements
actuels de la fièvre typhoïde, du choléra, de la variole,
n'offrent qu'une supériorité encore souvent contestée
sur ceux d'autrefois, que d'épidémies brusquement
arrêtées dans ces trois cas par la désinfection ou
l'abandon immédiat du foyer morbide, et dans le
dernier par des revaccinations générales? Là même
où le traitement du malade isolé a pris un caractère
merveilleux d'efficacité, comme dans les affections
qui ont leur médication spécifique : les fièvres intermittentes, la médecine publique n'affirme-t-elle pas

ses progrès modernes par l'assainissement des foyers
fébrigènes, et le retour à une vie complète, comme
durée et comme santé, des populations dégénérées
des régions palustres ?

Nombre de médecins pourront être entraînés en
cette voie par la grandeur et l'utilité de la tâche à
accomplir, par la pensée même que, dans l'accomplissement d'une œuvre désintéressée, ils n'obtien-
dront que reconnaissance sans aucune de ces indignes
méprises de l'opinion qui, dans la médecine privée,
placent parfois les praticiens les plus dévoués et les
plus honorables sur le plan de ceux qui exploitent la
crédulité publique.

Mais, pour organiser cette œuvre, il ne suffit point
de ces dévouements volontaires et accidentels ; il faut
des situations assurées, s'imposant comme une fonction avec ses avantages matériels et ses responsa-
bilités.

La somme de travail et de devoirs imposée à ceux
qui auront à suivre l'origine, l'évolution, la prophylaxie des maladies populaires, est assez considérable
pour les détourner, en tout ou en partie, des voies
plus lucratives de la médecine privée. Il est de l'honneur de la Ville d'atténuer ces sacrifices, en considération de l'importance du but à atteindre.

N'y aurait-il pas équité à répartir sur un personnel
spécial, au bénéfice d'une population de plus de deux
millions d'habitants, une indemnité qui pourrait
suffire, sans dépasser peut-être, au total, les honoraires de tel praticien très répandu ?

Jusqu'ici c'est aux médecins membres du Conseil
d'hygiène publique et de salubrité qu'a été dévolu le
soin des enquêtes, souvent lointaines, nécessitées par

l'apparition de toute affection épidémique ou contagieuse. Aussi considérons-nous comme un grand progrès l'institution récente, motivée par la dernière apparition du choléra, de médecins délégués choisis en chaque arrondissement, et appelés à examiner immédiatement tout malade atteint d'affection épidémique en leur circonscription.

ART. II. — SERVICE DES SECOURS PUBLICS.

Nous ne reproduirons pas les instructions insérées dans le recueil des travaux du Conseil d'hygiène publique et de salubrité de la Seine sur les secours à donner aux blessés, malades, noyés, asphyxiés, etc., en attendant l'arrivée du médecin. Elles n'offrent, bien entendu, aucun avis technique particulier aux malades parisiens et sont d'application banale. Ce qui importe ici, c'est l'indication des ressources spéciales mises à la disposition de la population de Paris.

Dès la fin de l'année 1877, le nombre des *caisses de secours* déposées par l'administration dans le département de la Seine s'élevait à 151, savoir : à Paris 31 pour noyés et asphyxiés, et 84 pour blessés et malades, et dans la banlieue 36 pour noyés (1).

De plus une boîte de secours aux noyés existe en chacun des lavoirs et des établissements de bains sur l'eau, et dans chaque bateau à vapeur.

En cette même année 1877 furent installés, sur les berges de la Seine, des pavillons spéciaux, munis de tous les appareils considérés aujourd'hui comme

(1) Voy. *pièces annexées* nos 27 et 28, la composition de ces caisses.

l'expression des derniers progrès réalisés dans la thérapeutique de l'asphyxie et de la syncope par submersion; devant chacun de ces pavillons est amarré un solide bateau muni de tous les agrès nécessaires.

Notre collègue au Conseil d'hygiène publique, M. Voisin, directeur des services des secours publics, a signalé au Conseil l'installation défectueuse de ce service dans les postes de police, et a demandé la création en chaque poste, ou à son voisinage, d'un cabinet où le médecin appelé pourrait soigner le malade ou le blessé, à l'abri des regards des agents (1).

ART. III. — AMBULANCES URBAINES.

C'est également sur l'initiative de M. Voisin que le Conseil a été saisi en 1881 d'une proposition tendant à la construction de postes médicaux sur la voie publique, dans les endroits où d'ordinaire se produisent le plus d'accidents.

D'après les registres de la Préfecture de police, le nombre des accidents survenus sur la voie publique s'est élevé à 2928, dont 482 mortels, en 1882; à 3109, dont 400 mortels, en 1883.

Il y a quelque chose à faire pour cette masse de blessés qui, en général, sont privés de soins immédiats ou reçoivent ces soins, dans la pharmacie ou chez le marchand de vins le plus voisin, de personnes souvent incompétentes.

Le Conseil d'hygiène publique et de salubrité de la Seine a soumis à un rapport et à une discussion le

---

(1) Voy. Voisin, *Les secours publics à Paris*, in *Ann. d'hyg. pub. et de méd. lég.*, 3e série, t. XL.

travail de M. Nachtel sur l'*Organisation à Paris d'ambulances urbaines*, analogues à celles des grandes villes d'Amérique, notamment de New-York; organisation qui serait basée sur l'établissement, en divers quartiers, de poteaux télégraphiques destinés à faire appel à des centres de secours.

Tous les membres du Conseil n'ont pas été d'accord sur la détermination de ces centres, les uns proposant de les installer dans chacune des vingt mairies, où serait aménagée une petite ambulance complète : deux salles de malades (hommes et femmes), cabinet médical et permanent, le service étant assuré nuit et jour par un des médecins désignés en chaque arrondissement ; les autres jugeant plus opportun d'établir les centres de secours en quelques hôpitaux susceptibles, par leur position centrale et leur éloignement réciproque, de desservir tout Paris.

C'est à cette dernière manière de faire que nous nous nous rattachons absolument : elle est la plus économique à tous égards ; économique au point de vue de l'installation matérielle, puisqu'elle n'exige l'édification d'aucun nouveau local ; économique au point de vue de la rémunération du personnel, chaque hôpital possédant un groupe de jeunes médecins, les internes, que leur service de garde permettra d'y trouver à toute heure, et qui offrent, d'autre part, les conditions nécessaires d'indépendance de toute obligation de clientèle, et d'aptitude spéciale à l'administration de secours analogues, en somme, à ceux que réclament journellement les malades entrant aux hôpitaux.

Nous estimons donc que le but serait atteint par l'installation, en chacun des cinq hôpitaux suivants :

Saint-Antoine, Charité, Necker, Beaujon, Lariboisière, d'une voiture d'ambulance analogue aux voitures à quatre roues du service de santé militaire, avec les chevaux, le matériel et le personnel nécessaires.

ART. IV. — HOSPITALITÉ DE NUIT.

L'hospitalité de nuit, qui a pris en ces dernières années une certaine extension, était représentée jadis par l'hôpital de la *Maison-Dieu* fondé vers 1216, rue Saint-Denis, où l'on abritait les mendiants la nuit seulement, les renvoyant le lendemain avec un pain et un denier.

La création du service des visites médicales de nuit pour l'ensemble de la population est d'origine tout à fait contemporaine, elle ne date que de 1875 et fait honneur à l'initiative et au zèle de M. le Dr Passant.

De 3616, en 1876, le nombre de ces visites s'est élevé à 6891, près du double, en 1882.

ART. V. — ASSISTANCE PUBLIQUE.

L'ancienne Administration de l'Hôtel-Dieu, régie autrefois par le chapitre de Notre-Dame, laïcisée en 1505 par l'introduction de huit notables laïques, absorba ultérieurement le service des indigents, fondé en 1544 par François Ier, sous le titre de *Bureau des pauvres*, fondation par laquelle était attribué à Jean Morin, prévôt des marchands, et aux échevins, l'entretien des pauvres de la ville.

Cette administration, désormais unifiée, s'installa

en 1801 au parvis Notre-Dame, avec son Bureau central d'admission, sous le nom d'*Administration de l'Assistance publique*. Elle est considérée comme fort riche, et son budget de plus de 38 millions (38 762 400 francs en 1884) paraît témoigner de ressources en rapport avec le chiffre de la population à secourir.

Cette fortune, cependant, est factice pour une très large part. L'Administration, de fait, possède un peu moins de 6 millions de revenus, provenant de loyers de maisons, de fermages, de coupes de bois, rentes sur l'État; somme à laquelle il est juste d'ajouter 1 million environ, représentant la recette des fondations (Montyon, Boulard, Brézin, Devillas, etc.) léguées par différents donataires.

Les autres revenus sont loin d'être le produit de ses capitaux : c'est d'abord la subvention municipale de 13 millions en moyenne, que lui attribue la Ville de Paris ; c'est le remboursement de frais de séjour et de pensions des malades payants (un peu plus de 2 millions); ce sont enfin des droits attribués de longue date, droits rappelant un peu les anciens droits féodaux, mais leur ayant heureusement survécu, et grâce auxquels les théâtres, bals, le Mont-de-Piété, les pompes funèbres même, versent dans les caisses de cette Administration une subvention annuelle d'environ 4 millions.

Le personnel médical des services hospitaliers de l'Assistance publique comprend : 20 médecins du bureau central d'admission, 79 médecins des hôpitaux, 12 chirurgiens du bureau central et 34 des hôpitaux, auxquels il faut ajouter environ 180 internes, 470 externes, 575 stagiaires; 18 pharmaciens et 108 internes en pharmacie. 2 sages-femmes et 7 aides sages-femmes complètent ce personnel spécial.

ART. VI. — HÔPITAUX.

L'hôpital est, à Paris, le principal théâtre des souffrances de la population pauvre. A Paris comme à Vienne, les décès à l'hôpital représentent le quart et même le tiers de la totalité des décès de la population des deux capitales, tandis qu'à Londres et New-York ils en constituent à peine le sixième (*voy.* Vacher, *Études médicales et statistiques sur la mortalité*). En 1883 par exemple, sur 57 024 décès subis par la population parisienne, il en est survenu 14 098 dans les hôpitaux.

1° *Autrefois.* — C'est la misère qui, avant la maladie, a imposé l'édification de ces asiles consacrés, à l'origine, bien moins au soulagement des malades qu'à la séquestration des mendiants et des vagabonds. De longue date on avait cherché à se débarrasser des pauvres par les moyens les plus expéditifs. M. Maxime Du Camp a rappelé l'édit de 1524 condamnant les mendiants au fouet et au bannissement; ceux de 1525 leur enjoignant de quitter Paris sous peine d'être pendus, de 1532 les enchaînant deux à deux pour curer les égouts alors à ciel ouvert, et l'ordonnance royale de 1561 les condamnant aux galères.

Leur réclusion dans les hôpitaux, d'un caractère heureusement beaucoup plus humain mais encore coercitif, prend place parmi ces mesures. En 1612 on renferme d'office les mendiants dans les bâtiments qui devaient devenir l'hôpital de la Pitié; en 1632 on

utilise dans le même but le vieux château abandonné de l'évêque de Winchester, actuellement Bicêtre, ainsi que la Salpêtrière ; ce qui n'empêchait
pas, malheureusement, quand les asiles étaient remplis, de sévir contre tous ceux qu'on n'avait pu y
renfermer, les menaçant de transportation en Amérique, les marquant au fer rouge, comme on le fit
encore en 1764.

On comprend les inconvénients que dut entraîner la
promiscuité des pauvres et des malades, à dater de l'é-
poque où ceux-ci furent enfin hospitalisés à leur tour.

« En 1671, on laissait entrer dans la cour de l'Hôtel-
Dieu tous les gens qui étaient sans ouvrage ; c'était
là que les religieuses venaient chercher le personnel
nécessaire pour faire les gros ouvrages de la maison ;
comme on n'avait pas d'argent à leur donner, ils
étaient payés en pain, vin et viande, qui leur étaient
donnés, paraît-il, en abondance ; si bien que tous ces
fainéants, qui ordinairement étaient vagabonds et
voleurs, faisaient ripaille au détriment des pauvres
malades et mettaient le désordre partout. Ces vau-
riens devinrent si insolents et si audacieux qu'ils en
arrivèrent à poursuivre les religieuses jusque dans
les salles au moment de la distribution de la nourriture, dont ils s'emparaient de force. Il fallut, en 1679,
avoir recours à la force armée pour mettre à la raison
cette bande de pillards. » (Brièle, *Coll. de documents
pour servir à l'histoire des hôpitaux de Paris*, 1884.)

L'Hôtel-Dieu, dont on attribue à tort la construction
à un évêque de Paris du septième siècle, saint Landri,
paraît n'avoir été que la transformation, vers 829,
d'un local voisin de l'évêché et destiné à nourrir les
pauvres. Il fut longtemps l'hôpital unique de Paris,

regorgeant de malades en temps normal, devenant en temps d'épidémie un épouvantable foyer de mortalité; on dut, à la suite de la peste de 1606 qui l'avait encombré, lui élever deux vastes succursales, l'hôpital Saint-Louis et celui de la Santé, annexes d'autant nécessaires que l'Hôtel-Dieu fut presque entièrement détruit au siècle suivant par deux incendies : en 1737 d'abord, où l'on parvint à sauver, par leur transport dans l'église Notre-Dame, les 2,500 malades qu'il renfermait, puis en 1772, dans la nuit du 29 au 30 décembre, où plusieurs centaines de malades périrent dans les flammes ou écrasés sous les ruines. Ce ne sont malheureusement pas ces sinistres qui assombrissent le plus l'histoire de l'ancien Hôtel-Dieu.

Le passage suivant du rapport, fait par Tenon à l'Académie des sciences sur l'ordre du roi Louis XVI, démontre combien, en dehors de tout fléau passager, cet établissement faisait de victimes :

« Nous avons d'abord comparé l'Hôtel-Dieu et la Charité (l'hôpital de ce nom), relativement à leur mortalité. L'Hôtel-Dieu, en cinquante-deux ans, sur 1,108,741 malades, en a perdu 244,720, à raison d'un sur quatre et demi. La Charité, qui n'a qu'un mort sur sept et demi, n'en a perdu que 168,700 : d'où résulte le tableau effrayant que l'Hôtel-Dieu, en ces cinquante-deux années, a enlevé à la France 99,044 citoyens qui lui auraient été conservés si l'Hôtel-Dieu avait eu un emplacement aussi étendu que celui de la Charité. La perte de ces cinquante-deux années répond à 1,906 morts par an, et c'est environ la dixième partie de la perte totale et annuelle de Paris. La conservation de cet hôpital, ou du moins

de l'emplacement qu'il occupe, produit donc le même
effet qu'une sorte de peste qui désolerait constamment la capitale » (Tenon, *Rapport à l'Académie des
sciences*. Paris, 1786).

Au moment où Tenon visitait l'Hôtel-Dieu, il renfermait 3,148 malades et n'avait que 1,219 lits; une
même salle contenant 818 malades!

Les fous, nous l'avons dit, étaient conservés pêle-
mêle avec les autres catégories de malades, couchés
dans des lits communs à trois ou quatre individus.

Devant de pareilles énormités, Tenon eût dû avoir
gain de cause en concluant à la décentralisation plus
complète de semblables services, et en demandant le
remplacement de l'Hôtel-Dieu par quatre hôpitaux
bâtis en dehors de la ville. Le moment était favorable
d'ailleurs, la multiplication des hôpitaux facilitée par
la transformation, en propriétés nationales, de nombre
de maisons religieuses fournissant des locaux bien
autrement salubres que les vieilles salles de l'Hôtel-
Dieu.

L'expérience qui s'imposa en 1814 où l'on dut,
faute de place, installer nombre de typhiques et de
blessés dans les abattoirs à peine terminés du Roule,
de Montmartre, de Ménilmontant, vint démontrer à
son tour l'avantage de la dissémination de ces malades,
et aurait dû devenir le point de départ d'un déplacement plus rapide et plus complet de la population
nosocomiale.

2º *Aujourd'hui*. — L'administration possède actuellement :

Onze hôpitaux généraux.

	Lits.
Hôtel-Dieu...........................	514
Pitié	693

Charité..........................	472
Saint-Antoine	624
Necker	400
Cochin	205
Beaujon	400
Lariboisière.....................	654
Tenon...........................	587
Laënnec	550
Tournelles	94
Bichat..........................	300
Mariniers.......................	200

Neuf hôpitaux spéciaux.

Lits.

	Saint-Louis.............	793
	Midi	336
Adultes ...	Lourcine................	219
	Maison d'accouchement....	240
	Cliniques...............	74
	Enfants malades..........	658
Enfants ...	Trousseau	427
	Berck-sur-Mer...........	600
	La Roche-Guyon	100

et une maison de santé avec 351 lits.

Au total, environ 9,000 lits recevant en moyenne de 100 à 110,000 malades par an, chiffre qui est encore loin de répondre aux besoins de la population, mais qui, en somme, est triple de celui des admissions au commencement de ce siècle (28,000 à 35,000 entrants par an de 1806 à 1813).

Il faut y ajouter :

Trois hospices.

Lits.

Vieillesse..	Hommes.............	1 794
	Femmes.............	3 069
Incurables		2 029

Trois maisons de retraite.

Ménages.......................	1 387
La Rochefoucauld...............	246
Sainte-Périnc..................	289

Cinq fondations.

Boulevard Saint-Michel..............	12
Brézin. La Reconnaissance............	320
Devillas	65
Chardon-Lagache.................	165
Lenoir-Jousseran.................	100

Deux établissements d'aliénés.

Bicêtre	600
Salpêtrière.....................	720

soit au total 10,045 lits qui ne donnent lieu, il est vrai, en raison de l'incurabilité de la plupart des occupants, qu'à 2 ou 3,000 entrées par an.

Ces besoins vont sans cesse en augmentant dans des proportions exagérées : la statistique démontre que sur 100 étrangers qui viennent à Paris 90 sont pauvres, et une grande partie d'entre ces derniers sont destinés à échouer, la vieillesse venue, dans les hospices de Paris : ce n'est donc pas selon une proportion arithmétique qu'il faut prévoir le développement des services hospitaliers, mais selon une proportion géométrique par rapport à l'accroissement de la population.

Maintes fois, à l'Académie de médecine, a été agitée la question du manque de place, en particulier dans les hôpitaux d'enfants (voy. *pièce annexée* n° 29).

Cette insuffisance de ressources conduit fatalement à des expédients redoutables pour la salubrité de ces établissements.

Devant l'impossibilité de refuser tant de malades, on intercale, entre les lits, des couchages provisoires et l'on diminue d'autant le cube d'air dévolu à chacun d'eux; c'est moins grave évidemment que ce

qui se passait à l'époque où plusieurs malades étaient
entassés dans le même lit, mais c'est risquer de
nouveau les chances d'explosion des maladies nosocomiales en voie d'extinction.

3° *Demain*. — La conclusion est évidente, fatale; il
faut construire de nouveaux établissements, et l'occasion est belle pour Paris d'en venir enfin à la période d'architecture normale, hygiénique, des hôpitaux; les convictions des médecins et même des
architectes sont loin de faire défaut; c'est dans les
sociétés savantes de Paris, Académie, Sociétés de
chirurgie, de médecine publique, etc., qu'ont été
élaborés les plans qui se sont réalisés en plusieurs
grandes villes de France et même dans la banlieue
parisienne (hôpital de Saint-Denis); plans d'hôpitaux
à pavillons isolés, composés d'un simple rez-de-
chaussée sur caves, et situés dans la zone périphérique où les terrains sont moins coûteux.

Espérons donc qu'on en finira bientôt avec cette
obstination de bâtir des hôpitaux monumentaux, et
de les rebâtir, quand ils sont brûlés ou trop vieux
(comme l'Hôtel-Dieu), dans la zone centrale où les terrains sont relativement hors de prix.

« Avec les sommes dépensées pour la construction
de Lariboisière et de l'Hôtel-Dieu, on aurait pu
entourer Paris d'une ceinture de 10 hôpitaux de 500 lits,
fonder 24 hôpitaux de secours et créer un système de
transports aussi confortables que possible. Lariboisière a coûté 10,445,143 francs; l'Hôtel-Dieu 40 millions environ, total : 50,445,143 francs. — 10 hôpitaux
de 500 lits à 5,000 francs le lit (ce qui suffit pour
un hôpital excentrique) auraient coûté 25 millions,
24 hôpitaux de secours de 100 lits à 6,000 francs (ce

qui suffirait même au centre de Paris, parce que ces petits hôpitaux n'ont pas de dépendances) auraient coûté 14,400,000 francs. Les 7,400 lits seraient donc revenus à 39,400,000 francs, et il serait encore resté à l'Assistance publique une somme de plus de 11 millions pour établir son système de transports et pour le matériel devenu nécessaire, tandis qu'elle a dépensé toute la somme pour fonder 1,000 lits en tout (Jules Rochard).

L'hôpital Bichat, composé de pavillons Tollet annexés à un ancien poste-caserne, voisin des fortifications, est un premier pas dans cette voie de réforme.

Plus récemment, a été élevé en quelques mois (été 1883), en prévision de l'épidémie cholérique, l'hôpital des Mariniers, situé dans la partie la plus excentrique du XIVe arrondissement, région où le prix minime du terrain a permis d'élever, sur une surface relativement étendue, des pavillons légers, ne comprenant qu'un rez-de-chaussée sur pilotis.

Cet établissement, dont l'extérieur un peu fruste témoigne enfin qu'il n'a pas été construit pour l'embellissement du quartier, nous semble, sous le bénéfice de quelques embellissements de détail, pouvoir servir de type à d'autres entreprises de l'Assistance publique ; mais sous la réserve expresse qu'on ne donnera point suite au projet, dont nous avons entendu parler, de l'intercalation de nouveaux pavillons entre ceux qui existent déjà, et qui perdraient ainsi le bénéfice de leur aération.

Ces hôpitaux excentriques s'imposent surtout pour les malades atteints d'affections contagieuses.

Les anciens avaient soin de reléguer hors de l'enceinte les asiles de lépreux, comme Saint-Lazare, dont l'emplacement était alors bien au nord de la Ville, comme la maladrerie de Saint-Germain, qui devint plus tard l'hospice des Ménages, récemment démoli, et qui, à l'époque de sa fondation, se trouvait, comme tout le faubourg Saint-Germain, situé hors Paris.

Est-ce moins nécessaire pour les affections dont nous connaissons, mieux que nos prédécesseurs, la contagiosité ? Bertillon a mis hors de doute la plus grande fréquence de la variole aux environs des hôpitaux de varioleux, fait tenant surtout, à notre sens, aux contacts entre les personnels de ces hôpitaux et les habitants voisins (1). Même observation en ce qui concerne la diphthérie, dont la multiplication en certains quartiers nous paraît due non seulement au voisinage des hôpitaux d'enfants (Enfant-Jésus et Trousseau), mais au passage, plus fréquent en ces quartiers, des voitures, omnibus, etc., transportant les malades de la ville en ces établissements ; on a vu (page 373) la part qui, suivant nous, revient à ces hôpitaux dans le développement de cette maladie chez les soldats de la garnison.

Ce qui importe surtout, c'est l'assainissement des hôpitaux généraux d'enfants, par l'exclusion, dans la mesure du possible, de tous les contagieux : variole, rougeole, scarlatine, diphthérie, qui seraient transférés dans des établissements spéciaux situés en dehors de la ville ou tout au moins des quartiers populeux.

(1) Les faits que j'ai recueillis à Bicêtre ont prouvé, je l'ai rappelé plus haut, que tous les varioleux de Paris pouvaient être hospitalisés hors de la ville sans avoir à subir aucun danger spécial du fait, soit d'un long trajet, soit de leur agglomération (voy. p. 376).

Nous avons fait de cette importante question le sujet d'un rapport au Conseil d'hygiène publique en collaboration avec MM. Bouchardat et Voisin.

Les dangers actuels de ces foyers de contagion dans les hôpitaux généraux d'enfants nous ont fait dire en notre *Traité des maladies épidémiques* (p. 991) que maintes fois nous avions en nous-même félicité les malheureuses familles n'ayant pu, faute de place, faire admettre en ces milieux redoutables des enfants auxquels mieux valait continuer leur misère et la privation de soins médicaux.

Et le dépôt des Enfants Assistés (1)?

« Quelle consolation, quelle compensation, dit notre éminent collègue M. Marjolin, pouvons-nous donner à ces malheureuses qui nous ont confié leurs enfants, alors que, contraintes d'entrer à l'hôpital, elles sont obligées de s'en séparer et de les envoyer au dépôt?

« Que pourrons-nous leur dire, lorsqu'au lieu d'enfants pleins de santé, nous les leur rendrons atteints d'ophthalmie purulente, de variole, de scarlatine ou de diphthérie.

« Quelquefois, à leur sortie du dépôt, ils semblent bien portants; mais sous cette apparence de santé, ils portent en eux le germe d'une maladie contagieuse

---

(1) Les *enfants assistés*, admis à l'hospice de la rue Denfert-Rochereau, avant l'âge de douze ans, pendant la maladie ou la détention de leurs parents, ne quittent cet hospice que pour être rendus à leur famille ou, par suite du décès de leurs parents, passer dans la catégorie des *enfants abandonnés ou orphelins*, et comme tels, répartis dans chacune des trente agences de province chargées de leur entretien et de leur instruction. Le chiffre de ces enfants s'est notablement élevé en ces derniers temps et a dépassé 10 000 pendant l'année 1882.

qui ne tardera pas à se manifester et à infecter le reste
de la famille ?

« D'autres fois, au moment où la pauvre mère va
entrer en convalescence, elle apprend que cet enfant
qu'elle comptait revoir avec tant de joie à la sortie de
l'hôpital a cessé d'exister et qu'il est mort au dépôt.

« Le dépôt des Enfants-Assistés a une si triste ré-
putation que très souvent nous avons vu des parents,
gravement malades, refuser d'entrer à l'hôpital plutôt
que d'envoyer leurs enfants dans cette maison :
jamais était leur réponse habituelle. Et ici, j'en
appelle au souvenir de tous mes collègues des hôpitaux : si je me suis trompé, qu'ils n'hésitent pas à
le dire. » (Voy. Marjolin, in *Bulletin de l'Académie de
médecine*, 1882, p. 458.)

Il est juste de reconnaître que certaines améliorations ont été introduites à la situation faite à ces malheureux enfants : l'envoi plus rapide en nourrice de
nombre d'entre eux, l'alimentation spéciale (lait
d'ânesse) instituée surtout pour ceux qui sont
atteints de syphilis, la suppression de certains appareils de pansement, comme le fameux baquet où se
pratiquaient, dans la même eau, les lotions des yeux
de tous les enfants, ont réduit en une notable mesure
certaines influences morbides. Reste toujours à réaliser l'isolement des contagieux, dans ce milieu surtout
où des affections, d'intensité moyenne, comme la
rougeole, deviennent aussi graves que la peste et le
choléra.

4° *L'hôpital moyen d'extinction des épidémies.* —
Si nous nous attardons autant à cette question de
l'hygiène nosocomiale, c'est que ces établissements,
qui ont été, durant des siècles, si redoutables à leurs

malades et à l'ensemble de la population, nous semblent appelés à en devenir au contraire la sauvegarde quand par leur nombre, leur dimension, et la facilité d'isolement des contagieux, ils répondront à tous les desiderata signalés ci-dessus.

Un de nos collègues les plus distingués de l'Académie de médecine, M. le professeur Verneuil, émettait, il y a quelques mois, la pensée que, loin de repousser des services hospitaliers les malades atteints d'érysipèle, il y aura lieu de favoriser leur entrée aux hôpitaux dès qu'on y possédera des salles d'isolement, ce qui serait une excellente mesure d'empêcher l'affection de se communiquer en ville et d'y propager la maladie (1). Ce n'est pas la première fois que les hôpitaux serviraient de moyen d'assainissement pour la population qui les alimente, et comme preuve je puis citer le bénéfice retiré des hôpitaux militaires de Paris au cours de la dernière épidémie cholérique (novembre 1884).

Grâce à l'envoi en congé de convalescence d'un grand nombre des militaires en traitement dans ces hôpitaux (Val-de-Grâce, Saint-Martin, Gros-Caillou, Vincennes), je pus faire évacuer complètement, en chacun de ces établissements, non seulement un pavillon tout entier, offrant des chances aussi complètes que possible d'isolement pour les cholériques ; mais des locaux destinés à recevoir les nombreux militaires atteints de diarrhée, de troubles gastriques, jugés jusque-là trop peu malades pour ne pas être conservés dans leurs casernes et qui, par leur prédisposition spéciale à ses atteintes, fournissaient en

(1) Voy. *Bulletin de l'Académie de médecine*, séance du 24 févr. 1885.

somme, chaque jour à eux seuls, le contingent de
l'épidémie. C'était appliquer le précepte invoqué déjà
page 429, et auquel j'attribue le premier rang dans la
prophylaxie administrative des maladies populaires :
évacuation des foyers épidémiques.

C'est à son application que je rapporte, en particulier, la cessation de l'épidémie au 14e régiment de
dragons, à partir du 13 novembre, date à laquelle
tous les militaires de ce régiment atteints de diarrhée
simple, et parmi lesquels s'entretenait cette épidémie,
furent envoyés à l'hôpital : aucun nouveau cas ne se
produisit.

Quant aux hôpitaux militaires eux-mêmes qui de
ce fait reçurent une centaine d'hommes atteints de
dérangements intestinaux, la salubrité n'en fut nullement compromise. Ce que nous avons ainsi fait pour
l'armée de Paris, ce qu'y font chaque jour nos collègues en envoyant immédiatement à l'hôpital *tout
contagieux :* varioleux, diphthérique, etc., ne serait-ce
point réalisable, avec un ensemble d'hôpitaux bien
installés, pour la population civile ?

Ne serait-ce pas un gros bénéfice pour la santé
publique que la possibilité, grâce aux ressources
hospitalières, de drainer ainsi l'ensemble de cette population et d'isoler tous les malades susceptibles de
contaminer leurs habitations et leurs quartiers ?

Les sourds-muets et les aveugles ont leurs asiles
spéciaux et leurs maisons d'éducation. C'est également par la mendicité qu'avait commencé l'installation nosocomiale des aveugles. En réunissant dans
l'établissement des Quinze-Vingts les 300 aveugles qui
erraient dans les rues de Paris, saint Louis ne leur

interdit pas de mendier, comme auparavant, et
jusqu'à l'époque où de la rue Saint-Honoré le cardinal
de Rohan les transféra rue de Charenton, ils avaient
continué à se répandre tous les jours en ville, y demandant l'aumône.

ART. VII. — SECOURS A DOMICILE.

Le nombre des personnes secourues s'élève actuellement à près de 300,000, total renfermant les
indigents et les *nécessiteux*.

Le chiffre officiel de la population indigente de
Paris, secourue *d'une façon permanente*, c'est-à-dire
inscrite aux bureaux de bienfaisance, était, d'après le
dernier recensement (1881), de 46,815 ménages, comprenant 123,735 individus, dont les titres à la charité
publique ne sont que trop justifiés : 25,000 de ces
ménages n'occupent qu'une pièce, 3000 sont logés
dans des chambres où il n'y a ni poêle ni cheminée,
1500 dans des pièces sans fenêtre qui ne s'ouvrent que
sur un corridor commun !

Le nombre des indigents est réparti très inégale-
ment entre les 20 arrondissements. Les arrondissements les plus riches sont le IIe, qui compte 945 indigents inscrits ; le IXe, qui n'en a pas 1200 ; les plus
pauvres sont le XIe, avec 5833 indigents ; et le XXe,
qui en a 6436.

Tous les indigents n'ont pas droit à l'inscription. Y
ont droit :

Les ménages ayant trois enfants au-dessous de
quatorze ans ;

Les veuves ayant deux enfants au-dessous de cet
âge ;

Les vieillards au-dessus de soixante-quatre ans ;

Les aveugles ; les paralytiques ; les phthisiques ; enfin les individus atteints de maladies chroniques.

Les aveugles et paralytiques ont droit à un secours mensuel en argent de 5 francs, les phthisiques et chroniques ont un secours de 8 francs.

Jusqu'à l'âge de 72 ans, les vieillards reçoivent 5 francs ; de cet âge à 81 ans, 8 francs ; de 81 ans à 84 ans, 10 francs ; au-dessus de 84 ans, 12 francs. Ceux qui auraient droit à leur entrée à Bicêtre, mais qui, ayant de la famille, préfèrent rester chez eux, reçoivent une allocation annuelle représentative du séjour à l'hospice : 250 francs pour les hommes, 180 francs pour les femmes.

Quant aux autres individus secourus, qui constituent le groupe flottant, et par suite si difficile à recenser des *nécessiteux*, ils ne sont assistés que quand, par suite d'une crise, d'un chômage, ils subissent une gêne temporaire, et alors eux aussi reçoivent des secours non seulement en argent, mais en nature : pain, viande, combustibles, vêtements, mais surtout visites médicales, bains et médicaments.

Le traitement médical à domicile, qui est acquis à toute personne qui en fait la demande, a donné lieu, en 1880, à 78,591 inscriptions.

La totalité des dépenses effectuées pendant l'année 1880 pour venir en aide aux indigents des 20 arrondissements (visites médicales, accouchements, etc.), non compris les frais d'administration, s'élève à près de 6 millions.

Mais les indigents ne s'adressent pas uniquement à l'Assistance publique, aux bureaux de bienfaisance ; et aux 6 millions de secours officiellement constatés nous estimons que l'on peut ajouter une somme deux ou trois fois plus considérable due à la charité privée.

Des quêtes sont faites dans chaque arrondissement au commencement de l'hiver. L'arrondissement qui produit le plus est le IXe; habité par une population plus riche ou plus généreuse, il obtient une moyenne de 96,000 francs et peut ainsi donner à ses pauvres 118 francs par unité. Le XXe arrondissement, qui a un contingent de pauvres cinq fois plus considérable, ne récolte que 29,000 francs et n'a que 12 francs par unité indigente.

Si les secours à domicile permettent à l'Administration de n'ouvrir les portes de ses hôpitaux qu'à un nombre restreint d'indigents, il n'est malheureusement que trop sage de ne pas s'exagérer les avantages de ces secours; souvent un membre de la famille est obligé de renoncer à ses occupations professionnelles pour soigner le malade qui les reçoit, et l'aumône est alors bien loin de représenter le gain du travail auquel il a fallu renoncer.

PIÈCES ANNEXÉES

PIÈCE Nº 1.

Règlement du 23 juillet 1884 sur la hauteur des maisons de Paris.

ART. 1ᵉʳ. — La hauteur des bâtiments bordant les voies publiques dans la ville de Paris est déterminée par la largeur légale de ces voies publiques pour les bâtiments alignés, et par la largeur effective pour les bâtiments retranchables.

Cette hauteur, mesurée du trottoir ou du revers pavé au pied de la façade du bâtiment, et prise au point le plus élevé du sol, ne peut excéder, y compris les entablements, attiques et toutes les constructions à plomb des murs de face, savoir :

Douze mètres (12 mètres) pour les voies publiques au-dessous de sept mètres quatre-vingts centimètres (7ᵐ,80) de largeur ;

Quinze mètres (15 mètres) pour les voies publiques de sept mètres quatre-vingts centimètres (7ᵐ,80) à neuf mètres soixante-quatorze centimètres (9ᵐ,74) de largeur ;

Dix-huit mètres (18 mètres) pour les voies publiques de neuf mètres soixante-quatorze centimètres (9ᵐ,74) à vingt mètres (20 mètres) de largeur ;

Vingt mètres (20 mètres) pour les voies publiques (places, carrefours, rues, quais, boulevards, etc.) de vingt mètres (20 mètres) de largeur et au-dessus.

ART. 6. — Les hauteurs des bâtiments établis en bordure des voies privées, des passages, impasses, cités et autres espaces intérieurs, seront déterminées d'après la largeur de ces voies ou espaces, conformément aux règles fixées à l'article premier pour les bâtiments en bordure des voies privées, des passages, impasses, cités et autres espaces intérieurs, seront déterminées d'après la largeur de ces voies ou espaces, conformément aux règles fixées à l'article premier pour les bâtiments en bordure des voies publiques.

ART. 7. — Dans les bâtiments, de quelque nature qu'ils soient, il ne pourra, en aucun cas, être toléré plus de sept étages au-dessus du rez-de-chaussée, entresol compris, tant dans la hauteur du mur de face que dans celle du comble, telles que ces hauteurs sont déterminées par les articles 1, 9, 10 et 11.

ART. 8. — Dans les bâtiments, de quelque nature qu'ils soient, la hauteur du rez-de-chaussée ne pourra jamais être inférieure à 2m,80 mesurés sous plafond. La hauteur des sous-sols et des autres étages ne devra pas être inférieure à 2m,60 mesurés sous plafond. Pour les étages dans les combles, cette hauteur de 2m,60 s'applique à la partie la plus élevée du rampant.

ART. 16. — Dans les bâtiments dont la hauteur ne dépasserait pas 18 mètres, les cours sur lesquelles prendront jour et air les pièces pouvant servir à l'habitation n'auront pas moins de 30 mètres de surface, avec une largeur moyenne qui ne pourra être inférieure à 5 mètres.

ART. 17. — Dans les bâtiments élevés à une hauteur supérieure à 18 mètres, les cours devront avoir une surface minima de 40 mètres, avec une largeur moyenne qui ne pourra être inférieure à 5 mètres.

ART. 19. — Toute courette qui servira à éclairer et aérer des cuisines devra avoir au moins neuf mètres (9 mètres) de surface et la largeur moyenne ne pourra être inférieure à un mètre quatre-vingts centimètres (1m,80).

ART. 20. — Toute courette sur laquelle seront exclusivement éclairés et aérés des cabinets d'aisances, vestibules ou couloirs, devra avoir au moins quatre mètres (4 mètres) de surface.

Art. 22. — Il est interdit d'établir des combles vitrés dans les cours ou courettes au-dessus des parties sur lesquelles sont aérés et éclairés, soit des pièces pouvant servir à l'habitation, soit des cuisines, soit des cabinets d'aisances, à moins qu'ils ne soient munis d'un châssis ventilateur à faces verticales dont le vide aura au moins le tiers de la surface de la cour ou courette et quarante centimètres ($0^m,40$) au minimum de hauteur, et qu'il ne soit établi à la partie inférieure des orifices, prenant l'air dans les sous-sols ou caves, et ayant au moins 8 décimètres carrés de surface.

Art. 26. — Les dispositions qui précèdent ne sont pas applicables aux édifices publics.

L'Administration pourra, pour les constructions privées ayant un caractère monumental ou pour des besoins d'art, de science ou d'industrie, autoriser des modifications aux dispositions relatives à la hauteur des bâtiments après avis du Conseil général des bâtiments civils et avec l'approbation du ministre de l'intérieur.

PIÈCE N° 2.

Arrêté préfectoral du 7 mai 1884 sur l'enlèvement des ordures ménagères.

Art. 1er. — Il est complètement interdit de projeter sur la voie publique, à n'importe quelle heure du jour ou de la nuit, les résidus quelconques de ménage ou les produits de balayage provenant de l'intérieur des propriétés privées ou des établissements publics.

Art. 2. — A partir de la date du présent arrêté, le propriétaire de tout immeuble habité sera tenu de faire déposer chaque matin, soit extérieurement sur le trottoir, le long de la façade, soit intérieurement, près de la porte d'entrée, en un point parfaitement visible et accessible, un ou plusieurs récipients communs de capacité suffisante pour contenir les résidus de ménage de tous les locataires ou habitants.

Le dépôt de ces récipients devra être effectué une heure au moins avant l'heure règlementaire de l'enlèvement, qui doit commencer à six heures et demie du matin pour être terminé à huit heures et demie en été (c'est-à-dire du 1er avril au 30 septembre), et commencer à sept heures pour être terminé à neuf heures en hiver (c'est-à-dire du 1er octobre au 31 mars).

Les récipients devront être remisés à l'intérieur de l'immeuble un quart d'heure au plus après le passage du tombereau d'enlèvement.

Le concierge, s'il en existe un dans l'immeuble, sera personnellement tenu d'assurer cette double manœuvre, sans préjudice de la responsabilité civile du propriétaire.

Art. 3. — Les récipients communs, quels qu'en soient le mode de construction et la forme, devront satisfaire aux conditions suivantes :

Chaque récipient aura une capacité de 120 litres au maximum. Il ne pèsera pas à vide plus de 15 kilogrammes. S'il est de forme circulaire, il n'aura pas plus de 0m,55 de diamètre ; s'il est de forme circulaire, rectangulaire ou elliptique, il n'aura pas plus de 0m,50 de largeur, ni de 0m,80 de longueur. En aucun cas la hauteur ne dépassera la plus petite des deux dimensions horizontales.

Les récipients seront munis de deux anses ou poignées à leur partie supérieure. Ils devront être peints ou galvanisés, et porter sur l'une de leurs faces latérales l'indication du nom de la rue et du numéro de l'immeuble, en caractères apparents. Ils devront être constamment maintenus en bon état d'entretien et de propreté, tant intérieurement qu'extérieurement, de manière à ne répandre aucune mauvaise odeur à vide. Ces récipients seront tenus à la disposition des locataires et par les soins des propriétaires, depuis neuf heures du soir jusqu'à l'heure où ils doivent être déposés sur la voie publique.

Art. 4. — Sous réserve des exceptions prévues ci-après aux articles 5 et 6, il est interdit aux habitants de verser leurs résidus de ménage ailleurs que dans les récipients communs affectés à l'immeuble. Si le récipient commun vient à faire défaut ou se trouve accidentellement insuffisant, ils devront, soit laisser leurs récipients particuliers en dépôt à la place ou auprès du récipient commun, soit attendre le passage du tombereau, pour y verser directement le contenu de ces récipients particuliers.

ART. 5. — Il est interdit de verser dans les récipients communs les résidus qui font partie de l'une des deux catégories suivantes et que les particuliers sont tenus de faire enlever à leurs frais, savoir :

1º Les terres, gravois, décombres et débris de toute nature provenant de l'exécution de travaux quelconques ou de l'entretien des cours et jardins ;

2º Les résidus et déchets de toute nature provenant de l'exercice de commerces ou d'industries quelconques.

Sont seules exceptées de cette interdiction les ordures ménagères proprement dites des établissements de consommation.

ART. 6. — Il est également interdit de verser dans les récipients communs les objets suivants, dont l'Administration assure l'enlèvement, mais qui doivent être déposés dans des récipients spéciaux, à côté des récipients communs, savoir :

Les débris de vaisselle, verre, poterie, etc., provenant des ménages.

ART. 7. — Il est interdit aux chiffonniers de répandre les ordures sur la voie publique ; ils pourront faire le triage sur une toile et devront remettre ensuite les ordures dans les récipients.

PIÈCE Nº 3.

Loi du 13 avril 1850 relative à l'assainissement des logements insalubres.

ART. 1er. — Dans toute commune où le Conseil municipal l'aura déclaré nécessaire par délibération spéciale, il nommera une Commission chargée de rechercher et d'indiquer les mesures indispensables d'assainissement des logements et dépendances insalubres mis en location ou occupés par d'autres que le propriétaire, l'usufruitier ou l'usager.

Sont réputés insalubres les logements qui se trouvent dans des conditions de nature à porter atteinte à la vie ou à la santé de leurs habitants.

ART. 2. — La Commission se composera de neuf membres au plus et de cinq au moins.

En feront nécessairement partie un médecin et un architecte, ou tout autre homme de l'art, ainsi qu'un membre du bureau de bienfaisance et du Conseil des prud'hommes, si ces institutions existent dans la commune.

La présidence appartient au maire ou à l'adjoint.

Le médecin ou l'architecte pourront être choisis hors de la commune.

La Commission se renouvelle tous les deux ans par tiers ; les membres sortants sont indéfiniment rééligibles.

A Paris, la Commission se compose de douze membres.

ART. 3. — La Commission visitera les lieux signalés comme insalubres. Elle déterminera l'état d'insalubrité et en indiquera les causes, ainsi que les moyens d'y remédier. Elle désignera les logements qui ne seraient pas susceptibles d'assainissement.

ART. 4. — Les rapports de la Commission seront déposés au secrétariat de la Mairie, et les parties intéressées mises en demeure d'en prendre communication et de produire leurs observations dans le délai d'un mois.

ART. 5. — A l'expiration de ce délai, les rapports et observations seront soumis au Conseil municipal, qui déterminera :

1º Les travaux d'assainissement et les lieux où ils devront être entièrement ou partiellement exécutés, ainsi que les délais de leur achèvement ;

2º Les habitations qui ne sont pas susceptibles d'assainissement.

ART. 6. — Un recours est ouvert aux intéressés contre ces décisions devant le Conseil de préfecture, dans le délai d'un mois, à dater de la notification de l'arrêté municipal. Ce recours sera suspensif.

ART. 7. — En vertu de la décision du Conseil municipal

ou de celle du Conseil de préfecture, en cas de recours, s'il a été reconnu que les causes d'insalubrité sont dépendantes du fait du propriétaire ou de l'usufruitier, l'autorité municipale lui enjoindra, par mesure de police, d'exécuter les travaux jugés nécessaires.

ART. 8. — Les ouvertures pratiquées pour l'exécution des travaux d'assainissement seront exemptées, pendant trois ans, de la contribution des portes et fenêtres.

ART. 9. — En cas d'inexécution, dans les délais déterminés, des travaux jugés nécessaires, et si le logement continue d'être occupé par un tiers, le propriétaire ou l'usufruitier sera passible d'une amende de seize francs à cent francs. Si les travaux n'ont pas été exécutés dans l'année qui aura suivi la condamnation, et si le logement insalubre a continué d'être occupé par un tiers, le propriétaire ou l'usufruitier sera passible d'une amende égale à la valeur des travaux et pouvant être élevée au double.

ART. 10. — S'il est reconnu que le logement n'est pas susceptible d'assainissement, et que les causes d'insalubrité sont dépendantes de l'habitation elle-même, l'autorité municipale pourra, dans le délai qu'elle fixera, en interdire provisoirement la location à titre d'habitation.

L'interdiction absolue ne pourra être prononcée que par le Conseil de préfecture et, dans ce cas, il y aura recours de sa décision devant le Conseil d'État.

Le propriétaire ou l'usufruitier qui aura contrevenu à l'interdiction prononcée sera condamné à une amende de seize francs à cent francs, et, en cas de récidive dans l'année, à une amende égale au double de la valeur locative du logement interdit.

ART. 11. — Lorsque, par suite de l'exécution de la présente loi, il y aura lieu à la résiliation des baux, cette résiliation n'emportera, en faveur du locataire, aucuns dommages-intérêts.

ART. 12. — L'article 463 du Code pénal sera applicable à toutes les contraventions ci-dessus indiquées.

ART. 13. — Lorsque l'insalubrité est le résultat de causes extérieures et permanentes, ou lorsque ces causes ne peuvent être détruites que par des travaux d'ensemble, la commune pourra requérir, suivant les formes et après l'accomplissement des formalités prescrites par la loi du 3 mai 1841, la totalité des propriétés comprises dans le périmètre des travaux.

Les portions de ces propriétés qui, après l'assainissement opéré, resteraient en dehors des alignements arrêtés par les nouvelles constructions, pourront être revendues aux enchères publiques, sans que, dans ce cas, les anciens propriétaires ou leurs ayants droit puissent demander l'application des articles 60 et 61 de la loi du 3 mai 1841.

ART. 14. — Les amendes prononcées en vertu de la présente loi seront attribuées en entier au bureau ou établissement de bienfaisance de la localité où sont situées les habitations à raison desquelles ces amendes auront été encourues.

PIÈCE Nº 4.

Commission supérieure d'assainissement de Paris. Résolutions relatives à la réforme de la loi du 13 avril 1850, sur les logements insalubres (Rapporteur M. Martin).

I

Il sera constitué dans toute commune une Commission chargée de veiller à la salubrité des bâtiments et des habitations publics ou privés.

Toutefois, plusieurs communes pourront, par arrêté préfectoral, être réunies pour n'avoir qu'une seule Commission.

Les Commissions se réuniront au moins une fois par mois. Elles devront se réunir également toutes les fois que le Préfet du département ou la majorité des membres le demanderont.

II

Chaque Commission se composera de neuf membres au plus, et de cinq membres au moins.

A Paris, la Commission se composera de trente membres.

Le Maire, un membre du Conseil municipal, un médecin et un architecte, ou tout autre homme de l'art, feront partie de droit des Commissions. Les membres seront nommés par le Préfet du département sur la présentation du Conseil d'hygiène publique et de salubrité ; ils seront nommés pour six ans et renouvelables par tiers.

La présidence de la Commission appartiendra au Maire, et à Paris au Préfet de la Seine.

III

Des Inspecteurs, nommés par le Préfet du département, à la suite d'un concours sur titres, auront pour mission de parcourir les localités comprises dans l'étendue de leur circonscription, de pénétrer dans les bâtiments et les habitations publics et privés, de constater l'état d'insalubrité des logements, ainsi que les infractions aux règlements sur les constructions et de proposer aux Commissions dont ils dépendent les mesures nécessaires pour remédier à l'insalubrité. Ils seront également chargés d'assurer l'exécution des décisions prises par les Commissions.

IV

Sont réputés insalubres les habitations urbaines ou rurales, les établissements industriels, commerciaux ou agricoles et leurs dépendances qui, soit par leur installation primitive ou par leur insuffisance, soit par leur aménagement ou par leurs modifications consécutives, quel que soit l'auteur des constructions ou de l'aménagement, soit par le défaut d'air ou de lumière, soit par l'absence ou l'insuffisance ou la difficulté du puisage de l'eau, soit pour toute autre cause, se trouvent dans des conditions de nature à porter atteinte à la santé ou à la vie des personnes qui les habitent, y sont occupées ou y séjournent à quelque titre que ce soit, de jour ou de nuit.

Doivent notamment être considérées comme des dépendances des habitations : les voies privées de toute nature, les cours, courettes, terrains vagues ou terrains desservant des habitations, soit que ces voies privées ou terrains et ces habitations appartiennent aux mêmes propriétaires, soit qu'ils constituent des propriétés différentes.

V

Les Commissions rendront leurs décisions sur les rapports des Inspecteurs, après avoir entendu les observations des parties intéressées et procédé, s'il y a lieu, à de nouvelles informations.

VI

Les décisions des Commissions seront notifiées dans le délai de huit jours aux parties intéressées, pour qu'elles aient à s'y conformer.

Sauf le cas d'urgence, où les décisions doivent être exécutées immédiatement, les parties intéressées auront un délai de quinzaine à partir de la notification pour se pourvoir contre les décisions des Commissions, en première instance devant le Conseil d'hygiène publique et de salubrité du département, et en appel devant le Comité consultatif d'hygiène publique de France.

VII

Les propriétaires seront responsables de l'insalubrité inhérente à l'immeuble proprement dit, et les locataires ou occupants seront responsables de l'insalubrité résultant de l'abus de jouissance des locaux loués ou occupés à un titre quelconque.

VIII

Lorsque l'insalubrité est le résultat de causes extérieures et permanentes ou lorsque les causes d'insalubrité ne peuvent être détruites que par des travaux d'ensemble, la commune pourra acquérir, suivant les formes et après l'accomplissement des formalités prescrites par la loi du 3 mai 1841, la totalité des propriétés comprises dans le périmètre des travaux.

Les portions de ces propriétés qui, après l'assainissement opéré, resteraient en dehors des alignements arrêtés pour les nouvelles constructions, pourront être revendues aux enchères publiques, sans que, dans ce cas, les anciens propriétaires ou leurs ayants droit puissent demander l'application des articles 60 et 61 de la loi du 3 mai 1841.

IX

En cas d'inexécution des décisions des Commissions des logements insalubres dans les délais et suivant les conditions énoncées ci-dessus, les contrevenants seront traduits devant le Tribunal correctionnel de la situation de l'immeuble, qui les condamnera à une amende ainsi qu'à l'exécution des mesures prescrites.

Faute par eux d'exécuter ces mesures, l'Administration y procèdera d'office, et à leurs frais. La dépense en résultant sera prélevée par privilège et préférence sur l'immeuble et ses produits.

X

Dans chaque département, une Commission spéciale nommée par le Préfet fera un règlement déterminant les conditions à observer pour la salubrité des habitations à édifier.

Aucune construction neuve ne pourra être édifiée avant que le propriétaire n'ait reçu de l'Administration municipale un permis d'habitation constatant que les règlements ont été observés.

Tout propriétaire, locataire, constructeur, usufruitier ou usager qui aura fait ou laissé habiter, à quelque titre que ce soit, une construction neuve, sans permis de l'autorité municipale, sera puni d'une peine de un à cinq jours de prison et d'une amende de 100 à 1,000 francs.

XI

L'article 463 du Code pénal sera applicable à toutes les contraventions ci-dessus indiquées.

PIÈCE Nº 5.

Ordonnance du Préfet de police concernant les logements loués en garni (25 octobre 1883).

ART. 1ᵉʳ. — Sont considérées comme logeurs de profession et, à ce titre, sont astreintes à l'exécution des dispositions réglementaires ci-après, les personnes qui louent *en garni* tout ou partie d'une maison, soit dans les termes et délais en usage pour les locations en garni, soit dans les termes et délais déterminés par le droit commun pour les locations en général.

ART. 2. — Aucune maison ou partie de maison ne pourra être livrée à la location en garni qu'après une déclaration faite à la Préfecture de police.

ART. 3. — Cette déclaration devra être accompagnée :

1º De l'acte de naissance du déclarant ;

2º D'un certificat de résidence et de moralité délivré par le commissaire de police de sa circonscription ou par le maire de sa commune ;

3º D'un extrait de son casier judiciaire délivré depuis un mois au plus ;

4º D'un état indiquant le nombre des chambres devant être louées en garni, avec leurs dimensions exactes, ainsi que le nombre des lits contenus dans chacune d'elles.

ART. 4. — Le logeur ne pourra recevoir des locataires qu'à partir du jour où il lui aura été délivré, par la Préfecture de Police, un récépissé de sa déclaration.

ART. 5. — Ce récépissé mentionnera les nom et prénoms du logeur, la rue et le numéro du garni, le nombre des pièces pouvant être louées et le nombre des locataires que chacune d'elles pourra contenir.

Il ne sera délivré que si le logeur présente, au point de

vue de la moralité, des garanties satisfaisantes, et si les locaux proposés sont reconnus salubres dans les conditions indiquées ci-après.

ART. 6. — La déclaration doit être renouvelée toutes les fois que le garni sera tenu par un nouvel exploitant.

ART. 7. — Le logeur devra placer extérieurement et conserver constamment sur la porte d'entrée de la maison un tableau indiquant que tout ou partie de la maison est loué en garni; les lettres de ce tableau ne devront pas avoir moins de 0^m,68 cent. de hauteur; elles seront noires sur un fond jaune.

ART. 8. — Le logeur doit numéroter les appartements ou chambres meublés.

ART. 9. — Il est tenu d'avoir un registre pour l'inscription immédiate des voyageurs.

Ce registre doit être coté et paraphé par le commissaire de police du quartier (1).

(1) Code pénal, art. 73. — Les aubergistes et hôteliers convaincus d'avoir logé, plus de vingt-quatre heures, quelqu'un qui, pendant son séjour, aurait commis un crime ou un délit, seront civilement responsables des restitutions, des indemnités et des frais adjugés à ceux à qui ce crime ou ce délit aurait causé quelque dommage, faute par eux d'avoir inscrit sur leur registre le nom, la profession et le domicile du coupable; sans préjudice de leur responsabilité dans le cas des articles 1952 et 1953 du Code civil.

Code pénal, art. 154. — Les logeurs et aubergistes qui, sciemment, inscriront sur leurs registres, sous des noms faux ou supposés, les personnes logées chez eux ou qui, de connivence avec elles, auront omis de les inscrire, seront punis d'un emprisonnement de six jours au moins et de trois mois au plus.

Code pénal, art. 475. — Seront punis d'amende depuis six francs jusqu'à dix francs inclusivement..... § 2. Les aubergistes, hôteliers, logeurs ou loueurs de maisons garnies, qui auront négligé d'inscrire de suite et sans aucun blanc, sur un registre tenu régulièrement, les noms, qualités, domicile habituel, dates d'entrée et de sortie de toute personne qui aurait couché ou passé une nuit dans leurs maisons; ceux d'entre eux qui auraient manqué à représenter ce registre aux époques déterminées par les règlements, ou lorsqu'ils en auraient été requis, aux maires, adjoints, officiers, ou commissaires de police, ou aux citoyens commis à cet effet : le tout sans préjudice des cas de responsabilité mentionnés en l'article 73 du présent Code, relativement aux crimes ou dé-

Le logeur le représentera à toute réquisition, soit aux commissaires de police qui les viseront, soit aux officiers de paix ou autres préposés de la Préfecture de Police qui pourront aussi les viser. Ledit registre sera soumis à la fin de chaque mois au visa du commissaire de police du quartier.

ART. 10. — Il est défendu aux logeurs de donner retraite aux vagabonds, mendiants et gens sans aveu. Il leur est aussi défendu de recevoir habituellement des filles de débauche.

ART. 11. — Le nombre des locataires qui pourront être reçus dans chaque chambre sera proportionnel au volume d'air qu'elle contiendra. Ce volume ne sera jamais inférieur à quatorze mètres cubes par personne. La hauteur sous plafond ne devra pas être inférieure à 2^m,50.

Le nombre maximum des personnes qu'il sera permis de recevoir dans chaque pièce y sera affiché d'une manière apparente.

ART. 12. — Le sol des chambres sera imperméable et disposé de façon à permettre de fréquents lavages, à moins qu'il ne soit planchéié et frotté à la cire ou peint au siccatif.

Les murs, les cloisons et les plafonds seront enduits en plâtre ; ils seront maintenus en état de propreté et, de préférence, peints à l'huile ou badigeonnés à la chaux.

Les peintures seront lessivées ou renouvelées au besoin tous les ans.

On ne pourra garnir de papier que les chambres à un ou deux lits, et ces papiers seront remplacés toutes les fois que cela sera jugé nécessaire.

ART. 13. — Les chambres devront être convenablement ventilées.

Les chambrées, c'est-à-dire les chambres qui contiennent plus de quatre locataires, devront être pourvues d'une cheminée ou de tout autre moyen d'aération permanente.

ART. 14. — Il est défendu d'admettre dans les chambrées des personnes de sexes différents.

lits de ceux qui, ayant logé ou séjourné chez eux, n'auraient pas été régulièrement inscrits.

Art. 15. — Il est interdit de louer en garni des chambres qui ne seraient pas éclairées directement ou qui ne prendraient pas air et jour sur un vestibule ou sur un corridor éclairé lui-même directement.

Les chambrées et les chambres qui contiendraient plus de deux personnes devront toujours être éclairées directement.

Art. 16. — Il est interdit de louer des caves en garni. Les sous-sols ne pourront être loués en garni qu'en vertu d'autorisations spéciales.

Art. 17. — Les cheminées et conduits de fumée doivent être établis dans de bonnes conditions au point de vue du danger d'incendie. Les conduits auront des dimensions ou des dispositions telles que la chaleur produite ne puisse être la cause d'une incommodité grave pour les habitants de la maison.

Les conduits seront, en outre, entretenus en bon état et nettoyés ou ramonés fréquemment. (Ordonnance de police du 15 septembre 1875.)

Art. 18. — Il n'y aura pas moins d'un cabinet d'aisance pour chaque fraction de vingt habitants.

Art. 19. — Ces cabinets, peints au blanc de zinc et tenus dans un état constant de propreté, seront suffisamment aérés et éclairés directement.

Un réservoir ou une conduite d'eau en assurera le nettoyage.

A défaut de réservoir ou de conduite d'eau, une désinfection journalière sera opérée au moyen d'une solution (1) dont quelques litres seront toujours laissés dans les cabinets.

Les cabinets devront être munis d'appareils à fermeture automatique. Si l'Administration le juge nécessaire, un siphon obturateur sera établi au-dessous de cette fermeture.

Le sol sera imperméable et disposé en cuvette inclinée, de manière à ramener les liquides vers le tuyau de chute et au-dessus de l'appareil automatique.

(1) Par exemple du chlorure de zinc, à raison de 50 grammes par litre d'eau.

Les urinoirs, s'il en existe, seront construits en matériaux imperméables. Ils seront à effet d'eau.

ART. 20. — Les corridors, les paliers, les escaliers et les cabinets d'aisance devront être fréquemment lavés, à moins qu'ils ne soient frottés à la cire ou peints au siccatif, ainsi que cela a été prescrit pour les chambres (art. 12).

Les peintures seront de ton clair.

ART. 21. — Les plombs seront munis d'une fermeture hermétique, lavés et désinfectés souvent.

Les gargouilles, caniveaux et tuyaux d'eaux pluviales et ménagères seront entretenus avec le même soin.

ART. 22. — Chaque maison louée en garni sera pourvue d'une quantité d'eau suffisante pour assurer la propreté et la salubrité de l'immeuble et pour subvenir aux besoins des locataires.

ART. 23. — Un service spécial d'inspecteurs de la salubrité des garnis est chargé de s'assurer que les conditions exigées par la présente ordonnance sont remplies. Les logeurs sont tenus de les recevoir aussi souvent qu'ils se présenteront.

ART. 24. — Toutes les fois qu'un cas de maladie contagieuse ou épidémique se sera manifesté dans un garni, la personne qui tiendra ce garni devra en faire immédiatement la déclaration au commissariat de police de son quartier ou de sa circonscription, lequel nous transmettra cette déclaration.

Un médecin délégué de l'Administration ira constater la nature de la maladie et provoquer les mesures propres à en prévenir la propagation.

Le logeur sera tenu de déférer aux injonctions qui lui seront adressées à la suite de cette visite.

ART. 25. — Le récépissé dont il est question à l'article 4 ci-dessus pourra être retiré en cas de non exécution des prescriptions contenues dans la présente ordonnance.

ART. 26. — Lorsque le logeur cessera d'exercer sa profession, il devra immédiatement déposer au commissariat de police de son quartier ou de sa circonscription le récépissé de sa déclaration et le registre mentionné à l'article 9 ci-dessus.

ART. 27. — Sont abrogées toutes les dispositions des ordonnances antérieures qui seraient contraires aux dispositions de la présente.

ART. 28. — Les maires et les commissaires de police des communes du ressort de la Préfecture de Police, les commissaires de police de Paris, le chef de la police municipale et les autres préposés de la Préfecture de Police sont chargés, chacun en ce qui le concerne, de tenir la main à l'exécution de la présente ordonnance.

PIÈCE Nº 6.

Arrêté du Préfet de Police, portant réorganisation et fonctionnement du service d'inspection sanitaire des logements loués en garni à Paris (13 janvier 1885).

ART. 1er. — Le service d'inspection de la salubrité des garnis, institué près la Préfecture de Police par arrêté du 20 juillet 1883, comprendra à l'avenir dix inspecteurs titulaires et quatre inspecteurs suppléants.

ART. 2. — Le traitement des inspecteurs titulaires est fixé à 3,000 francs; il leur est en outre alloué une somme de 500 francs par an pour frais de déplacement.

Les inspecteurs suppléants recevront une indemnité mensuelle de 125 francs ; il leur est alloué également une somme de 500 francs par an pour frais de déplacement.

ART. 3. — Le territoire de la ville de Paris est divisé en dix circonscriptions, conformément au tableau ci-annexé.

Un inspecteur titulaire est attaché plus spécialement à chacune de ces circonscriptions.

ART. 4. — L'inspecteur titulaire devra visiter, au moins une fois par an, tous les logements livrés à la location en garni dans sa circonscription.

ART. 5. — Tout garni nouvellement ouvert ou devenu l'objet d'un changement de propriétaire devra être visité par l'inspecteur titulaire de la circonscription où il se trouve, dans un délai de cinq jours.

ART. 6. — Tout garni dans lequel se serait déclaré un

cas de maladie contagieuse devra être visité d'urgence par l'inspecteur titulaire de la circonscription, en vue des mesures qu'il pourrait y avoir lieu de prescrire dans l'intérêt de la santé publique.

ART. 7. — En cas d'absence ou de maladie d'un inspecteur titulaire, les visites prévues par les articles 5 et 6 du présent arrêté seront faites par l'un des inspecteurs suppléants désigné par le bureau d'attributions.

ART. 8. — Les notes ou rapports concernant chaque garni visité nous seront adressés au fur et à mesure des visites faites.

ART. 9. — Au mois d'octobre de chaque année, chaque inspecteur nous fera parvenir un rapport général sur le résultat de ses visites.

ART. 10. — Les inspecteurs suppléants, indépendamment des remplacements des inspecteurs titulaires absents, seront plus spécialement chargés des contre-visites et de vérifier, à l'occasion, l'exécution des mesures et travaux d'assainissement imposés aux logeurs.

ART. 11. — L'arrêté réglementaire du 20 juillet 1883 est rapporté.

ART. 12. — Le Secrétaire général de la Préfecture de Police et le Chef de la 2e division sont chargés de l'exécution du présent arrêté dont une ampliation sera délivrée à chacun des inspecteurs du service sanitaire des garnis.

PIÈCE N° 7.

Arrêté du Préfet de Police, concernant l'inspection sanitaire des logements loués en garni, dans les communes suburbaines du ressort de la Préfecture de Police.

ART. 1er. — Un service spécial est institué pour l'inspection permanente, au point de vue de la salubrité des logements loués en garni, dans les communes suburbaines du ressort de la Préfecture de Police.

ART. 2. — A cet effet, le territoire compris dans le ressort de la Préfecture de Police, en dehors du périmètre de la ville de Paris, est divisé en quatre circonscriptions suburbaines.

ART. 3. — Un inspecteur de la salubrité des garnis est attaché plus spécialement à chacune de ces divisions territoriales.

ART. 4. — Chaque inspecteur devra visiter au moins une fois par an tous les logements livrés à la location en garni dans sa circonscription.

ART. 5. — Tout garni nouvellement ouvert ou devenu l'objet d'un changement de propriétaire devra être visité par l'inspecteur de la circonscription où il se trouve, dans un délai de cinq jours.

ART. 6. — Tout garni dans lequel se serait déclaré un cas de maladie contagieuse devra être visité d'urgence par l'inspecteur de la circonscription, en vue des mesures qu'il pourrait y avoir lieu de prescrire dans l'intérêt de la santé publique.

ART. 7. — En cas d'absence ou de maladie d'un inspecteur, les visites prévues par les articles 5 et 6 du présent arrêté seront faites par l'un de ses collègues désigné par le bureau d'attributions.

ART. 8. — Les notes ou rapports concernant chaque garni visité nous seront adressés au fur et à mesure des visites faites.

ART. 9. — Au mois d'octobre de chaque année, chaque inspecteur nous fera parvenir un rapport général sur le résultat de ses visites.

ART. 10. — Le Secrétaire général de la Préfecture de Police et le chef de la deuxième division sont chargés de l'exécution du présent règlement, dont un exemplaire sera remis à chaque inspecteur.

PIÈCE N° 8.

Instruction sur le mode de chauffage des habitations.

Les combustibles destinés au chauffage et à la cuisson des aliments ne doivent être brûlés que dans des cheminées, poêles et fourneaux qui ont une communication avec l'air extérieur, même lorsque le combustible ne donne pas de fumée. Le coke, la braise et les diverses sortes de charbon qui se trouvent dans ce dernier cas sont considérés à tort, par beaucoup de personnes, comme pouvant être brûlés impunément à découvert dans une chambre abritée. C'est là un des préjugés les plus fâcheux; il donne lieu, tous les jours, aux accidents les plus graves, quelquefois même il devient cause de mort. Aussi doit-on proscrire l'usage des braseros, des poêles et des calorifères portatifs de tout genre qui n'ont pas de tuyaux au dehors. Les gaz qui sont produits pendant la combustion par ces moyens de chauffage, et qui se répandent dans l'appartement, sont beaucoup plus nuisibles que la fumée de bois.

Il ne suffit pas que les poêles portatifs soient munis d'un bout de tuyau destiné à être simplement engagé sous la cheminée de la pièce à chauffer. Il faut que cette cheminée ait un tirage convenable. « Il importe, pour l'emploi de semblables appareils, de vérifier préalablement l'état de ce tirage, par exemple, à l'aide de papier enflammé. Si l'ouverture momentanée d'une communication avec l'extérieur ne lui donne pas l'activité nécessaire, on fera directement un peu de feu dans la cheminée avant d'y adapter le poêle ou au moins avant d'abandonner ce poêle à lui-même. Il sera bon, d'ailleurs, dans le même cas, de tenir le poêle un certain temps en *grande marche* (avec la plus grande ouverture du générateur).

« On prendra scrupuleusement ces précautions chaque fois que l'on déplacera un poêle mobile.

« Le poêle mobile devra être surveillé constamment, surtout s'il est en *petite marche* (le régulateur donnant la plus petite issue au gaz de la combustion); alors, surtout, la pièce où il est placé recevra régulièrement du dehors l'air nécessaire à son assainissement en même temps qu'à l'entretien de la combustion, sans qu'on cherche à faire des emprunts à des pièces voisines : à raison de la dépendance qui peut exister entre les cheminées de ces pièces sous le rapport du tirage, si une pièce voisine a un chauffage propre, son foyer pourrait déterminer un appel en sens inverse. Pour une raison semblable, lorsqu'on transporte un poêle d'une pièce à une autre voisine, on devra éviter de laisser une communication ouverte entre ces deux pièces.

« On se tiendra en garde, principalement dans les cas où le poêle est en *petite marche*, contre les perturbations atmosphériques qui pourraient venir paralyser le tirage et même déterminer un refoulement des gaz à l'intérieur de la pièce.

« Lorsque les produits doivent être portés au dehors par un tuyau spécial fixe auquel s'adapte celui du poêle mobile, il est essentiel que la hauteur, la section et les dispositions de ce tuyau lui assurent un tirage convenable.

« A moins de dispositions exceptionnelles, qui assurent le tirage d'une manière absolument certaine, on s'abstiendra de laisser séjourner un poêle mobile, la nuit, dans une chambre à coucher, surtout un poêle en *petite marche* : il faut toujours se défier de la fermeture partielle d'un régulateur placé sur le tuyau d'un appareil de chauffage. »

On ne saurait trop s'élever contre la pratique dangereuse de fermer complètement la clef d'un poêle ou la trappe intérieure d'une cheminée qui contient encore de la braise allumée. C'est là une des causes d'asphyxie les plus communes. On conserve, il est vrai, la chaleur dans la chambre, mais c'est aux dépens de la santé et quelquefois de la vie.

PIÈCE N° 9.

Arrêté du préfet de la Seine portant organisation de l'Inspection médicale des écoles primaires et maternelles de la ville de Paris; 15 décembre 1883 (Extraits).

Art. 2. — Les établissements scolaires publics de la ville de Paris seront groupés en circonscriptions d'inspection médicale, de façon que chaque circonscription ait un effectif de quinze à vingt classes.

Art. 10. — Toute école primaire ou école maternelle publique devra recevoir, deux fois par mois, la visite du médecin inspecteur.

Le médecin inspecteur devra, en outre, procéder à des

visites supplémentaires dans les établissements de sa circonscription, toutes les fois qu'il en sera requis par le maire de l'arrondissement ou par l'administration préfectorale.

ART. 11. — A son arrivée dans chaque établissement, le médecin inspecteur commencera par procéder à un examen des localités autres que les classes (vestibules, préau couvert, cour de récréation, cabinets d'aisances, urinoirs, etc.).

Il sera accompagné, dans cette visite, par le directeur (ou la directrice) auquel il adressera les observations ou recommandations que pourrait lui suggérer l'état des localités.

Il visitera ensuite chacune des classes.

Après s'être rendu compte des conditions hygiéniques de la salle au point de vue de l'éclairage, du chauffage, de la ventilation, de l'aménagement du mobilier, etc., etc., il procédera à l'examen des enfants, et en particulier de ceux qui lui seraient signalés par le directeur (ou la directrice) comme présentant des symptômes d'indisposition.

ART. 13. — Une fois par mois, au moins, le médecin inspecteur, pendant sa visite dans l'établissement, devra procéder à un examen attentif et individuel des enfants au point de vue des dents, des yeux, des oreilles et de l'état général de la santé.

Un bulletin, certifié par lui et destiné à la famille, sera remis à chaque enfant qui serait reconnu présenter une affection de la bouche, des yeux ou des oreilles, ou dont l'état général nécessiterait une surveillance ou des soins particuliers.

ART. 14. — Les enfants chez lesquels le médecin inspecteur, pendant sa visite, aura reconnu les symptômes d'une affection contagieuse, seront immédiatement renvoyés chez leurs parents, avec une lettre d'avis indiquant le motif de ce renvoi.

Cette lettre fera connaître aux parents que l'enfant ne pourra être admis de nouveau dans l'établissement qu'après s'être présenté à la consultation du médecin inspecteur, et en avoir obtenu un certificat constatant que sa rentrée peut avoir lieu sans inconvénients.

Arrêté consulaire du 19 vendémiaire an X (11 octobre 1801), réglementant la boulangerie.

1° Limitation du nombre des boulangers d'après le nombre des habitants;

2° Obligation, pour celui qui veut s'établir boulanger, d'obtenir une permission préfectorale, laquelle ne peut être accordée que dans les limites fixées pour le nombre des boulangers;

3° Classement des établissements de boulangerie, d'après leur cuisson journalière;

4° Dépôts d'approvisionnement et de garantie, constitués en farine, et dont la quotité, fixée approximativement pour subvenir à trois mois de consommation, varie suivant l'importance et le classement de chaque boulangerie;

5° Versement d'une partie de cet approvisionnement dans des magasins publics;

6° Syndicat dont la composition et le mode de nomination sont réglés par arrêté préfectoral, avec l'approbation ministérielle;

7° Défense de quitter la profession sans en avoir fait la déclaration six mois à l'avance;

8° Défense de restreindre le nombre des fournées sans autorisation du préfet;

9° En cas de contravention à la disposition précédente et à l'obligation de l'approvisionnement de réserve, pouvoir pour le préfet de prononcer par voie administrative, contre le contrevenant, une interdiction momentanée ou absolue de sa profession;

10° Confiscation du dépôt de garantie appartenant au boulanger qui aurait quitté sa profession sans autorisation, et qui aurait été définitivement interdit;

11° Privilège des facteurs de la halle aux farines sur le dépôt de garantie des boulangers, dans le cas où ceux-ci quittent leur commerce par l'effet d'une faillite, ou par suite de contravention entraînant interdiction;

12° Obligation de se soumettre aux dispositions des décrets, qui ont institué la caisse de service de la boulangerie;

13° Obligation d'un dépôt en compte courant à cette caisse.

PIÈCE N° 11.

Circulaire du Préfet de police pour la répression des falsifications du lait (Extraits).

ART. 2. — Il importe que les prélèvements d'échantillons de lait soient opérés le *matin,* de bonne heure, la vente de cette denrée étant généralement terminée avant 9 heures.

ART. 3. — Les commissaires de police ou les experts-inspecteurs du Laboratoire invités à prélever des échantillons de lait pour l'analyse, procéderont soit chez des nourrisseurs ou débitants dont la vente est considérable, soit dans les crémeries, ou bien sous les portes où stationnent les petits détaillants; mais plus particulièrement chez les individus qui auraient été signalés comme fraudeurs.

Si leur arrivée chez le détaillant coïncidait avec la présence de la voiture du marchand en gros qui le fournit, ils auraient soin d'effectuer un prélèvement dans les boîtes du fournisseur en même temps qu'ils en feraient un chez le détaillant.

Chacun de ces prélèvements serait constaté à part, dans la forme ci-après indiquée.

ART. 4. — Chaque échantillon sera d'un litre au plus ou d'une bouteille au moins.

Les prélèvements doivent être faits, non sur tel ou tel lait indiqué par le marchand, mais sur du lait qu'on aura préalablement goûté ou senti, cet examen sommaire permettant de préjuger les fortes additions d'eau.

ART. 5. — Pour opérer le prélèvement, il conviendra : ou de transvaser le lait et de l'agiter ensuite afin d'en mélanger parfaitement toutes les parties, ou de puiser au milieu du vase, après en avoir agité le contenu dans tous les sens et surtout de haut en bas, avec une grande cuillère. Il est absolument nécessaire d'opérer de cette manière pour obtenir un échantillon représentant dans toutes ses parties la nature du lait à analyser.

ART. 6. — S'il est trouvé chez un marchand des pots de lait en cours de débit et d'autres non encore entamés, il conviendra de prélever un échantillon sur chaque récipient.

ART. 17. — Il arrive fréquemment que les débitants protestent de leur innocence et affirment qu'ils vendent le lait tel qu'il leur est livré par le marchand en gros et que, s'il y a falsification, elle est du fait de ce dernier.

Lorsque des observations de cette nature seront présentées, on appréciera la valeur des allégations du débitant et, si elles paraissent susceptibles d'être contrôlées, on opérera *le lendemain* une nouvelle saisie au moment de la livraison par le marchand en gros, *avant que les pots de lait aient été ouverts ou décachetés.* Dans ce cas, le procès-verbal sera dressé contre le laitier en gros et devra mentionner *exactement* l'état de fermeture des pots de lait, la description des cachets et marques diverses; enfin, contenir tous renseignements propres à éclairer la justice.

ART. 18. — Dans le cas où le marchand avouerait que le lait a été falsifié, cette déclaration serait consignée au procès-verbal et alors il serait inutile d'enlever les échantillons pour les faire expertiser, l'aveu suffisant pour établir le délit; le procès-verbal, signé par le délinquant, pourrait être clos immédiatement et envoyé à l'Administration centrale.

Si toutefois l'aveu paraissait incomplet, en ce sens que le débitant, pour éviter les rigueurs de la loi, prétendrait n'avoir ajouté qu'une faible quantité d'eau, il y aurait lieu, tout en mentionnant la déclaration, de prélever l'échantillon pour que l'expertise pût en être faite.

ART. 20. — Les échantillons de lait prélevés devront être envoyés *le jour même*, avant midi, dernier délai, avec une note explicative, au laboratoire de chimie établi à la préfecture de police (2e division, caserne de la Cité).

Ordonnance du 13 mai 1882 concernant la mise en vente des beurres artificiels.

Art. 1er. — La margarine et les produits similaires, mis en vente dans le ressort de la préfecture de police, devront porter, sur chaque morceau, une étiquette contenant, en caractères suffisamment lisibles, une indication conforme à la nature réelle du produit.

Art. 2. — Il est interdit d'introduire sur le marché de gros des Halles-Centrales (pavillon n° 10) des beurres artificiels.

Art. 3. — Toute contravention à la présente ordonnance sera poursuivie devant le tribunal de simple police, indépendamment de l'application qui pourrait être faite, le cas échéant, des dispositions de la loi du 27 mars 1851.

Art. 4. — Les maires des communes du ressort de la préfecture de police, les commissaires de police, le chef de la police municipale, le chef du laboratoire municipal, l'inspecteur de la vente en gros des beurres et les agents placés sous leurs ordres, sont chargés, chacun en ce qui le concerne, d'assurer l'exécution de la présente ordonnance.

PIÈCE N° 13.

Commission technique d'assainissement de Paris. Résolutions votées le 25 juillet 1883.

Titre Ier. — *Cabinets d'aisances.*

Art. 1er. — Dans toute maison, il devra y avoir un cabinet d'aisances par logement. Ce cabinet pourra, à la rigueur, être placé en dehors du logement, pourvu qu'il soit au même étage.

Art. 2. — Tout cabinet d'aisances devra être alimenté, soit à l'aide de réservoirs, soit par une conduite ou par tout autre moyen, d'une quantité d'eau suffisante pour assurer un débit minimum de 10 litres par personne et par jour.

Art. 3. — Tout cabinet d'aisances devra être muni d'un siphon obturateur au-dessous de la cuvette.

Titre II. — *Eaux ménagères et pluviales.*

Art. 4. — Il sera placé une occlusion siphoïde, à l'origine des tuyaux d'évacuation des eaux ménagères.

Art. 5. — Les descentes des eaux pluviales doivent toujours être munies d'intercepteurs, empêchant toute communication directe avec l'égout.

Titre III. — *Tuyaux de chute.*

Art. 6. — Chaque tuyau de chute et chaque conduite des eaux ménagères doit se prolonger au-dessus du toit, afin que la ventilation en soit active et permanente.

Art. 7. — Il est désirable que les tuyaux de chute, prolongés au-dessus du toit, ainsi qu'il vient d'être dit, soient lavés à l'aide de réservoirs placés au dernier étage des cabinets et faisant des chasses intermittentes et automatiques.

Art. 8. — Afin d'assurer une interception hermétique et permanente entre l'égout et la maison, les tuyaux d'évacuation seront munis d'un appareil siphoïde obturateur à leur extrémité inférieure ayant leur débouché dans l'égout public.

Art. 9. — Les tuyaux d'évacuation seront étanches, en fonte ou grès vernissé, et prolongés dans le branchement jusqu'à l'égout public.

Titre IV. — *Fosses fixes.*

Art. 10. — Il est nécessaire de poursuivre la suppression du système des fosses fixes. En conséquence, des fosses fixes nouvelles ne seront établies que dans les cas à déterminer par l'Administration où l'absence d'égout, les dispositions de l'égout existant ou l'insuffisance de l'eau, etc., ne permettraient pas l'écoulement direct soit à l'égout, soit dans une canalisation spéciale.

ART. 11. — Une cuvette à pans inclinés devra être creusée dans le radier de la fosse, au-dessous de l'ouverture d'extraction, pour rendre le travail de rachèvement plus facile et plus rapide.

ART. 12. — Dans les fosses fixes existant actuellement, la ventilation devra se faire à la fois par un tuyau d'évent et par le tuyau ouvert à sa partie supérieure et prolongé au-dessus du toit.

ART. 13. — Il est nécessaire d'assurer, par un personnel suffisant, une surveillance plus complète de l'étanchéité des fosses et des opérations de vidange.

ART. 14. — Les opérations de vidange ne doivent être autorisées qu'à l'aide des appareils les plus perfectionnés, notamment de ceux qui comportent le vide fait dans les tonnes avec désinfection des gaz.

TITRE V. — *Fosses mobiles.*

ART. 15. — Les fosses mobiles, dont le débordement est inévitable, doivent être supprimées dans le plus bref délai, partout où cela sera possible.

ART. 16. — Il y a lieu de faire une exception temporaire en faveur des récipients avec garnitures sèches et absorbantes, qui rendent de grands services, principalement dans les maisons sans étages et au rez-de-chaussée, quand leur renouvellement est assuré par un service régulier.

TITRE VI. — *Appareils séparateurs ou dilueurs.*

ART. 17. — Les appareils dits séparateurs ou dilueurs ne sont qu'un mode imparfait d'écoulement à l'égout.

ART. 18. — Les modèles employés dans les appareils séparateurs ou dilueurs en service doivent rendre impossible tout débordement dans le caveau et assurer l'écoulement direct du trop-plein à l'égout. Ils ne pourront fonctionner que dans les maisons largement pourvues d'eaux.

ART. 19. — Les eaux pluviales et ménagères devront, autant que possible, se déverser dans l'appareil séparateur ou dilueur.

TITRE VII. — *Écoulement des matières de vidanges aux égouts.*

ART. 20. — L'écoulement total des matières excrémentitielles à l'égout peut être autorisé dans les égouts largement et constamment alimentés en eau courante, ne laissant pas s'accumuler de sables, et dans lesquels les matières seront entraînées sans repos jusqu'au débouché des collecteurs.

ART. 21. — Il peut être autorisé également dans les égouts moins abondamment pourvus d'eau que les précédents, mais ayant la pente et l'eau nécessaire à l'écoulement des matières, à la condition qu'il soit procédé dans ces égouts aux travaux et au mode de curage indiqués dans les articles 23 et suivants.

ART. 22. — Dans les égouts ne satisfaisant pas aux conditions spécifiées aux articles 20 ou 21, ou dans lesquels le reflux des collecteurs peut arrêter l'écoulement, l'émission des matières excrémentitielles pourra se faire dans des tuyaux étanches, placés dans les galeries et prolongés jusqu'à des égouts remplissant les conditions susénoncées.

TITRE VIII. — *Entretien et curage des égouts.*

ART. 23. — Il y a lieu d'établir des cuvettes à rails sur 7,600 mètres d'anciens égouts, recevant actuellement beaucoup de sable.

ART. 24. — Les angles de tous les radiers des égouts doivent être arrondis.

Art. 25. — Il y a lieu d'augmenter les dimensions ou d'opérer la transformation de vieux égouts sur une longueur de 10,000 mètres environ. La pente de leur radier sera augmentée sur 8 kilomètres.

Art. 26. — Pour assurer le lavage des égouts, indépendamment de l'écoulement des eaux amenées par les bouches et de celles qui proviennent des habitations, il sera établi un système de chasses, produites par des réservoirs d'eau, contenant 10 mètres cubes, placés en tête de chaque égout et le long de ces égouts, à des distances maxima de 250 mètres.

Ces réservoirs se videront instantanément une ou deux fois par vingt-quatre heures.

Des équipes d'ouvriers suivront le mouvement des eaux de la chasse pour faire circuler les matières qui n'auraient pas été entraînées et seraient restées attachées aux parois des égouts.

La longueur des égouts dans lesquels ce mode de curage par chasse peut être employé est d'environ 424 kilomètres.

Art. 27. — Il sera établi dans les collecteurs un certain nombre de bassins à sable (15 au maximum), de telle sorte que les bateaux ou wagons-vannes assurent l'enlèvement des matières dans un délai de vingt-quatre heures.

Art. 28. — Il sera établi des réservoirs mobiles au-dessous des bouches d'égout des voies empierrées ou autres, déversant dans les égouts des sables, des fumiers ou autres corps lourds. Le nombre de ces réservoirs est estimé à 2,000.

Art. 29. — Le système central des collecteurs sera complété en vue de soulager les collecteurs des Coteaux et de Clichy et de pourvoir à un débit de 400 000 mètres cubes par vingt-quatre heures.

Art. 30. — Les eaux des parties basses de Grenelle, de Bercy et du 13e arrondissement de Paris, seront envoyées dans les collecteurs.

Art. 31. — Il sera établi au débouché du collecteur à Clichy des portes de flot et des barrages mobiles pour empêcher le reflux des eaux de la Seine en temps de crue. L'écoulement des eaux du collecteur sera alors assuré en modifiant les machines élévatoires à Clichy pour qu'elles relèvent et rejettent ces eaux dans la Seine jusqu'à concurrence de 600 000 mètres cubes par vingt-quatre heures.

TITRE IX. — *Épuration des eaux d'égout.*

ART. 32. — Les eaux d'égout de la ville de Paris, prises dans leur état actuel, c'est-à-dire contenant une forte proportion de matières excrémentitielles, peuvent être soumises au procédé d'épuration par le sol, sans danger pour la santé publique.

ART. 33. — Il y a lieu de demander au gouvernement de prendre les mesures nécessaires pour interdire la projection des eaux impures dans les cours de la Seine et de la Marne, dans la traversée des deux départements de la Seine et de Seine-et-Oise.

ART. 34. — Il sera fait immédiatement une étude pour l'épuration des eaux des collecteurs départementaux de la Seine et des égouts de Paris qui leur seront rattachés par des irrigations dans les plaines bordant le fleuve en amont de Paris.

PIÈCE N° 14.

Projet de règlement relatif à l'assainissement de Paris par la Commission supérieure de l'assainissement.

ART. 1er. — Dans toute maison à construire, il devra y avoir un cabinet d'aisances par appartement, par logement ou par série de trois chambres louées séparément. Ce cabinet devra toujours être placé soit dans l'appartement ou logement, soit à proximité du logement ou des chambres desservies et, dans ce dernier cas, fermer à clef.

Dans les magasins, hôtels, théâtres, usines, écoles et établissements analogues, le nombre des cabinets d'aisances sera déterminé par l'Administration, dans la permission de construire, en prenant pour base le nombre de personnes appelées à faire usage de ces cabinets.

Dans les immeubles indiqués au paragraphe précédent,
le propriétaire ou le principal locataire sera responsable
de l'entretien en bon état de propreté des cabinets à usage
commun.

ART. 2. — Tout cabinet d'aisances devra être muni de
réservoirs ou d'appareils branchés sur la canalisation,
permettant de fournir dans ce cabinet une quantité d'eau
de 10 litres, au minimum, par personne et par jour.

ART. 3. — L'eau ainsi livrée dans les cabinets d'aisances
devra arriver dans les cuvettes de manière à former une
chasse suffisamment vigoureuse. Les appareils qui la dis-
tribueront seront examinés et reçus par le Service de l'Assainissement de Paris, avant la mise en service.

ART. 4. — Toute cuvette de cabinet d'aisances sera
munie d'un appareil formant fermeture hydraulique et permanente.

ART. 5. — Les dispositions des articles 2, 3 et 4 qui
précèdent seront applicables aux cabinets des ateliers, des
magasins, des bureaux et, en général, de tous les établissements qui reçoivent une nombreuse population pendant
le jour.

ART. 6. — Il sera placé une inflexion siphoïde formant
fermeture hydraulique, à l'origine supérieure de chacun
des tuyaux d'eaux ménagères.

ART. 7. — Les tuyaux de descente des eaux pluviales seront munis d'obturateurs interceptant toute communication
directe avec l'atmosphère de l'égout.

Les tuyaux devront être aérés d'une manière continue.

ART. 8. — Les conduites d'eaux ménagères, les conduites
d'eaux pluviales et les tuyaux de chute destinés aux matières
de vidange ne pourront avoir un diamètre inférieur à $0^m,08$,
ni supérieur à $0^m,16$.

ART. 9. — Les chutes des cabinets d'aisances avec leurs
branchements ne pourront être placés sous un angle supérieur à 45° avec la verticale.

Chaque tuyau de chute sera prolongé au-dessus du toit
jusqu'au faîtage et librement ouvert à sa partie supérieure.

ART. 10. — La projection des corps solides, débris de
cuisine, de vaisselle, etc., dans les conduites d'eaux ména-

gères et pluviales, ainsi que dans les cuvettes des cabinets
d'aisances, est formellement interdite.

Art. 11. — Le tracé des tuyaux secondaires partant du
pied des tuyaux de chute et des conduites d'eaux ménagères
sera prolongé dans les cours et caves jusqu'au tuyau général d'évacuation.

Il en sera de même pour les conduites des eaux pluviales si le tuyau d'évacuation peut recevoir ces eaux.

Le tracé de ces tuyaux devra être formé de parties rec-
tilignes. A chaque changement de direction ou de pente,
sera ménagée une tubulure ou un regard de visite et d'aération facilement accessible.

Art. 12. — L'évacuation des matières de vidange pourra
être faite, soit directement à l'égout public, soit dans une
canalisation spéciale. Des arrêtés préfectoraux, pris après
avis conforme du Conseil municipal, détermineront les
voies dans lesquelles l'un ou l'autre de ces modes d'évacuation pourra être appliqué.

Art. 13. — Dans les voies publiques où les tuyaux d'évacuation pourront déboucher directement dans l'égout public, lesdits tuyaux recevront les tuyaux de chute des cabinets d'aisances, ainsi que les conduites d'eaux ménagères
et les descentes d'eaux pluviales.

Art. 14. — Lesdits tuyaux d'évacuation auront une
pente minima de $0^m,03$ par mètre. Dans les cas exception-
nels où cette pente serait impossible ou difficile à réaliser,
l'Administration aura la faculté d'autoriser des pentes
plus faibles avec addition de réservoirs de chasse ou autres
moyens d'expulsion à établir aux frais et pour le compte
des propriétaires.

Art. 15. — Le diamètre des tuyaux d'évacuation sera
fixé, sur la proposition des intéressés, en raison de la pente
disponible et du cube à évacuer.

Il ne sera, en aucun cas, inférieur à $0^m,16$.

Art. 16. — Chaque tuyau d'évacuation sera muni, avant
sa sortie de la maison, d'un siphon dont la plongée ne
pourra être inférieure à $0^m,07$ afin d'assurer l'occlusion
hermétique et permanente entre la canalisation intérieure
et l'égout public.

Les modèles de ces siphons et appareils seront soumis à l'Administration et acceptés par elle. Chaque siphon sera muni d'une tubulure de visite avec fermeture étanche placée en amont de l'inflexion siphoïde.

ART. 17. — Les tuyaux d'évacuation et les siphons seront en grès vernissé intérieurement. Les joints devront être étanches et exécutés avec le plus grand soin, sans bavure, ni saillie intérieure. L'emploi de la fonte pourra être autorisé dans le cas où l'Administration le jugerait acceptable.

ART. 18. — Les tuyaux d'évacuation seront prolongés dans le branchement particulier jusqu'à l'aplomb de l'égout public.

ART. 19. — Dans toute maison à construire, le branchement particulier d'égout devra être mis en communication avec l'intérieur de l'immeuble, et ce branchement devra être fermé par un mur pignon au droit même de l'égout public.

En ce qui concerne les maisons existantes, les propriétaires pourront être autorisés, sur leur demande, à mettre en communication avec l'intérieur de leur immeuble leur branchement particulier, et à y installer le siphon hydraulique obturateur du conduit d'évacuation, ainsi que le compteur de leur distribution d'eau, sous réserve de l'établissement, au droit même de l'égout, d'un mur pignon fermant ce branchement.

ART. 20. — Dans les voies publiques où les matières de vidange et les eaux ménagères ne pourront pas être évacuées directement à l'égout public, des arrêtés spéciaux pris, après avis du Conseil municipal, prescriront les dispositions à adopter.

ART. 21. — Les dispositions du titre Ier, relatives au nombre des cabinets d'aisances, seront immédiatement applicables, en ce qui concerne les maisons à construire. Elles pourront devenir exigibles dans les maisons déjà construites, si la salubrité le réclame, en exécution des lois et règlements existants ou à intervenir sur les logements insalubres.

Les autres dispositions du titre Ier ne seront appliquées

que successivement dans les voies indiquées par les arrêtés préfectoraux dont il est question aux articles 12 et 20.

Les propriétaires riverains de ces voies auront un délai maximum de trois ans, compté à partir de la publication desdits arrêtés, pour appliquer les dispositions des articles 2, 3 et 4 du titre Ier, et pourvoir à l'exécution des occlusions hydrauliques et à l'évacuation des vidanges dans les conditions indiquées au présent règlement.

ART. 22. — Dans un délai d'un an, compté à partir de la publication du présent arrêté, les tuyaux de chute des cabinets d'aisances de toutes les maisons devront être prolongés au-dessus du toit, dans les conditions prescrites par l'article 9 du présent règlement.

ART. 23. — Les projets d'établissement de canalisations de maisons neuves ou de transformation de canalisations de maisons déjà construites seront soumis, avant exécution, au Service de l'Assainissement de Paris.

Ils comprendront l'indication détaillée de tous les travaux à exécuter, tant pour la distribution de l'eau alimentaire que pour l'établissement des cabinets d'aisances, et l'évacuation des matières de vidange, eaux ménagères et pluviales.

Vingt jours après le dépôt de ces projets à la Préfecture de la Seine, le constructeur pourra commencer les travaux d'après son projet, s'il ne lui a été notifié aucune injonction.

Après approbation de l'Administration et exécution, les ouvrages ne pourront être mis en service qu'après leur réception par les agents du Service de l'Assainissement de Paris, assistés de l'architecte voyer, lesquels vérifieront si ces ouvrages sont conformes aux projets approuvés et aux dispositions prescrites par le présent règlement.

ART. 24. — Conformément à la loi, les propriétaires paieront, pour curage et entretien des égouts ou des conduites spéciales, après suppression des fosses fixes, une taxe de 60 francs pour chaque tuyau de chute.

Toutefois, lorsque les tuyaux de chute ne desserviront que des logements d'un loyer réel de 500 francs et au-dessous, satisfaisant à toutes les conditions de salubrité et notamment à celles qui sont prescrites par le présent règlement, il pourra être accordé une remise de 30 francs par tuyau de chute sur le chiffre de la redevance indiquée ci-dessus

Lorsque le tuyau de chute desservira à la fois des logements de 500 francs et au-dessous, établis dans les conditions sus-indiquées, et des logements d'un prix supérieur, la remise de 30 francs sera diminuée proportionnellement au rapport de valeur entre les deux catégories de logements ainsi desservis. Toutefois, dans ce dernier cas, la réduction de taxe ne sera accordée que lorsque le montant des loyers des logements de 500 francs et au-dessous représentera le quart, au moins, du revenu total de l'immeuble.

La taxe de 60 francs pourra être revisée tous les cinq ans, après délibération du Conseil municipal.

Art. 25. — Il ne sera plus accordé d'autorisation pour écoulement des eaux vannes dans les égouts, par l'intermédiaire des tinettes filtrantes, dans les conditions de l'arrêté du 2 juillet 1867, que si le propriétaire dispose sa canalisation et ses appareils de manière à pouvoir effectuer l'écoulement direct et total des matières, soit à l'égout, soit aux tuyaux spéciaux destinés à recevoir les vidanges et les eaux ménagères, dès que l'un ou l'autre de ces modes d'écoulement pourra être pratiqué.

Art. 26. — Dans les immeubles munis actuellement de tinettes filtrantes, il sera fait une révision générale des appareils en service. Les modèles dont les dispositions ne sont pas de nature à garantir une fermeture hermétique et à empêcher tout débordement dans le caveau, et qui n'assurent pas un écoulement direct du trop-plein, soit à l'égout, soit à la canalisation publique spéciale, devront être remplacés, aux frais de qui de droit, dans un délai de six mois à partir du jour où le propriétaire sera invité à procéder à ce remplacement.

Art. 27. — Des fosses fixes nouvelles ne pourront être établies que dans les cas à déterminer par l'Administration et lorsque l'absence d'égout, les dispositions de l'égout public ou de la canalisation d'eau, ou toute autre cause, ne permettront pas l'écoulement direct des matières de vidange à l'égout ou dans la canalisation publique spéciale.

ART. 28. — Dans toute fosse existante, il devra être établi, après la première vidange, au point bas du radier, au-dessous de l'ouverture d'extraction, une cuvette à parois inclinées d'au moins 0m,30 de profondeur pour faciliter le *rachèvement*.

ART. 29. — L'installation et la disposition des fosses fixes, des tinettes filtrantes existant actuellement, des tuyaux de chute et d'évent, etc., etc., restent soumises aux prescriptions des ordonnances, arrêtés et règlements en vigueur, en tout ce à quoi il n'est pas dérogé par le présent règlement.

PIÈCE N° 15.

Ordonnance du Préfet de Police concernant les dépôts d'engrais et d'immondices dans les communes rurales (14 décembre 1881).

ART. 1er. — Aucun dépôt de boues et immondices ne pourra être établi désormais dans l'intérieur des cours, jardins ou autres enclos contigus aux habitations, dans le ressort de notre préfecture.

ART. 2. — Les dépôts de cette nature pourront être formés *dans les champs* par les culvateurs, après déclaration à la préfecture de police et avis favorable de l'autorité municipale, pourvu que leur emplacement soit à une distance d'au moins 200 mètres de toute habitation, et de 100 mètres des routes et chemins. Cette distance pourra être réduite dans le cas où les chemins ne serviraient qu'à l'agriculture...

ART. 3. — Lors de l'emploi des boues et immondices à l'engrais des terres, ces matières seront enfouies dans un bref délai.

ART. 4. — Sont exceptés des dispositions de la présente ordonnance les dépôts de boues et immondices assez considérables pour former des voiries, lesquels seront soumis aux formalités prescrites pour les établissements dangereux ou insalubres de première classe.

Art. 5. — Les contraventions seront constatées et poursuivies devant les tribunaux compétents.

PIÈCE Nº 16.

Règlement concernant le service d'inspection des établissements dangereux, insalubres ou incommodes (20 décembre 1881).

ARRÊTONS :

Art. 1er. — A dater du 1er janvier 1882, le service de l'Inspection des Établissements classés sera composé d'un Inspecteur principal, chef du service, de six Inspecteurs de 1re classe et de six Inspecteurs de 2e classe (1).

Art. 2. — La Ville de Paris et les communes comprises dans le ressort de la Préfecture de Police seront divisées pour le service d'Inspection des établissements classés en douze sections territoriales, ainsi qu'il est indiqué au tableau ci-joint.

Art. 3. — Les Inspecteurs de 1re et de 2e classes seront plus spécialement attachés chacun à l'une de ces sections. Tous les trois ans ils changeront de section, et un arrêté préfectoral déterminera la nouvelle section dont chacun d'eux sera chargé.

Art. 4. — Chaque inspecteur devra visiter au moins deux fois par an tous les établissements classés autorisés existant dans sa section. Ces visites auront lieu à des époques indéterminées. L'Inspecteur nous signalera celles des prescriptions imposées qui ne seraient pas régulièrement exécutées, les mesures nouvelles qu'il lui semblerait nécessaire d'ordonner dans l'intérêt de la sécurité ou de la salubrité publiques, enfin les modifications importantes

(1) Les traitements du personnel de l'Inspection ont été déterminés ainsi qu'il suit par arrêté du 17 décembre 1881 :

L'Inspecteur principal.............	6.000 francs.
Les 6 Inspecteurs de 1re classe.....	4.000 —
Les 6 Inspecteurs de 2e classe......	3.000 —

qui auraient été apportées par l'industriel dans ses procédés de fabrication ou dans les dispositions intérieures de son établissement et qui seraient de nature à intéresser soit la sécurité, soit la salubrité publiques. Il nous indiquera par des notes spéciales les établissements classés non autorisés qu'il rencontrerait au cours de ses tournées. Il sera consulté par nous sur toutes les demandes en autorisation d'établissements classés, ainsi que sur les plaintes concernant soit des établissements classés, soit des débits d'huiles minérales, soit des causes d'insalubrité de toute nature.

Chaque débit d'huiles minérales devra être visité au moins une fois par an. L'inspection de ces établissements aura lieu de préférence pendant la saison d'hiver, de septembre à février.

ART. 5. — Chaque inspecteur devra faire une moyenne de vingt-cinq visites par semaine. Il en rendra compte dans des rapports séparés qu'il remettra chaque semaine à l'inspecteur principal.

L'inspecteur principal nous les transmettra après les avoir visés et contrôlés, s'il y a lieu.

ART. 6. — En cas d'absence ou de maladie d'un inspecteur, les affaires urgentes dont il devrait être chargé seront traitées par ceux de ses collègues dont les sections sont les plus voisines de la sienne.

ART. 7. — Les inspecteurs se réuniront tous les lundis à deux heures dans le cabinet de l'inspecteur principal pour lui remettre leurs rapports de la semaine précédente, lui fournir les explications complémentaires dont il aurait besoin, et recevoir ses instructions.

L'Inspecteur principal leur indiquera les établissements qu'ils auront à visiter soit d'urgence, soit dans le courant de la semaine suivante en dehors de leurs tournées régulières.

ART. 8. — A la fin de chaque trimestre, l'Inspecteur principal nous adressera un rapport exposant sommairement le travail de chaque Inspecteur.

Il nous sera, en outre, fourni par l'Inspecteur principal, dans le courant du mois de janvier, un rapport annuel relatant le nombre des visites faites par l'ensemble de l'Inspection et les principaux résultats obtenus. Ce rapport sera imprimé et présenté par nous au Conseil général.

ART. 9. — Toute négligence ou manquement au service devra être signalé à l'Administration par l'Inspecteur principal.

ART. 10. — Le secrétaire général de la Préfecture de Police et le chef de la 2e division sont chargés de l'exécution du présent règlement, qui sera imprimé.

Un exemplaire de ce règlement sera remis à chaque inspecteur.

TABLEAU DES SECTIONS D'INSPECTION.

Première section.

Communes de Boulogne, Saint-Cloud, Sèvres et Suresnes.
Paris : 16e arrondissement.

Deuxième section.

Communes de Neuilly-sur-Seine, Puteaux, Courbevoie, Nanterre, Colombes, Asnières et Gennevilliers.
Paris : 8e et 17e arrondissements.

Troisième section.

Communes de Clichy, Saint-Ouen, Épinay et Enghien.
Paris : 9e et 18e arrondissements.

Quatrième section.

Communes de Saint-Denis, l'Ile-Saint-Denis, Stains, Pierrefitte, Dugny et Villetaneuse.
Paris : 2e et 10e arrondissements.

Cinquième section.

Communes d'Aubervilliers, La Courneuve, Le Bourget, Drancy, Pantin, Bobigny et le Pré-Saint-Gervais.
Paris : 19e arrondissement.

Sixième section.

Communes de Montreuil, les Lilas, Romainville, Bagnolet, Noisy-le-Sec, Bondy, Villemomble et Rosny.
Paris : 20ᵉ arrondissement.

Septième section.

Communes de Saint-Mandé, Vincennes, Fontenay-sous-Bois, Bry, Nogent-sur-Marne, Champigny, Joinville et Saint-Maur.
Paris : 3ᵉ arrondissement, et quartiers Saint-Merry et Saint-Gervais du 4ᵉ arrondissement.

Huitième section.

Communes de Charenton, Saint-Maurice, Maisons-Alfort, Créteil et Bonneuil.
Paris : le 11ᵉ arrondissement.

Neuvième section.

Communes d'Ivry, Vitry, Choisy-le-Roi, Thiais et Orly.
Paris : le 1ᵉʳ arrondissement, les quartiers de l'Arsenal et Notre-Dame, du 4ᵉ arrondissement : le 12ᵉ arrondissement et les quartiers de la Salpêtrière et de la Gare, du 13ᵉ arrondissement.

Dixième section.

Communes de Rungis, Fresnes, Chevilly, L'Hay, Villejuif et Gentilly.
Paris : 5ᵉ arrondissement, les quartiers Croulebarbe et de la Maison Blanche, du 13ᵉ arrondissement, et les quartiers Montparnasse et du Petit-Montrouge, du 14ᵉ arrondissement.

Onzième section.

Communes de Montrouge, Arcueil, Châtillon, Bagneux, Antony, Châtenay et Bourg-la-Reine.
Paris : 6ᵉ et 7ᵉ arrondissements, et les quartiers de la Santé et de Plaisance, du 14ᵉ arrondissement.

Douzième section.

Communes de Vanves, Issy, Clamart, Fontenay-aux-Roses, Sceaux, le Plessis Piquet et Meudon.
Paris : 15e arrondissement.

PIÈCE N° 17.

Délibération du Conseil municipal sur la création de maisons mortuaires.

Le Conseil municipal délibère :

M. le préfet est invité :

1° A faire étudier immédiatement la création de maisons mortuaires, à titre d'essai, dans deux ou trois quartiers de Paris ;

2° Ces maisons seront installées de préférence dans un bâtiment municipal approprié à cet effet ;

3° On se conformera, autant que possible, aux conditions consignées dans le présent rapport et déterminées ainsi qu'il suit par la Société de médecine publique de Paris :

1° Que le dépôt mortuaire soit établi sur un point aussi rapproché que posssible du quartier qu'il doit desservir ;

2° Que le dépôt mortuaire soit un *depositorium* simplement et décemment aménagé, distribué en cellules complètement isolées, où chaque famille puisse venir veiller jusqu'au dernier moment sur ceux qu'elle a perdus ;

8° Que les corps y soient transportés aussitôt après la visite du médecin de l'état civil, et, sur son indication, par les soins de l'administration municipale ;

4° Que dans chaque dépôt mortuaire, on aménage un local spécialement réservé pour recevoir les individus ayant succombé à des maladies épidémiques ou contagieuses, sous la condition formelle que l'on s'entoure de toutes garanties d'isolement pour empêcher la création des foyers épidémiques ;

5° Le transport au dépôt mortuaire sera facultatif, excepté

pour les cas de décès par suite d'affections épidémiques ou contagieuses, où il pourra devenir obligatoire.

6° A chaque dépôt mortuaire sera annexé un appareil de désinfection à air chaud, où seront apportés les vêtements et les objets de literie des décédés ; ils y seront immédiatement assainis.

PIÈCE N° 18.

Ordonnances faictes et publiées à son de trompe par les carrefours de cette ville de Paris pour éviter le danger de peste (26 août 1530).

Résumé d'après Chereau :

Les maisons infectées auront aux fenêtres et à la principale porte, une croix de bois, afin que chacun puisse savoir où est le danger et ne pas s'y exposer. Toute personne qui aura été malade, tout membre de sa famille, tout habitant même de la maison habitée par ce malade, ne pourront circuler dans la ville, sans avoir à la main une baguette ou un bâton de couleur blanche. Défense absolue de faire entrer dans Paris ou dans les faubourgs, ni lits, ni couvertures, courtes-pointes, draps de laine, serges, rideaux, « ni autres biens où la peste se peult retenir » ; la même défense s'applique aux objets à transporter d'une maison infectée dans une autre. Les fripiers, les priseurs, les couturiers, les revendeurs, etc., ne pourront même plus continuer leurs métiers, relativement à ces tissus, « où la peste et mauvais air se peult retenir. » Le parisien n'aura plus de loisir d'aller aux étuves ; les propriétaires de ces derniers établissements s'abstiendront jusqu'au prochain jour de Noël, c'est-à-dire pendant près de cinq mois, de chauffer les dites étuves ; on craignait évidemment le rapprochement entre les gens sains et les gens contaminés. Tout marraud, tout mendiant sera impitoyablement rejeté de l'intérieur des églises. Les ladres ou lépreux, habitants de Paris, se retireront en leurs maladreries. Les chirurgiens et barbiers seront tenus de ne point jeter dans la partie de la Seine comprise dans l'enceinte de Paris, le sang des saignées qu'ils auront pratiquées, mais de le porter au delà de cette enceinte, au-dessous de l'écorcherie aux chevaux.

Ces mêmes chirurgiens, s'ils ont été convaincus d'avoir saigné des lépreux, devront s'abstenir de pratiquer leur métier pendant un temps déterminé par la justice. Les mêmes prohibitions s'appliquent aux maréchaux qui recevront dans un vase le sang provenant de la saignée des chevaux, et qui iront jeter ce sang aux voiries hors la ville et les faubourgs. On leur défend aussi d'entretenir leurs forges avec du charbon de terre ; on s'imagine que les vapeurs bitumeuses répandues par ce combustible, alors nouveau, peuvent aider le fléau dans ses manifestations. Excellente mesure : le pavé devant les maisons, sera réparé s'il est mauvais ; soir et matin, « mesmement devant le ruisseau » on arrosera, on empêchera l'engorgement des égouts, on laissera l'eau du ciel tomber en toute liberté, sans balayer, ni nettoyer durant cette pluie ; défense de jeter par les fenêtres quoi que ce soit en fait d'ordures, d'eaux : de garder longtemps dans les maisons les urines et les eaux ménagères. Dorénavant, et à l'avenir, défense est faite de vider dans la rue les ordures des maisons ; on les mettra dans des paniers, le long des maisons, où elles seront prises de suite par des charretiers pour être jetées en dehors de la ville. Ces charretiers sont appelés à une grande diligence, dans le débarras de ces ordures : la planche qui ferme le derrière de leurs tombereaux devra être aussi haute que celle de devant, afin que les immondices ne puissent tomber sur la voie publique. Défense est faite aux bouchers, charcutiers, rôtisseurs, vendeurs de volailles, etc., d'entretenir chez eux, dans la ville de Paris, des cochons, des pigeons, des poules, etc. — Les propriétaires de maisons seront tenus de faire creuser immédiatement des latrines dans leurs propriétés ; les vidangeurs ne pourront vider ces fosses qu'après en avoir demandé l'autorisation à qui de droit. Est expressément défendu l'étalage des draps aux fenêtres donnant sur la rue. Les examinateurs-commissaires au Châtelet, les quarteniers, les dizainiers, les cinquanteniers, sont chargés, chacun en ce qui les concerne, de l'exécution de ces différents points.

Arrêté du parlement de Paris portant règlement sur le fait des malades atteints de grosse vérole (Paris, 6 mars 1496).

Premièrement. — Sera fait cry publique de par le roy, que tous malades de ceste maladie de *grosse vérolle*, estrangiers tant hommes que femmes, qui n'estaient demeurans et résidents en ceste ville de Paris, alors que la ditte malladie les a prins, XXIV heures après le dit cry fait, partent hors de ceste ville de Paris, ès pays et lieux dont ils sont natifs, où ils faisaient leur résidence quand cette maladie les a prins, ou ailleurs où leur semblera, sous peine de la corde : et à ce que plus facilement ils puissent partir, se retirent ès portes Saint-Denis et Saint-Jacques, où ils trouveront gens députés lesquels délivreront à chacun quatre sous parisis, en prenant leur nom par escript et leur faisant défense, sur la peine que dessus, de non rentrer en ceste ville jusques à ce qu'ils soient entièrement guaris de ceste ditte maladie.

Item. — Que tous malades de ceste malladie estant de ceste ville, ou qui estaient résidens ou demeurans en ceste ville, alors que la ditte malladie les a prins, tant hommes que femmes, qui auront puissance de eulx retirer ès maisons, se retirent dedans les dittes XXIV heures, sans plus aller par la ville, de jour et de nuict, sur la ditte peine de la hard ; et lesquels, ainsi retirés en leurs dittes maisons, s'ils sont povres et indigens, pourrait se recommander aux curés et marguilliers des paroisses dont ils seront Et sans qu'ils partent de leurs maisons, leur sera pourveu de vivres convenables.

Item. — Tous autres povres malades de ceste ville, hommes, ou qui avaient prins icelle malladie eulx résidans, demeurans ou servant en ceste ville, qui ne ont puissance de eulx retirer en maisons dedans les dittes XXIV heures après le cry fait, sur la ditte peine de la hard, se retirent à Sainct-Germain-des-Prés, pour estre et demeurer ès maisons et lieux qui leur seront baillés et délivrés par les gens députés à ce faire : auxquels lieux, durant la ditte malladie, leur sera pourvu de vivres et aultres choses nécessaires. Et auxquels leur deffend, sur la ditte peine de la hard, de non rentrer en ceste ville de Paris, jusqu'à ce qu'ils soient entièrement guaris de la dite maladie.

Item. — Quant aux femmes mallades, leur sera pourveu des aultres maisons ou demeurances, et qu'elles seront fournies de vivre et aultres chose à elles nécessaires.

Item. — A esté ordonné que pour satisfaire au dit cry, les dits mallades qui étaient de ceste ville, ou qui etaient demeurant en ceste ville à l'heure qu'ils ont prins de ceste ditte maladie, seront mis en la maison qui ja a esté louée pour ceste cause à Saint-Germain-des-Prés, et au cas où elle ne pourrait fournir, seront prins granges et aultres lieux estand prés d'icelle, affin que plus facilement ils puissent être pansés, et en ce cas seront les dittes granges et maisons, rémunérés et satisfait de leurs louages, par ceulx qui sont commis députés à recevoir l'argent cueilli et lesvé en ceste ville de Paris. Et à ce souffrir seront contraints réamment et de fait.

Item. — Sera ordonné par le prévost de Paris aux examinateurs et sergents que ès quartiers dont ils ont la charge, ils ne souffrent et permettent aucuns d'iceulx mallades aller, converser, communiquer parmi la ville ; et où ils en trouveront aulcuns, ils les mettent hors de ceste ville, ou les envoient ou mènent en prison pour être punis corporellement selon la ditte ordonnance.

Item. — Après le dit cry mis à exécution soient ordonnés gens par lesdits prévost et échevins, lesquels se tiendront aux portes de cette ville de Paris, pour garder et défendre qu'aucuns mallades de ceste malladie ne entre apertement ou secrétement en ceste ditte ville de Paris.

PIÈCE N° 20.

Propositions du Conseil d'hygiène publique et de salubrité de la Seine sur les mesures qu'il conviendrait de prendre pour empêcher et prévenir la propagation de la rage.

I. Faire imprimer, publier et afficher l'instruction qui suit :

Lorsqu'une personne aura été mordue par un chien enragé ou suspecté de rage, on devra *faire saigner* la plaie, la *laver* et la *cautériser*.

1º Il faut, dans le plus bref délai possible, par des pressions suffisantes, *faire saigner* abondamment les morsures les plus profondes comme les plus légères et les *laver* à grande eau avec un jet d'eau, ou avec tout autre liquide (fût-ce même de l'urine), jusqu'au moment de la cautérisation.

On placera immédiatement, quand la chose est possible, une *ligature* à la racine du membre mordu.

2º La cautérisation pourra être faite avec du caustique de Vienne, du chlorure de zinc, du beurre d'antimoine, et surtout avec le *fer rouge*, qui est en pareil cas le meilleur des caustiques.

Tout morceau de fer (bout de tringle, fer à plisser, clé, clou, etc.) peut servir à pratiquer ces cautérisations, *qui devront atteindre toutes les parties de la plaie.*

3º Le succès de la cautérisation dépendant de la promptitude avec laquelle elle est faite, chacun pourra la pratiquer.

4º Les cautérisations avec l'ammoniaque (alcali volatil), les différents alcools, la teinture d'arnica, les solutions phéniquées, sont absolument inefficaces.

II. Prendre un arrêté qui ordonne que tout chien circulant sur la voie publique devra être *tenu en laisse*, ou au moins accompagné et surveillé de près. Les chiens *errants* devront être conduits à la Fourrière, où ceux qui n'auront pas de collier seront abattus, tandis que ceux qui auront le collier prescrit par l'arrêté du 6 août 1878 ne le seront que quarante-huit heures après la mise à la poste d'un avis adressé à l'intéressé.

A la pénalité qui frappera les propriétaires de chiens en contravention viendront s'ajouter les frais de séjour à la fourrière, qu'il conviendra d'augmenter dans une proportion considérable. Enfin, cet arrêté rappellera l'article 1835 du Code établissant la responsabilité qui pèse sur le propriétaire d'un animal enragé.

III. Recommander à MM. les Commissaires de police de

transmettre le plus vite possible aux vétérinaires chargés de la police sanitaire de leur circonscription les rapports qui leur seront adressés sur les animaux atteints de la rage.

5° Ordonner la fermeture immédiate des infirmeries vétérinaires, dont les directeurs n'ont pas fait la déclaration des animaux atteints de maladies contagieuses entrés dans leurs établissements.

6° Demander que le chef du service vétérinaire départemental soit appelé à faire partie, comme membre de droit, du Conseil d'hygiène et de salubrité.

7° Appeler l'attention de l'administration sur la nécessité de redoubler de sévérité pour l'application de la triple imposition qui frappe tout chien qui n'a pas été déclaré en temps utile.

PIÈCE N° 21.

Arrêté du préfet de police, portant réorganisation du service vétérinaire sanitaire dans le département de la Seine, le 23 juin 1884.

Art. 1er. — Le département de la Seine est divisé en quatre secteurs comprenant chacun une partie de Paris et de la banlieue.

A chacun de ces secteurs est attaché un vétérinaire sanitaire. Il devra visiter au moins une fois par an les étables et écuries existant dans son secteur. Après cette visite, il rédigera et nous transmettra immédiatement un rapport de visite indiquant l'importance de l'établissement et les dispositions qui y sont prises pour assurer la santé des animaux.

Indépendamment de ces rapports spéciaux, le vétérinaire sanitaire nous fera parvenir à la fin de chaque année un rapport général sur les résultats de son inspection.

Art. 2. — Le service du Marché aux chevaux et celui de la Fourrière seront faits alternativement par les quatre vétérinaires sanitaires.

A cet effet un roulement bi-mensuel sera établi entre les vétérinaires sanitaires par les soins du vétérinaire délégué, chef du service sanitaire.

Art. 3. — Le vétérinaire délégué, chef du service sanitaire, sera spécialement chargé de la surveillance des écuries des grandes compagnies de chemins de fer, omnibus, voitures de place, tramways et du Jardin zoologique d'acclimatation.

En cas d'urgence, il fera le service d'un vétérinaire sanitaire absent pour cause de maladie, de congé, de démission ou de révocation.

Au commencement de chaque année il rédigera, sur les travaux du service sanitaire pendant l'année précédente, un rapport d'ensemble qui sera soumis par lui au Conseil d'hygiène publique et de salubrité du département de la Seine, et dont copie sera transmise au Ministre de l'Agriculture.

Le présent arrêté aura son effet à partir du 1er juillet 1884.

PIÈCE N° 22.

Avis du Conseil d'hygiène publique et de salubrité de la Seine, destiné à être affiché dans les établissements où les ouvriers sont exposés à contracter le charbon.

« Les ouvriers qui travaillent dans les boucheries, tanneries, mégisseries, ceux qui manipulent les laines, les peaux fraîches ou les peaux sèches venant des pays étrangers, les cornes, les poils, sont exposés à prendre le *charbon* lorsque les viandes, les peaux, les laines, etc., proviennent d'animaux atteints de cette affection.

« La maladie se manifeste aux mains, au cou, au visage, aux paupières, par une enflure avec ou sans point apparent d'inoculation au centre de l'enflure. Celle-ci augmente peu à peu de volume. Elle se termine le plus souvent par la mort. Tant que l'enflure est à son début, le développement ultérieur du mal peut être conjuré.

« Ordinairement la personne contaminée ne donne aucune atteinte à l'enflure et croit être à l'abri de tout danger. C'est une fausse sécurité pour tous ceux qui sont dans les conditions de travail que nous avons rappelées en commençant. Chaque année, Paris compte plusieurs morts des suites de la terrible maladie, morts qui auraient pu être prévenues facilement.

« Les cas de mort sont dus généralement à l'ignorance du danger. Les personnes intéressées négligent de recourir tout de suite aux conseils d'un homme de l'art. Elles ne se décident à se rendre à l'hôpital ou chez un médecin à leur portée qu'après une aggravation du mal, et alors que toute médication ou opération est devenue inutile.

« En conséquence, l'Administration invite tous les ouvriers des catégories précitées à donner la plus grande attention aux moindres enflures, démangeaisons persistantes et œdèmes, et les engage expressément à se rendre sans retard, dès qu'ils en constatent la présence, chez un médecin qu'ils informeront de la nature de leur profession et de leur crainte d'un danger possible, parce que les matières qu'ils manipulent peuvent être souillées du parasite charbonneux ou de ses germes. Le médecin sera juge de ce qu'il y aura à faire ».

PIÈCE N° 23.

Décret du 15 décembre 1851 sur le conseil de salubrité de Paris.

ART. 1er. — Le conseil de salubrité établi près la préfecture de police conserve son organisation actuelle ; il prendra le titre de conseil d'hygiène publique et de salubrité du département de la Seine.

La nomination des membres du conseil d'hygiène publique et de salubrité continuera d'être faite par le préfet de police, et d'être soumise à l'approbation du ministre de l'agriculture et du commerce.

ART. 2. — Il sera chargé, en cette qualité, et dans tout le ressort de la préfecture de police, des attributions déterminées par les articles 9, 10 et 12 de l'arrêté du 18 décembre 1848.

ART. 3. — Il sera établi dans chacun des arrondissements de la ville de Paris, et dans chacun des arrondissements de Sceaux et de Saint-Denis, une commission d'hygiène et de salubrité composée de neuf membres, et présidée à Paris par le maire de l'arrondissement, et dans chacun des arrondissements ruraux par le sous-préfet.

Les membres de ces commissions seront nommés par le préfet de police sur une liste de trois candidats, présentés pour chaque place par le maire de l'arrondissement, à Paris ; par les sous-préfets de Sceaux et de Saint-Denis, dans les arrondissements ruraux.

Les candidats seront choisis parmi les notables de l'arrondissement. Dans chaque commission, il y aura toujours deux médecins au moins, un pharmacien, un vétérinaire reçu dans les écoles spéciales, un architecte, un ingénieur. S'il n'y a pas de candidats dans ces trois dernières professions, les choix devront porter de préférence sur les mécaniciens, directeurs d'usines ou de manufactures.

Les membres des commissions d'hygiène publique du département de la Seine sont nommés pour six ans et renouvelés par tiers tous les deux ans. Les membres sortants peuvent être réélus.

Il sera établi, pour les trois communes de Saint-Cloud, Sèvres et Meudon, annexées au ressort de la préfecture de police par l'arrêté du 3 brumaire an IX, une commission centrale d'hygiène et de salubrité, qui sera présidée par le plus âgé des maires de ces communes, et dont le siège sera au lieu de la résidence du président. Toutes les dispositions qui précèdent seront, du reste, applicables à cette commission.

ART. 4. — La commission dont il est question au dernier paragraphe de l'article précédent et chacune des commissions d'hygiène d'arrondissement éliront un vice-président et un secrétaire qui seront renouvelés tous les deux ans.

Le préfet de police pourra, lorsqu'il le jugera utile, déléguer un des membres du conseil d'hygiène publique du département auprès de chacune des dites commissions pour prendre part à ses délibérations avec voix consultative.

ART. 5. — Les commissions d'hygiène publique et de salubrité se réuniront au moins une fois par mois à la mairie ou au chef-lieu de la sous-préfecture, ou, pour ce qui concerne la commission centrale des commissions de Saint-

Cloud, Sèvres et Meudon, à la mairie de la résidence de son président, et elles seront convoquées extraordinairement toutes les fois que l'exigeront les besoins du service.

ART. 6. — Les commissions d'hygiène recueillent toutes les informations qui peuvent intéresser la santé publique dans l'étendue de leur circonscription.

Elles appellent l'attention du préfet de police sur les causes d'insalubrité qui peuvent exister dans leurs arrondissements rsspectifs, et elles donnent leur avis sur les moyens de les faire disparaître.

Elles peuvent être consultées, d'après l'avis du conseil d'hygiène publique et de salubrité du département, sur les mesures et dans les cas déterminés par l'art. 9 de l'arrêté du gouvernement du 18 décembre 1848.

Elles concourent à l'exécution de la loi du 13 avril 1850, relative à l'assainissement des logements insalubres, soit en provoquant, lorsqu'il y a lieu, dans les arrondissements ruraux, la nomination des commissions spéciales qui peuvent être créées par les conseils municipaux en vertu de l'article 1er de ladite loi, soit en signalant aux commissions déjà instituées les logements dont elles auraient reconnu l'insalubrité.

En cas de maladies épidémiques, elles seront appelées à prendre part à l'exécution des mesures extraordinaires qui peuvent être ordonnées pour combattre les maladies ou pour procurer de prompts secours aux personnes qui en seraient atteintes.

ART. 7. — Les commissions d'hygiène publique et de salubrité réuniront les documents relatifs à la mortalité et à ses causes, à la topographie et à la statistique de l'arrondissement en ce qui concerne la salubrité.

Ces documents seront transmis au préfet de police et communiqués au conseil d'hygiène publique, qui est chargé de les coordonner, de les faire compléter s'il y a lieu, et de les résumer dans des rapports dont la forme et le mode de publication seront ultérieurement déterminés.

ART. 8. — Le conseil d'hygiène et de salubrité du département de la Seine fera, chaque mois, sur l'ensemble de ses travaux et sur l'ensemble des travaux des commissions d'arrondissement, un **rapport** général qui sera transmis par le préfet de police au ministre de l'agriculture et du commerce.

PIÈCE N° 24.

ART. 1er. — Le nombre des membres titulaires du conseil d'hygiène publique et de salubrité du département de la Seine est porté de 21 à 24.

Sur les trois nouveaux membres, deux au moins seront choisis dans le corps médical.

ART. 2. — Outre les fonctionnaires désignés dans l'article 3 du décret du 19 janvier 1852, deux membres du conseil général de la Seine, désignés annuellement par le ministre de l'agriculture et du commerce, feront partie, en raison de leurs fonctions, du conseil d'hygiène publique et de salubrité du département de la Seine.

Cette désignation aura lieu dans la première quinzaine du mois de décembre, sur la présentation du préfet de police.

ART. 3. — Les décrets précités des 15 décembre 1851, 19 janvier 1852 et 5 janvier 1861, continueront à recevoir leur exécution en tout ce qui n'est pas contraire au présent décret.

PIÈCE N° 25.

Rôle des escouades de désinfecteurs.

ART. 1er. — Quand une escouade est appelée à aller désinfecter une chambre qui a été occupée par un malade, elle doit partir immédiatement et emporter les objets suivants :

« 1° Une plaque de tôle de 60 centimètres sur 60 centimètres ;

« 2° Du sable en sac ;

« 3° De la fleur de soufre (par paquets de 500 grammes);

« 4° De l'alcool méthylique (flacon de 200 grammes);

« 5° Des fourneaux de terre *ou des briques ;*

« 6° Des allumettes ;

« 7° Des allume-feu ;

« 8° Un mètre ;

« 9° Une échelle de 2 mètres ;

« 10° Un pot à colle et un pinceau ;

« 11° Du papier de collage, par exemple, des vieux journaux ;

« Et 12° des flacons de chlorure de zinc. »

Art. 2. — Arrivé dans la chambre, il faut d'abord cuber la pièce. A cet effet : mesurer la hauteur, la longueur et la largeur, multiplier le premier nombre par le second, et le produit par le troisième.

Cette mesure a pour but de savoir quelle quantité de soufre doit être brûlée dans la pièce. Il en sera brûlé 20 grammes par mètre cube. Une pièce de 25 mètres cubes exigerait un paquet de 500 grammes.

Étendre à terre, ou sur des tables, tous les objets ayant été en contact avec le cholérique.

Calfeutrer la cheminée, les fenêtres, les portes intérieures, en y collant du papier.

Disposer sur la plaque de tôle placée au milieu de la chambre le fourneau ou les briques, en prenant toutes les précautions possibles pour éviter les causes d'incendie ; on aura soin d'en écarter les papiers et les étoffes.

A défaut de fourneau, on formera au moyen de briques et de sable une sorte de cuvette, peu profonde, de 30 centimètres sur 30 centimètres environ, dans laquelle on versera la quantité de soufre nécessaire ; sur ce soufre, on répandra de l'alcool de façon à en humecter la surface ; on y jettera quelques allume-feu, et on allumera.

Avec un fourneau, l'opération serait analogue.

On fermera la porte dès l'allumage. On calfeutrera hermétiquement la porte au dehors, et on donnera la clef au concierge, en lui recommandant de ne pas s'en dessaisir.

Avant de se retirer, ne pas manquer de jeter dans les plombs et dans les cabinets d'aisances une solution de 500 grammes de chlorure de zinc mélangée à 10 litres d'eau.

Art. 3. — Le lendemain : retourner dans le local, ouvrir les portes et les fenêtres, jeter de nouveau dans les plombs

et dans les cabinets d'aisances une solution de 500 grammes de chlorure de zinc mélangée à 10 litres d'eau, et
rapporter les objets au dépôt.

PIÈCE N° 26.

*Note sur la surveillance du travail des enfants et des filles
mineures employés dans l'industrie.*

Un service d'inspection *ad hoc* est chargé d'assurer l'exécution de la loi de 1874; ce service comprend pour le département de la Seine, un inspecteur divisionnaire, nommé
par le chef de l'État, un inspecteur principal, 13 inspecteurs départementaux et 13 inspectrices départementales,
nommés par le Conseil général. Le corps de l'inspection se
trouve placé sous les ordres immédiats de l'inspecteur divisionnaire.

En 1884, il a été fait par l'inspection 31 250 visites dans
les établissements industriels.

D'autre part, des commissions locales dont les membres
sont nommés par le Préfet sur une liste de présentation
arrêtée par le Conseil général sont chargées :

1° De veiller à l'exécution de la loi;

2° De contrôler l'inspection;

3° D'adresser des rapports sur l'état du service et l'exécution de la loi. La fonction de membre d'une commission
étant toute de dévouement ne saurait dès lors être rétri-
buée. Quatre-vingts commissions locales fonctionnent actuellement dans le département de la Seine, leur nombre
n'est pas limité.

Sur la proposition du Conseil général, le Préfet de police
a institué une Commission départementale supérieure pour
assister l'administration dans la préparation des arrêtés
devant réglementer le service de l'inspection et celui des
commissions locales, ainsi que dans l'étude de toutes les
réformes utiles. Cette Commission qu'il ne faut pas con-
fondre avec la Commission supérieure établie auprès du
Ministre de l'agriculture et du commerce (art. 23 de la loi
du 19 mai 1874) se trouve ainsi composée :

1º Le Préfet de police, président et son secrétaire général;

2º Neuf conseillers généraux;

3º Le Président de la Chambre de commerce de Paris, ou un membre désigné par lui;

4º Le directeur du Conservatoire des Arts et Métiers ou son délégué;

5ᵛ Le directeur de l'Enseignement primaire du département de la Seine;

6º Un membre du Conseil d'hygiène publique et de salubrité du département de la Seine;

7º Un membre patron et un membre ouvrier du Conseil des Prud'hommes de Paris;

8º Le chef de la 2ᵉ division de la Préfecture de police;

9º Le chef du 4ᵉ bureau de la 2ᵉ division;

10º L'inspecteur divisionnaire du travail des enfants.

PIÈCE Nº 27.

Composition de la caisse de secours dite fumigatoire pour les noyés et les asphyxiés.

1º Une paire de ciseaux de 16 centimètres de long, à pointes mousses;

2º Un peignoir de laine;

3º Un bonnet de laine;

4º Un levier de buis;

5º Un caléfacteur de un demi-litre à un litre;

6º Deux frottoirs de laine;

7º Deux brosses;

8º Une bassinoire à eau bouillante;

9º Le corps de la machine fumigatoire;

10º Son soufflet;

11º Un tuyau et une canule fumigatoire;

12º Une boîte en fer-blanc contenant du tabac à fumer;

13º Une seringue à lavement avec canule;

14º Une aiguille à dégorger la canule;

15º Des plumes pour chatouiller la gorge;

16º Une cuiller étamée;

17° Un gobelet d'étain;

18° Un biberon;

19° Une bouteille contenant de l'eau-de-vie camphrée;

20° Un flacon contenant de l'eau de mélisse spiritueuse;

21° Un flacon renfermant un demi-litre d'alcool;

22° Une petite boîte en fer-blanc renfermant plusieurs paquets d'émétique, de 5 centigrammes chacun;

23° Un flacon à l'émeri, à large ouverture, contenant 500 grammes de chlorure de chaux en poudre;

24° Un flacon contenant 100 grammes de vinaigre;

25° Un flacon à l'émeri contenant 100 grammes d'éther sulfurique;

26° Un flacon à l'émeri contenant 100 grammes d'ammoniaque (alcali volatil);

27° 100 grammes de sel gris;

28° Des bandes à saigner, des compresses, de la charpie et une plaque de taffetas d'Angleterre;

29° Un nouet de poivre et de camphre pour la conservation des objets de laine;

30° Une palette;

31° Un briquet;

32° Un spéculum laryngien;

33° Un marteau de Mayor;

34° Une rondelle de caoutchouc.

Outre ces objets, on place un thermomètre centigrade dans chaque localité où il est possible de le faire.

PIÈCE N° 28.

Composition de la caisse de secours à pansement.

1° Une paire de ciseaux de 16 centimètres à pointes mousses;

2° Cinq coussins de balle d'avoine, deux longs pour la cuisse et trois plus courts pour la jambe;

3° Deux attelles pour fracture de cuisse;

4° Trois attelles pour fracture de jambe;

5° Deux attelles pour fracture d'avant-bras;

6° Trois attelles pour fracture de bras;

7º Deux pièces de toile pour drap fanon, pour cuisse et pour jambe ;

8º Une pièce de ruban de fil écru ;

9º Une cuvette de fer étamé ;

10º Une éponge et son enveloppe en taffetas gommé, une ouate ;

11º Un étui renfermant épingles, aiguilles et fil ;

12º Quatre grands flacons contenant alcool vulnéraire, alcool camphré, acétate de plomb liquide et perchlorure de fer ;

13º Quatre petits flacons contenant éther, acétate d'ammoniaque, vinaigre des quatre-voleurs et alcool de mélisse ;

14º Bandes ;

15º Compresses ;

16º Charpie ;

17º Sparadrap dans un étui de fer blanc ;

18º Gobelet d'étain ;

19º Cuiller en fer étamé ;

20º Palette pour la saignée ;

21º Agaric de chêne ;

22º Une boîte de sinapismes en feuilles ;

23º Taffetas d'Angleterre ;

24º Un appareil de Scultet ;

25º Une pince à couper les épingles.

PIÈCE Nº 29.

Conclusions votées par l'Académie de médecine dans sa séance du 22 août 1882, sur la proposition de M. Marjolin.

1º Abaisser l'âge d'admission dans les hôpitaux d'enfants ;

2º Augmenter le nombre des lits consacrés aux enfants malades par la création dans Paris de nouveaux hôpitaux ;

3º Séparer rigoureusement dans des services distincts les enfants atteints de maladies contagieuses ;

4º Créer hors Paris un ou plusieurs hôpitaux spécialement affectés aux enfants dont la santé et les maladies exigent un traitement et des soins prolongés ;

5º Admettre pour les hôpitaux d'enfants le même classement que dans les hôpitaux d'adultes, c'est-à-dire la division des affections en médicales et chirurgicales;

6° Création d'un service spécial pour les jeunes épileptiques et les idiots, en dehors des services de Bicêtre et de la Salpêtrière;

7° Conservation des services internes de teigneux, avec adoption de mesures assurant le fonctionnement du traitement externe;

8° Conserver et améliorer le traitement à domicile, lorsque les conditions de salubrité, de logement et la situation de la famille le permettent, et que les maladies ne sont pas contagieuses.

TABLE DES MATIÈRES

CHAPITRE VII

CHAPITRE VIII

CHAPITRE IX

CHAPITRE X

CHAPITRE XVII

CHAPITRE XVIII

FIN DE LA TABLE DES MATIÈRES.

3478-85. — CORBEIL. TYP. CRÉTÉ.

G. MASSON, ÉDITEUR

PUBLICATIONS PÉRIODIQUES

ANNALES DES MALADIES DE L'OREILLE ET DU LARYNX

PARAISSANT TOUS LES DEUX MOIS

UN AN : Paris, 12 fr. — Départ., 14 fr. — Union postale, 15 fr.

ANNALES MÉDICO-PSYCHOLOGIQUES

PARAISSANT TOUS LES DEUX MOIS

UN AN : Paris, 20 fr. — Départ., 23 fr. — Union postale, 25 fr.

BULLETINS ET MÉMOIRES DE LA SOCIÉTÉ DE CHIRURGIE

PARAISSANT LE 5 DE CHAQUE MOIS

UN AN : Paris, 18 fr. — Départ., 20 fr. — Union postale, 22 fr.

COMPTES-RENDUS HEBDOMADAIRES DE LA SOCIÉTÉ DE BIOLOGIE

PARAISSANT LE VENDREDI DE CHAQUE SEMAINE

UN AN : Paris et Départ. 15 fr. — Union postale, 17 fr.

BULLETINS ET MÉMOIRES DE LA SOCIÉTÉ MÉDICALE DES HOPITAUX DE PARIS

PUBLIÉS DEUX FOIS PAR MOIS

UN AN : Paris et Départ., 12 fr. — Union postale, 15 fr.

REVUE GÉNÉRALE D'OPHTALMOLOGIE

PARAISSANT MENSUELLEMENT

UN AN : 20 fr. — Départements et Union postale, 22 fr.

REVUE D'ANTHROPOLOGIE

PARAISSANT TOUS LES TROIS MOIS

UN AN : Paris, 25 fr. — Départ., 27 fr. — Union postale, 28 fr.

LA NATURE, REVUE DES SCIENCES

PARAISSANT TOUS LES SAMEDIS

UN AN : Paris, 20 fr. — Départ., 23 fr. — Union postale, 26 fr.

JOURNAL DE PHARMACIE ET DE CHIMIE

PARAISSANT MENSUELLEMENT

UN AN : Paris et Départements, 15 fr. — Union postale, 17 fr.

www.ingramcontent.com/pod-product-compliance
Lightning Source LLC
Chambersburg PA
CBHW060906220326
41599CB00020B/2862